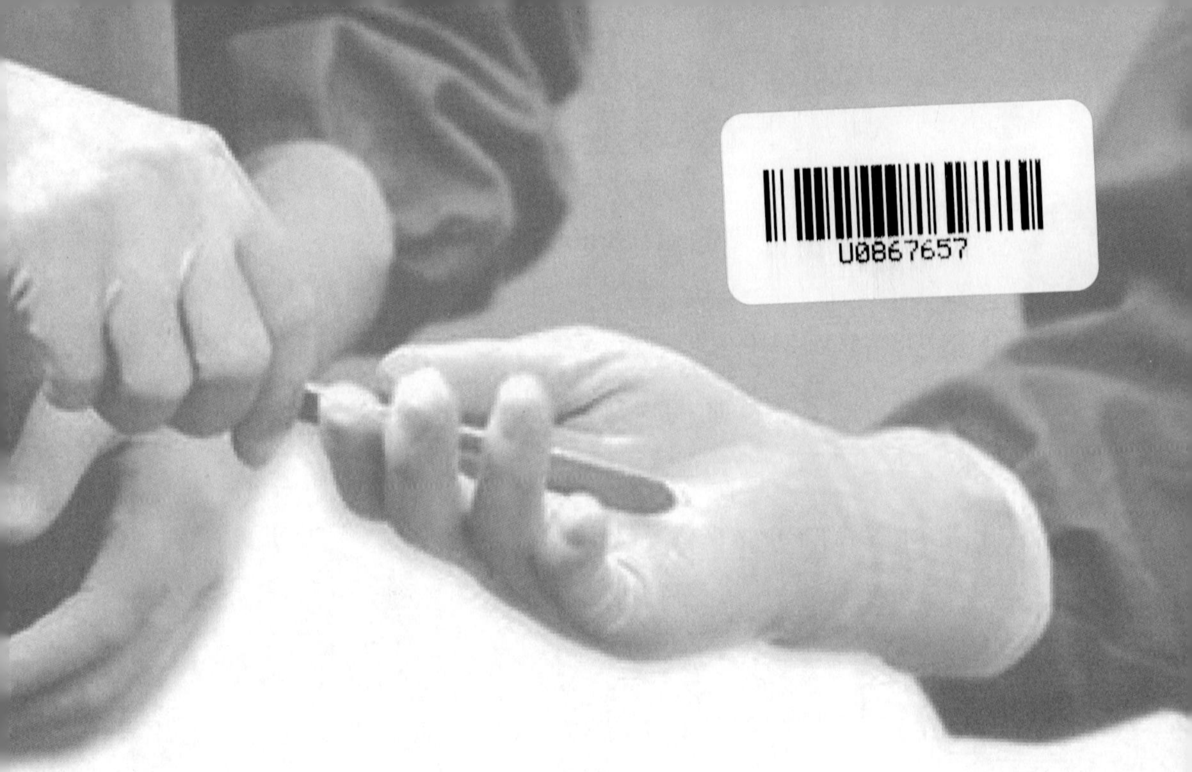

临床外科疾病诊断与治疗

医学知识编委会 编

中医古籍出版社
Publishing House of Ancient Chinese Medical Books

图书在版编目（CIP）数据

临床外科疾病诊断与治疗 / 医学知识编委会编 . --
北京 : 中医古籍出版社 , 2021.6

ISBN 978-7-5152-2310-0

Ⅰ . ①临… Ⅱ . ①医… Ⅲ . ①外科—疾病—诊疗
Ⅳ . ① R6

中国版本图书馆 CIP 数据核字 (2021) 第 126919 号

临床外科疾病诊断与治疗

医学知识编委会 编

策划编辑 姚 强
责任编辑 刘 婷
出版发行 中医古籍出版社
社　　址 北京东直门内南小街 16 号（100700）
电　　话 010-64089446（总编室）010-64002949（发行部）
网　　址 www.zhongyiguji.com.cn
印　　刷 廊坊市博林印务有限公司
开　　本 710mm × 1000mm　1/16
印　　张 23.25
字　　数 370 千字
版　　次 2021 年 7 月第 1 版　2021 年 7 月第 1 次印刷
书　　号 ISBN 978-7-5152-2310-0
定　　价 118.00 元

编委会

张立军（山东省济宁市第二人民医院）
吴伯良（广东省开平市沙冈张立群医院）
秦广伟（山东省招远市中医医院）
孟志艳（山东省青岛市妇女儿童医院）
王青廷（山东省淄博市中心医院）
陈富国（山东省临沂市费县胡阳镇卫生院）
冉　铁（重庆市垫江县中医院）
陈　进（重庆綦江区人民医院）
王金迎（河北省沧州市沧县医院）
杨慧敏（河北省沧州市沧县医院）

作者简介

医学知识编委会：是一线医疗卫生系统专家、学者组成的学术团体，致力于将医学理论和实践相结合，服务于医学创新和医疗技术的改进，专门收集整理相关医学成果。尤其是服务于从事临床医学研究、学术交流的一线医护群体，分批分类推出广大医务工作者及大众需求的作品。

张立军，45岁，本科学历，专长：骨科专业，山东省济宁市第二人民医院，主治医师，从事骨外科临床20多年，在工作中刻苦钻研，具有丰富的临床经验，长期参加国内骨科方面先进学术交流及培训，对四肢骨折、骨病的手术治疗及保守治疗，骨科各种常见病、多发病均熟悉、掌握。擅长：骨与关节各种疾病的诊治，特别是人工关节置换治疗髋膝关节骨关节炎、类风湿性关节炎、股骨头缺血性坏死等，四肢、骨盆、脊柱骨折内固定手术，腰椎间盘突出症、腰椎管狭窄症、颈椎病髓核摘除、植骨融合内固定术等。在国家级杂志发表论文11篇，专著1本。

吴伯良，本科学历，46岁，专长：英语，广东省开平市沙冈张立群医院，副主任医师，广州中医药大学本科毕业，从事骨伤科临床及科研教学20年。现任广东省开平沙冈张立群医院康复科、颈肩腰腿痛科主任。任广东省中医师承中心导师、广东省中西医结合学会亚健康分会委员、广东省中西医结合学会脊柱疾病康复专业委员会委员、广东省基底医药学会珠三角肩颈腰腿痛防治委员会常委、广东省基底医药学会中西医结合康复专业分会委员、江门市医学会脊柱外科学分会常委、北京汉章针刀医学研究院广东学术部深圳分会常委。

秦广伟，本科学历，51岁，专长：临床麻醉，山东招远市中医医院，主治医师。1991年毕业于山东潍坊医学院。自1991年参加工作以来，一直从事临床麻醉工作。2013年参与的《指外伤术后局部区域镇痛的临床应用》获得科研技术成果奖；2015年研制的“一种新型麻醉面罩”、2017年研制的“一种医用旋转式麻醉手术台”分别获得国家专利；2014年、2017年分别在《中国医药指南》和《中外医疗》发表了《针刺麻醉复合硬膜外麻醉用于老年性阑尾炎切除术的临床观察》《高龄冠心病患者上腹部手术的麻醉处理研究》等论文。

内容简介

近年来，随着外科各专业的飞速发展，新理论、新方法、新的手术方式不断出现，普通外科作为外科学的基础也同样迅速发展。在临床工作中，普外科疾病往往病情危急，诊断治疗具有一定的困难。如何透过现象看本质，如何在尽可能短的时间内做出正确诊断和处置，为患者赢得更为有效的诊疗救治时机，是对临床工作者的考验。为更好地治疗普外科疾病，缓解医患关系，减轻患者经济负担，提高患者生活质量，本书参考了大量国内外文献资料，结合国内临床实际情况，最终编写成书。

本书属于外科疾病诊疗方面的著作，由神经外科的疾病诊疗、手术患者术前病情评估与准备、局部麻醉的临床应用、全身麻醉的临床应用、气道管理、门诊和手术室外麻醉、急诊科手术的麻醉、麻醉意外和并发症、其他手术的麻醉、骨外科疾病的治疗、普外科疾病的诊断与治疗、急症外科常见疾病、神经外科疾病常见症状及护理、神经外科的护理管理、普外科患者常见症状与护理、外科创伤的处理、外科感染的诊疗、妇产科常见疾病的诊断治疗等部分构成，全书主要研究临床外科疾病诊断与治疗，分析外科疾病诊断与治疗的方式方法，对从事外科疾病诊断与治疗研究学者与工作者有学习和参考的价值。

ONTENTS 目　录

前　言

随着医学科学技术的发展，国内医学领域新理论、新技术、新方法不断涌现，各科疾病的基础理论研究、临床诊断和治疗均取得了巨大进展。为了便于广大临床医师，尤其是基层医疗单位的医务工作者在较短时间内，系统、全面地了解掌握各科疾病的基础理论、临床诊断与治疗，我们特组织有丰富临床经验的医学专家编写这本书。

内容包括髋部骨折、股骨干骨折、股骨远端骨折、假体周围骨折、老年髋部转子间骨折、颈腰椎疾病的微创治疗、颅脑创伤、高血压脑出血、听神经瘤等疾病的诊断要点、治疗原则、手术方法等内容。内容丰富、文字简练、深入浅出，是广大基层医师，尤其是临床医师必备的参考书。

感谢所有参与编写本书的相关学科的专家在繁忙紧张的工作之余对本书的大力支持，书中难免有不足之处，敬请广大读者、同仁提出宝贵意见。

第一章　髋部骨折

第一节　概　述

髋部骨折是指股骨近端骨折，髋部骨折占全身骨折的7%。65岁以上老年人骨折中，髋部骨折占23%左右，其中90%以上年龄大于70岁，多是粉碎性骨折。随着人口老龄化的进程，需要密切关注极易发生股骨近端骨折的老年患者，包括手术技巧和给患者提供很好的医疗与护理。

一、病因

大部分老年人的髋部骨折都是由摔倒引起的。在2000年的调查中，全世界范围内大约有424000例男性髋部骨折和1098000例女性髋部骨折。随着老年人口比例的增长和寿命的延长，预计截止到2025年，男性髋部骨折将增加89%，也就是说每年男性髋部骨折可以达到80万例，而女性髋部骨折可能会增加69%，从而达到每年180万例。此外，大概有5%的老年髋部骨折患者会同时发生一个其他部位的脆性骨折，最常见的就是腕部骨折，有8%的概率在接下来的8年里对侧的髋部也会发生骨折。

老年髋部骨折患者1年内的死亡率约为30%。大部分患者会伴有行动能力的显著下降，而大约有1/3患者存在长时间的日常活动下降，骨折降低了他们自主生活的能力和生活质量。

二、特征

高龄患者人群是被特别关注的，从而形成了一种更有效的、多学科的团队治疗方法，这个团队的组成包括内科医生、老年科医生、麻醉科医生、物理治疗师、护理人员，当然还有骨科医生，团队会为这样一个特殊的人群提供更加迅速而有效的治疗。

第二节　评估与诊断

一、病史和体格检查

完善的老年科、麻醉科和骨科的评估是非常重要的，一旦考虑患者在临床上适合手术，就应该立即进行手术，不应拖延。

这类患者通常都会有一个简单的跌倒病史，出现疼痛和不能负重。如果这位患者在摔跤之前就有髋部疼痛，那可能是伴随着病理性或者是应力性骨折，或者之前就存在髋关节炎。完整的既往史对于区分并发症和潜在的导致再次摔跤的原因是非常重要的，关键的预后评判因素包括他的行动能力，居住状态和认知状态，这些都要记录在册。

临床检查主要是表现为下肢短缩和外旋畸形，伴有严重的髋部旋转疼痛完整的检查是非常必要的，同时骨科医生还必须要评估是否有合并上肢的脆性骨折，有没有神经血管的损伤，要评估伤肢的神经血管的状态，再看看有没有周围血管的疾病，同时检查有没有压疮，更多的细节会在脆性骨折和老年骨科治疗章节里进一步阐述。

对于年轻患者，髋部骨折通常发生在高能创伤后，因此这些患者需要对多个系统创伤进行全面评估。

二、影像学检查

标准的骨盆正位 X 线片加上同侧股骨近段侧位 X 线片都是很必要的。要特别关注的是股骨近端外侧的皮质，要看有没有移位的骨折线或者冠状位劈裂的骨折线，以此预判术中出现的问题。这样的骨折线有可能会把所谓的简单骨折变成一种复杂的骨折。如果是用髓内钉，为了测量股骨干髓腔的宽度，同时也要评估股骨干的形态，影像学检查一定要包含股骨的骨干部分。对于股骨前弓非常大的病例，是不太可能插入髓内钉的，因为这个髓内钉的尖端可能会穿透骨干前方的皮质或者导致骨折。

没有外伤史的老年人，负重时出现的髋部疼痛和不能负重，需要考虑有隐匿性的髋部骨折。这种骨折没有下肢畸形，但是存在髋部压痛，在负重或者旋转的时候出现疼痛。如果 X 线片没有发现骨折，需要进行磁共振检查，因为它比一般的 CT 扫描在诊断隐匿性骨折上有更高的精确度。

第三节　解剖和分型

一、解剖

髋关节是一个杵臼关节，除了圆韧带附着的位置，股骨头是完全被软骨覆盖的。在幼儿时期，股骨头的血供来源于圆韧带血管加上来自股骨颈的逆行血流。这种血供依赖于关节囊附着处的血管，两条后方动脉和一条前方动脉。在向成年转化的过程中，大多数个体失去了来自圆韧带的血供，变成依赖来自关节囊和股骨颈里面吻合支的逆行血流。这样，有移位或者粉碎的股骨颈囊内骨折，可能阻断股骨头的血供，股骨头缺血性坏死或骨折不连接的风险很高。在年轻患者，骨折早期解剖复位和坚强固定的效果最好，股骨头缺血坏死的概率比较低。不过，在老年患者，为了避免这些并发症，需要做股骨头假体置换。

与之相反，在转子部有非常多的肌肉和韧带附着，所以这个部位的血供非常丰富，此部位的骨折可能会导致大量失血。良好的血供确保骨折有很高的愈合率，但是肌肉的附着可以导致很明显的骨折部位畸形，所以畸形愈合非常常见。如果骨折线是经过大转子和小转子的（也就是转子间），两个转子都可能是分离的，主要骨折线也可以通过大转子但不累及小转子（转子周围骨折）。

骨折线可以延伸到引起畸形的力量甚至更大的转子下区域，如果解剖对线没有恢复，还会形成个高张力的环境。这样，在转子下区域骨折不愈合比较常见，它也是骨转移和病理性骨折的常见部位。

二、分型

（一）AO/OTA 骨折脱位分型

根据 AO/OTA 的骨折脱位分型，股骨近端骨折分为 3 型（图 1-1，图 1-2）。

AO/OTA 骨折脱位分型将转子骨折进一步分为 3 个亚型：31a1 骨折是个内侧

骨皮质有很好骨性支撑的、简单的两部分转子周围骨折，人们认为它在解剖复位后是个稳定的骨折；31a2 骨折是转子部粉碎骨折，其外侧壁不完整，这种骨折被认为是不稳定的；31a3 骨折是个在小转子平面有水平骨折线的转子间骨折（反斜型）；如果骨折的中心位于小转子下缘的远侧，那这种骨折就分类为股骨干近侧 1/3 的骨折（32A）。

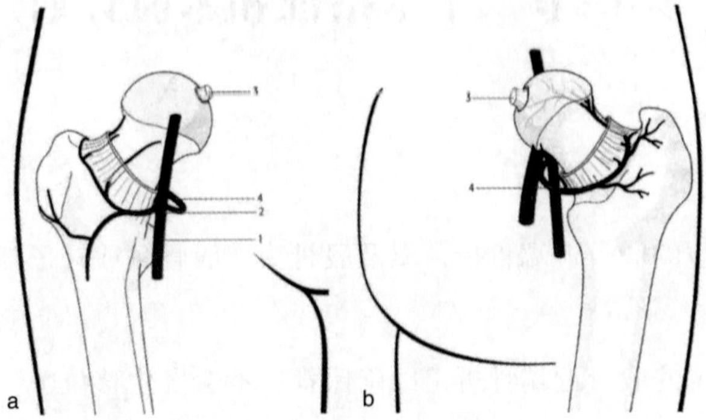

图 1–1　股骨头血供，前侧（a）和后侧（b）观

注：股骨头血供存在变化，但 60% 的患者旋股内侧和旋股外侧动脉来源于股深动脉：①大部分股骨头的血供来自旋股外侧动脉。②它发出 3 或 4 支分支，支持带动脉。这些分支沿股骨颈滑膜反折部分向后上行走，直达股骨头软骨边缘。圆韧带内的血管。③来源于闭孔动脉，旋股内侧动脉的升支。④供应股骨大转子，并与旋股外侧动脉吻合。

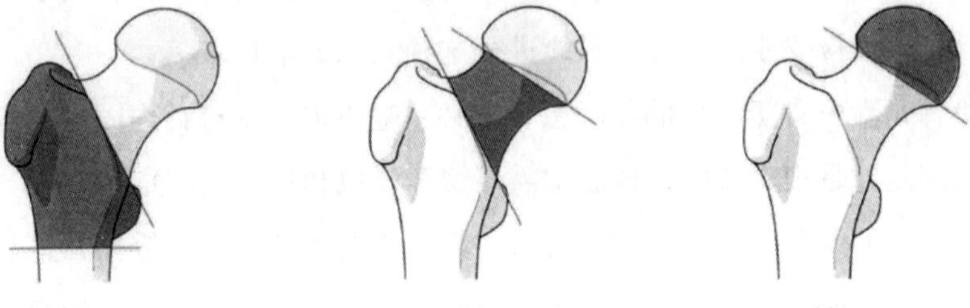

31a　　31b　　31c

图 1–2　AO/OTA 骨折脱位分型—股骨近端。

注：31a，股骨转子部骨折。31b，股骨颈骨折。31c，股骨头骨折。

（二）其他重要分型

其他的比较常用的分类系统包括转子间骨折的 Evans 分型、股骨颈囊内骨折的 Garden 分型和股骨头骨折的 Pipkin 分型等。

第四节　手术指征和术前计划

一、手术指征

1）任何移位的股骨近端骨折，累及股骨头、股骨颈或转子部。

2）多发伤。

3）没有移位的股骨近端骨折（以确保骨折不会发生移位）。

二、术前计划

（一）手术时机

大体上，几乎所有髋部（股骨近端）骨折患者都需要手术治疗。

非手术治疗包括长时间制动，大多使用外夹板或复位装置（牵引或者髋人字石膏），这种方式对患者来说是累赘的，且护理工作费力，花费高而效果差。通过老年科治疗团队的评估，有 5%~8% 的股骨近端骨折的老龄患者由于患终末期疾病，没有机会接受手术治疗，只能进行这种姑息的治疗。

对股骨颈囊内骨折移位的年轻患者，必须毫不迟疑地进行内固定，以挽救股骨头。解剖复位是很重要的，这通常需要切开复位和稳定内固定。

一个脱位的髋关节不论有没有骨折，都必须要紧急复位并维持在整复的位置上，最好在患者全麻肌肉松弛下求得复位。复位后应当检查髋关节的稳定性，再拍一张标准的 X 线骨盆正位片。髋关节间隙的宽度和匹配性要和对侧进行比较，在患侧，嵌入的骨块、破裂和反折的盂唇，还有折叠的圆韧带都可能造成关节间隙变宽。髋关节 CT 扫描可以评估关节内游离的骨块和股骨头的压缩和骨折。

对于大部分老年髋部骨折患者，越早治疗越好，因为将没有抵抗力的患者长久限制在床上还需要镇痛，原有的医疗问题将加重。

（二）内植物的选择

所有手术治疗选项的基石就是骨折的解剖复位和所用内植物的正确安置。

对于转子部骨折（31a1 和 31a2），髓内钉内固定可能手术时间更短、失血量更少、负重更早。但是还没有证据表明，在囊外骨折的治疗上髓内钉优于用滑动螺钉做髓外固定，而且髓内钉固定的再手术率明显比较高。

相比之下，反斜行骨折（31a3）用髓内钉固定的效果更好；不过，用带转子稳定钢板的滑动螺钉固定也是有效的。

滑动髋螺钉系统（如动力髋螺钉，DHS）是治疗稳定的股骨近端骨折（31A1）的首选内植物。如果它已经准确地安置在股骨头的中心，就允许骨折沿着髋螺钉的杆滑动而获得二次加压；如果螺钉位于股骨颈的上 1/4，常由于切出而导致失败，尤其是骨质疏松的患者。为了避免这样的情况，中心放置导针是非常重要的，必须通过两个平面的 X 线检查仔细检查，从而使尖顶距小于 25mm。

在正位和侧位 X 线片上，髋螺钉的导针必须位于股骨头中心。

髓内系统，像股骨近端防旋钉或者股骨转子钉（TFN）具有一些生物力学上的特点，使其在处理不稳定的转子间骨折（31a2 和 31a3）时有优势，虽然这些优势在前瞻性临床研究中尚未得到证实远端的锁钉要选择静力孔。

不稳定的转子间骨折包括：①后内侧的粉碎（塌陷成内翻伴旋转不稳定）。②转子间骨折向转子下延伸。③外侧壁爆裂（对近端股骨颈骨块缺乏支撑）。④反斜行骨折（股骨干向内侧移位）。⑤反斜行的变异体（主要的倾斜方向是由前上方向后下方）。

正在进行的大样本随机对照研究，比较不同的内植物的临床疗效，将提供重要的数据来支持治疗股骨颈骨折的决策。

治疗的策略应当把注意力集中在患者年龄、活动水平、骨密度、并发症、预期寿命以及患者的依从性上。处理这种有移位的囊内骨折的时候，荟萃分析表明，内固定会有更低的感染率、更少的失血量、更短的手术时间和更低的术后死亡率，然而关节置换明显降低了再手术率。因此，80 岁以上患者，或者伴有同侧关节病、类风湿关节炎，或者骨质疏松性骨折，应采用关节置换术，可以是股骨头置换术或者是全髋关节置换术。任何年龄患者伴有严重的慢性疾病或者生命有限，也应行关节置换术。没有证据证明，双动头有更好的治疗结果或者更好的性价比。对于功能要求较高、骨量很好的患者来说，内固定是治疗的首选。65 岁以下美国麻醉协会（ASA）评分低、健康和活跃的患者应该急诊进行切开解剖复位和内固定，但是，外科医生必须知道，一些女性在更早的年龄便患上了骨质疏松症。

（三）手术室布置

患者摆好体位之后，暴露的区域都要用消毒液消毒。可以使用一次性手术铺单，术中透视的影像增强器是放在手术单非无菌的那一面。整个手术过程中，必须保持无菌，尤其是在进行侧位（轴位）透视的时候要确保无菌，如果使用了传统手术铺单，整个手术操作区域要做好防水，影像增强器也要铺无菌单。

手术室的工作人员和外科医生站在患侧。影像增强器是摆放在患肢对侧，在患者两腿之间，透视显示器要放在手术团队和透视团队都能够看到完整影像的区域。

第五节 手 术

一、无移位的头下型股骨颈骨折

无移位或外翻嵌插的股骨颈头下型骨折（也称外展嵌插），有足够的稳定性，可以行非手术治疗。但有一个共识，目前大多数这样的骨折还是应当行手术治疗，不然需在影像增强器下检查骨折的稳定性并定期随访。由于继发的移位确实会发生，尤其是股骨头哪怕轻微后倾（会增加股骨头缺血坏死风险），都有必要进行内固定治疗，固定髋内植物或空心螺钉都可以防止这些骨折继发移位。

二、移位的头下型股骨颈骨折

如果有关节置换的指征，应该在患者全身情况稳定后头 24 小时内施行手术，以降低术后死亡率。

（一）手术入路

同样的原则也适用于多发伤患者，在这些患者的治疗方案中，移位股骨颈骨折的复位内固定治疗必须优先实施。在麻醉和透视下，通过轻柔牵引和内旋通常能够做到闭合复位。也可以采用 Leadbetter 法通过侧方牵引和外旋，使下肢外展，然后患肢缓慢回到中立位，并内旋再减少牵引力，让骨折端靠近。

应该在多个平面，如 0°、30°、60° 和 90° 位拍 X 线片对复位进行检查。未能复位者，必须避免反复强行复位，有指征则行切开复位。患者取仰卧位，采用髋关节前侧或前外侧入路（Watson-Jones 入路），切开前侧关节囊（图 1-3），手术可以在下肢牵引或铺巾后下肢能自由活动的情况下进行。

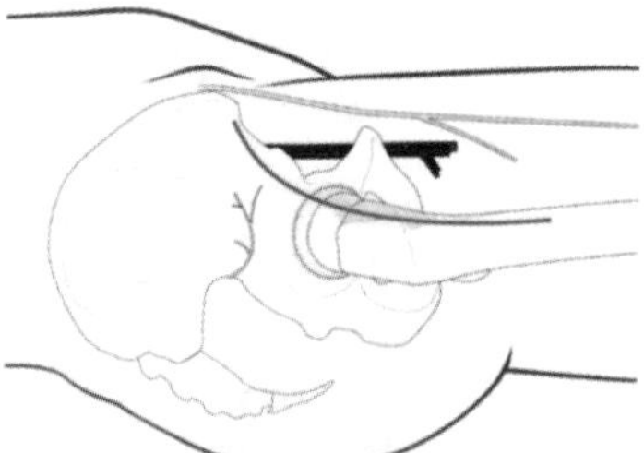

a

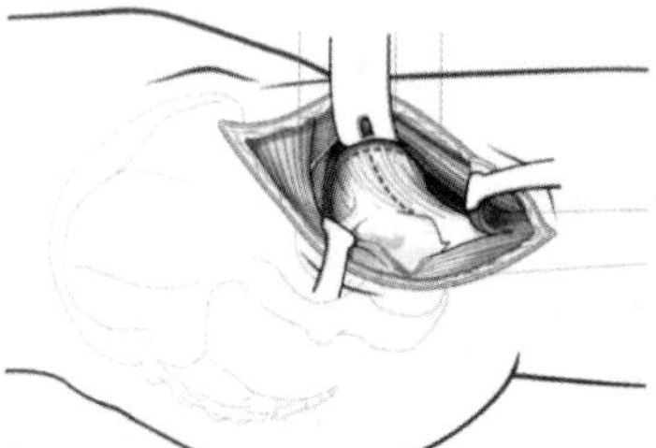

b

图 1–3　髋关节前侧或前外侧入路

注：a. 年轻患者有移位的头下型骨折切开复位的前外侧入路（根据 Watson-Jones）。b. 在阔筋膜张肌和臀中肌之间钝性分离，暴露髋关节前侧关节囊；旋股外侧动脉的一分支往往需要结扎；T 形切开关节囊，横臂位于髋臼边缘，以保护血供。

（二）复位

股骨颈骨折时，股骨头一般向后下移位，通过额外外展下肢或用骨钩向外牵拉轻柔地解除股骨头的嵌插。在股骨头骨块上临时打入 2 枚 2.0mm 克氏针可能有帮助，它们可以用作撬棒辅助复位，因为用 1 根克氏针难以纠正和控制旋转畸形，然后用 1~2 枚 2.0mm 的克氏针维持复位。对于年轻患者，医生的目标是解剖复位，然而在骨质疏松的老年患者，可让骨折端嵌插在轻度外展的位置上。通过多平面透视来证实复位效果，如果这样处理之后复位不稳定，可以用小锁定钢板作为临时或最终固定。

（三）固定

影响骨折固定方式和内植物选样的决定因素是骨骼质量，任何应用于骨质疏松性骨折的内固定方式都应该是安全和容易使用的。在并发症和疗效方面，已经证实动力髋螺钉（DHS）优于单纯螺钉固定或角钢板固定。为获得旋转稳定性和骨折部位良好的支撑作用，可以在 DHS 的头侧加用 1 枚螺钉固定，特别是对于后方粉碎的患者。骨量好的病例，可使用 2 枚，推荐 3 枚 7.0mm 或 7.3mm 的空心骨松质螺钉固定，以获得骨折块间的加压。借助瞄准装置使插入的空心钉彼此平行，以允许骨折滑动和二次加压。在股骨颈内，螺钉应该沿四周行进。必须小心使 3 枚螺钉的螺纹都位于股骨头骨块内，而不跨在骨折线上，有螺纹的长度常常需要 16mm。只有这样才能获得骨折断端间的加固，其间必须小心并重复拧紧螺钉。如果使用牵引床，牵引必须放松。用影像增强器拍摄多平面的 X 线片，以确保螺钉没有穿入髋关节。如果能够间接复位，空心螺钉也可以通过皮肤戳创经皮置入。

对于大多数身体虚弱的老年患者，建议用单极假体行骨水泥半髋置换；对于活动量较大或伤前即有骨关节炎的患者，应当考虑全髋关节置换。

（四）挑战

股骨颈垂直剪切的骨折是比较少见的，但是一定要认识到解剖复位比较困难，内固定装置必须能够对抗强大的剪切力。可能需要 1~2 枚加压螺钉垂直于骨折线，或者在股骨矩植入一块小的支撑钢板，但这在技术上要求较高。

骨质疏松骨骼的固定总是具有挑战性的，因此空心螺钉必须植入复位良好（没有内翻）的股骨颈皮质的周缘，使用滑动髋螺钉者，尖顶距必须少于 25mm。

三、股骨转子间骨折

累及转子的骨折是囊外骨折，并且发生在血供非常好的干骺端，不会给股骨头的血供造成威胁，治疗的目的是立即完全负重和早期康复，治疗方法是手术。

（一）手术入路

骨折必须复位，接下来的关键是选择髓外还是髓内的内植物。

（二）复位

复位是成功的关键。如果复位后内翻，是不可能把髋螺钉放在正确的位置上，内植物失效（切出）的风险就会增加。患者仰卧于透光或牵引床上，在影像监控下进行闭合复位。通过纵向牵引和内旋达到复位，通常能纠正畸形。术中必须有两个垂直平面的影像监控，稳定的骨折类型或者部分移位伴内翻畸形的骨折，复位通常可以通过闭合复位来完成。移位很大或者小转子与近端骨折块相连技术要求高，它们需要直接的操控，如采用微创小切口或切开复位。在扩髓和置钉的时候，需要用 Schanz 钉、施氏针、持骨钳、Weber 钳，或钢丝环扎进行骨折的临时固定。

（三）固定

滑动髓螺钉仍然是髓外固定内植物的首选，它的设计允许在可控的条件下对骨质疏松的骨质进行断端的加压，而螺钉并不会穿出髋关节。成功的关键是良好的复位，将髋螺钉精确地置入中心并获得正确的尖顶距。股骨近端解剖锁定钢板已经运用在一些特殊的病例中可能有用，但还没有证据说明解剖锁定钢板优于滑动髋螺钉，因为骨折端进一步嵌插时锁定螺钉有穿入关节的风险髓内固定材料在设计上同样具备股骨头或股骨颈的滑动固定，同样需要把内植物放置在一个精确的位置以获得正确的尖顶距。远端的锁钉要锁在静力孔上，没有明确的临床证据表明哪一种髓内固定器更好，但是外科医师一定要意识到选择一个短的髓内钉时会有髓内钉远端骨折的风险，这是一个严重的并发症，但随着股骨近端髓内钉越来越现代的设计，其发生率越来越低。

（四）挑战

解剖锁定钢板的效果令人失望，在某些诸如年轻人的垂直剪切骨折这类技术要求高的病例，它们可能有指征。

尽管治疗股骨转子间骨折的合适内植物还在不断发展，但在骨质疏松性骨折中仍有失败。外科医生应该知道改善手术结果的 10 个建议，股骨头内的内植物用骨水泥增强的技术还在开发研究中，但看起来令人期待。

髋关节先前存在有症状的骨性关节炎是个难题，在这种情况下，一期关节置换是困难的，而且有很高的并发症发生率。因此，一期采用固定是比较合适的。如果患者在骨折愈合后仍然存在症状，可以做关节置换，比在新鲜骨折时做要容易得多。

四、股骨头骨折

（一）手术入路

股骨头骨折是关节内的骨折，通常是需要早期手术治疗的。髋关节脱位时，经常会伴有股骨头骨折。一个单纯的股骨头骨折，骨块很小，而且是在圆韧带较远的位置（Pipkin Ⅰ型），骨块不需要解剖复位，除非骨块影响关节运动。在这种情况，这个小的骨块可以直接取除，而不是固定。即使在髋关节闭合复位之后，骨块已经复位，但它仍然是不稳定的。确保经常 X 线随访，检查骨块有无移位，需要取出还是固定。如果软组织或者骨块卡在关节间隙，这是明确的手术指征，否则关节会迅速损坏（软骨溶解）。圆韧带可以从股骨头上撕下小骨块，它并不会跑到真正的关节间隙，如果没有其他的手术适应证，可以不用处理，骨块在关节窝的位置，可以通过 CT 确定。

骨折线延伸到圆韧带以近端的骨软骨块是股骨头负重面的一部分，这使解剖复位和固定变成非做不可了。如果存在髋臼骨折，也就是 Pipkin Ⅳ型的骨折，需要进一步处理。如果在急诊复位之后，关节仍然不稳或者游离骨块卡在关节间隙里面，但又不可能立刻手术者，可以做下肢骨牵引一直到手术能够做为止，

单纯的股骨头劈裂的骨折，需要通过前方或者后方的入路来进行手术，手术入路的选择，取决于骨折的位置。如果合并有股骨颈或髋臼骨折，需要同时手术治疗，合并损伤的情况决定了手术入路的选择。针对这种股骨头骨折有三种手术入路可以选择：前方的 Smith-Petersen 入路、后方的 K-L 入路，还有大转子二腹肌截骨入路，所有这些入路都有各自优点和可能的并发症，没有证据显示哪个入路在疗效上是优于其他的，骨折的类型决定了要选择哪种手术入路。

（二）复位和固定

小心保护好血供，直接复位骨块，用 3.5mm 或者 2.7mm 小骨块螺钉或者用带螺纹垫圈的 3.0mm 空心螺钉，或者用埋头螺钉固定。螺钉的头一定要埋到软骨面以下，一些生物可降解的骨折固定针也可用于非常小的骨软骨骨折块的固定。股骨头另外压缩的区域应当撬起，间隙用自体骨松质移植物填充。对明显压缩的骨折区域，可以考虑同样的方法。

（三）挑战

股骨头劈裂骨折合并股骨颈骨折（Pipkin Ⅲ型骨折）的预后最差，因为在大部分的病例当中，股骨头的主要骨块已经丧失血供。如果股骨头血供依然完好的希望尚存，在固定股骨头骨折之前，应当用 7.0mm 或者 7.3mm 骨松质螺钉固定股骨颈骨折。对于年轻的患者倾向于保髋，40 岁以上患者选择一期全髋关节置换术，在选择性病例，也可考虑关节融合。

第六节 术后康复和并发症

一、术后康复

治疗的目的就是能够允许术后第一天进行功能锻炼。对于老年患者，因为没有办法来适应部分负重，所以内固定需要能够允许老年人术后可以立即完全负重，骨折通常是在术后 3 个月内就能达到完全愈合。如果内植物放置正确，即使患者存在明确的骨质疏松，仍可以提供稳定的固定。年轻患者应当能够进行部分负重的功能锻炼。

二、并发症

如果发生固定失败或复位丢失，接下来如何选择取决于失败的类型、骨骼的质量、患者的年龄及需求。对于年轻患者而言，如果股骨头看起来是活的，考虑做内固定翻修。遇骨不连或内翻畸形，可能有指征做外翻截骨。对于骨骼质量差、功能要求有限的患者，可以选择双极股骨头置换或全髋关节置换。如果股骨头坏死发生在年轻患者，塌陷的面积不到股骨头的 50%，转子间截骨可能会减轻疼痛，功能也相对好一些。髋关节融合也是一种选择，但如果存在缺血坏死的骨骼，技术上较困难。全髋关节置换术可能是最好的选项。

术后髓关节创伤性关节炎的发生率，是由软骨和软骨下骨在撞击时的初始损伤，以及股骨头骨折复位的质量决定的。股骨头缺血性坏死通常发生在移位的头下型骨折，通常两三年就能在 X 线片上表现出来，这种缺血性坏死还会导致继发性的关节炎。在存在完全缺血性股骨头坏死或者疼痛性关节病情况下，全髋关节置换术或者髋关节融合术可作为后续治疗的选择。

第二章　股骨干骨折

第一节　概　述

骨质健康、发育成熟的个体发生股骨干骨折是高能量损伤的标志。股骨干骨折常合并多发伤，患者可能会出现全身炎症反应综合征，这种反应综合征即使在单纯的股骨干骨折中也可能会发生。虽然大多数的股骨干骨折的标准治疗毫无疑问都是扩髓、锁定、使用髓内钉固定，但其治疗相关的问题还很多。有些问题涉及术中体位摆放、直接和间接复位技术、股骨干其他部位的合并骨折以及选择手术治疗的时机，从而避免并发症的发生。

一、流行病学

股骨干骨折的年龄呈典型的三峰分布，相对较低的儿童比例之后是年轻成年人的比例高峰，而 65 岁以上患者的比例随年龄逐渐增加。65 岁以上患者比例逐渐增高的原因是骨质疏松症、骨质疏松治疗发生的并发症（如使用双膦酸盐治疗）、假体周围骨折以及老年人的活动增加。

二、特征

股骨是人体内最大的长骨，可能因为周围肌肉有良好的血液供应，通常有较高的愈合率。股骨干骨折常见各种合并伤，如同侧股骨颈骨折、同侧股骨远端关节内骨折、膝关节韧带与半月板损伤、同侧胫骨干骨折（浮膝）以及多发伤。股骨干骨折可伴随全身并发症并常见畸形愈合。双膦酸盐相关股骨骨折是一种新的类型，具有独特的病理生理机制。随着年龄的增长，转移性疾病所致的股骨病理性骨折的发生率也会增加。

第二节　评估与诊断

一、病史与体格检查

对于有潜在股骨干骨折的创伤患者，必须按照高级创伤生命支持（ATLS）原则，系统地对患者进行初次和二次检查。除股骨骨折以外，失血可能会来自合并的头颅、脊柱、胸腹部和骨盆的损伤。单纯的闭合股骨干骨折在伤后 48 小时内失血量可高达 1.5L。

股骨干骨折作为孤立损伤时，在院前时间较短的健康人群中一般不会引起失血性休克。所以，出现血流动力学不稳定的患者应考虑其他失血原因（胸部、腹部、骨盆、开放性伤口和其他骨折）。

开放性股骨骨折和双侧股骨骨折可引起大量失血和休克，尤其是有凝血功能障碍的患者。早期牵引和局部压迫是减少出血的关键。双侧股骨干骨折的患者死亡率较高，而且更加可能有其他系统性损伤。

没有多少决定性实验室检查能预示对损伤和复苏的（病理）生理反应和不良预后的可能性（延长重症监护时间、多脏器功能衰竭、脓毒血症或死亡）。动脉血气分析中，代谢性酸中毒（碱丢失和乳酸过多）是失血性休克和组织低灌注的标志，而且连续多次的检测有助于对复苏反应的监测，这些参数比血压和血红蛋白浓度更可靠、更特异。如果创伤患者在 24 小时内未能纠正代谢性酸中毒，初始血小板计数降低和肌酐升高患者，更有可能会出现严重的全身炎症反应综合征和器官衰竭。

最新的数据显示，在主要处理钝性损伤的一级创伤中心，伤后头 24 小时内最常见的输血原因是骨折和骨骼肌肉系统损伤。

有关联的股骨颈股骨干骨折和膝关节韧带损伤必须仔细检查。当集中关注股骨骨折本身时，必须仔细评估软组织损伤（如闭合性脱臼、开放性骨折的伤口、撕裂伤）和肢体的神经 - 血管情况。

二、患者的一般状况

最常见是把患者归类为“稳定”“临界”“不稳定”“临终”，这些类别划定是基于许多不相互独立的变量。从实际工作考虑，关键是决定通过 24 小时内骨折最终内固定进行早期全面治疗，还是尽快使用临时外固定来控制损伤。因此，实际上只有两个类别。患者的情况是动态的，治疗的决策要基于病情的发展，合并伤、患者的生理状况、并发症。

三、影像学

高质量术前影像学资料，是计划股骨骨折固定和排除在做股骨干固定时需要手术干预的股骨近端或远端骨折必不可少的。

X 线检查，应该包括两个互相垂直的平面，必须包含骨折部位以远、以近两个关节。股骨骨折合并的股骨颈骨折和股骨远端部分关节内骨折是最常被漏诊的，也是需要手术治疗的。这些骨折常常没有移位，或因为其他更明显和潜在威胁生命的损伤而被忽视。术前影像资料的改善措施为股骨颈内旋 15° 位 X 线片、标准的膝关节侧位片及仔细评估 CT，以及术中在影像增强器寻找隐匿性骨折。

第三节　解剖与分型

一、解剖

（一）重要的解剖特征

股骨干不是直的，弯曲半径约为 1.5m。在近端和远端干骺端皮质向外扩大，当使用长板时必须考虑这些特征，需要进行塑形。

（二）股骨干的血供

股骨干的血液供应有两个主要来源：股骨内侧 2/3 的皮质和骨髓的血液供应来自股动脉第二穿支的滋养动脉，在近侧和后侧沿股骨粗线进入股骨；外侧 1/3 皮质的血供来自骨膜动脉，后者源自由穿支动脉供养的周围肌肉（图 2-1）。骨折移位后，股骨干的循环模式因髓内血供中断而急剧改变。然而，骨膜血管由于垂直于皮质表面，损伤后很少出现广泛剥离。在骨内膜循环恢复之前，骨膜血管是骨折周围主要的血液供应来源，这说明了保护骨膜血管和穿支动脉的重要性。

二、分型

（一）AO/OTA 骨折及脱位分型

AO/OTA 骨折和脱位分型系统将股骨干骨折和股骨转子下骨折归于 32 区域，此处骨折的分型与其他骨干骨折分型并无不同。在股骨干的范围内，骨折的类型并不会真正改变所采用的内固定方法（例如：扩髓的交锁髓内钉）。骨折分型有助于在术前计划采用直接或间接复位技术，并且预测获得旋转方面的解剖复位的难度以及术中并发症的发生概率。骨折分型能提示周围软组织损伤及失血情况，预测延迟愈合的风险（图 2-2）。

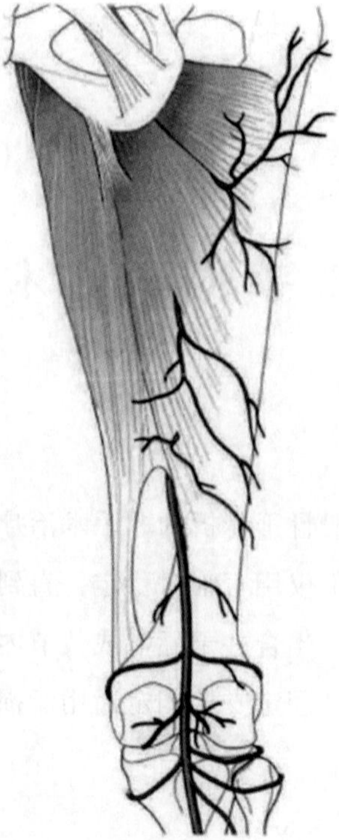

图 2-1　沿股骨干的骨膜循环。关键穿支动脉的后部视图。

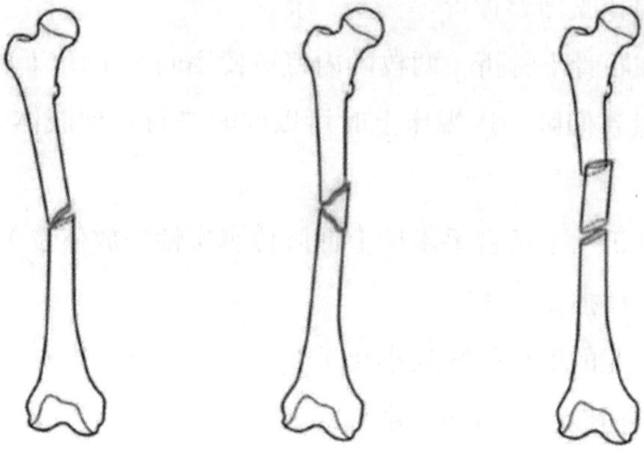

图 2-2　AO/OTA 骨折及脱位的分型——股骨干（骨干）

注：32a 股骨，骨干段，简单骨折。32b 股骨，骨干段，楔形骨折。32c 股骨，骨干段，多段骨折。

第四节　手术指征与术前计划

一、手术指征

通过牵引或石膏固定行股骨干骨折的非手术治疗，效果常不可靠，只应当在手术并非选项时才使用。牵引仅用于临时稳定，直到能做确定性内固定，大多数股骨干骨折采用髓内钉治疗。当合并干骺端或关节内骨折或是假体周围骨折时，可以使用钢板内固定。临时外固定支架固定适用于损伤控制，有时也用于感染性骨不连的治疗。

（一）逆行髓内钉相对适应证

1）肥胖（难以找到正确的顺行进钉点）。

2）同侧股骨颈和股骨干骨折。

3）同侧股骨和胫骨干骨折（两枚髓内钉可使用同一个切口）。

4）多发伤（患者仰卧于透视床上时可以同时进行其他肢体，腹部或胸部的准备和铺巾）。

5）双侧股骨骨折（于透视手术床上仰卧位一次性摆放体位）。

6）不稳定的脊柱损伤。

7）妊娠（使胎儿的射线暴露最小化）。

8）未污染的创伤性膝关节切开术。

9）同侧骨盆和（或）髋臼骨折（顺行髓内钉的切口可能会影响后续的切口）。

10）顺行进钉点处存在严重的软组织损伤或烧伤。

11）股骨近端已有内植物。

（二）股骨钢板固定的相对适应证

1）近端延伸至转子间区域或远端延伸至股骨髁区域的 32b 和 32c 型骨折。

2）骨骺仍然开放的年龄超过 8 岁的儿童，或使用弹性钉不可能获得稳定时。

3）骨折而髓腔狭窄或变形。

4）骨折合并相关的脊柱或骨盆骨折（股骨髓内钉固定用骨折手术床可能引起进一步损伤）。

5）骨折合并腹部损伤，需要剖腹手术（可以同时在普通手术台上进行骨折的固定）。

6）骨折合并有需要修复的血管损伤。

7）假体周围或内周围骨折。

8）同侧股骨颈和股骨干骨折，股骨颈已另外单独使用内植物进行治疗。

9）骨折合并严重肺挫伤时，使用髓内钉存在高风险。

二、术前计划

（一）手术时机

20 世纪 70 年代以前，长骨骨折的固定（包括股骨）通常在几天后进行，以允许有足够的时间让患者“稳定”下来。现已明确长骨骨折的早期固定可以降低致残率和死亡率，尤其是对损伤严重的患者。股骨骨折的及时固定减少了远处器官损伤的机会，改善了严重脑损伤的预后，并减少了各种与制动相关的并发症，这种及时的稳定可以通过采用临时外固定支架固定或使用髓内钉、钢板进行最终的固定。

实施固定的时间期限没有绝对的规则，但是它应该在迅速复苏（患者状况理想、最佳的医疗资源和人力资源）之后，在最早的安全时间点进行，通常在受伤后 24 小时内，如果临床上没有明显的代谢性酸中毒，碱剩余 <4mmol/L（或处于下降趋势），乳酸浓度 <2mmol/L，则认为患者复苏了。严重的头和胸部损伤可以是股骨骨折分期治疗的原因（一期外固定支架进行损伤控制，继以二期髓内钉内固定），也为早期确定性治疗提供证据，以优化患者体位摆放，更好地进行通气和颅内压管理。一般而言，是早期进行确定性的固定还是采取损伤控制的决定有赖于患者的生理状态而不是损伤的解剖部位。

与立即行髓内钉或钢板固定相比，临时外固定已被证明可减少失血和手术时间。临时外固定可在受伤后两周内安全转换为髓内钉固定。初始外支架固定和后期髓内钉固定的分阶段治疗，与初始行髓内钉固定相比，两个阶段的白细胞介素 6 水平都较之降低，它在现代合理止血复苏中的临床相关性还是未知的。临床证明，与早期完全治疗相比，不必要地过度使用损伤控制（用于能够复苏的未遭致损害的或处于边界的患者）会导致 ICU 停留和辅助通气时间增加，以及更高的感染和并发症发生率。

（二）内植物选择

1. 髓内钉

闭合扩髓交锁髓内钉是股骨干骨折治疗的金标准，它为通过骨痂形成愈合的骨折提供相对稳定。通过微创技术，髓内钉固定可以减少软组织损伤，减少对血供的扰乱，减少失血量，降低感染率。髓内钉是分担负荷的内植物，因此推荐早期负重；内固定失败并不常见。术者必须了解每种髓内钉的设计特点和特殊的手术技巧，例如转子进钉、梨状肌附着点进钉。

（1）逆行或顺行髓内钉：髓内钉可采取顺行或逆行置入。顺行髓内钉虽是金标准，但逆行髓内钉在某些情况下具有明显的优势。虽然逆行髓内钉存在关节内进针点带来的潜在缺陷，顺行髓内钉的临床疗效与之相比并没有明显优势。若顺行置入髓内钉，必须告知患者存在进钉处附近髋部疼痛的风险；而逆行置入髓内钉，则必须告知患者在进钉点处有膝关节疼痛的风险。

（2）扩髓与不扩髓操作：股骨髓内钉可以在扩髓后，也可以不扩髓直接插入（“扩髓”或“非扩髓”髓内钉）。不扩髓的骨折愈合率较低，而这些患者比扩髓处理者需要更多二次手术。最初认为，严重损伤的患者出现致命性肺栓塞与扩髓有关。近期研究表明，肺部原发损伤的程度和复苏效果比所使用的内固定器材或置入技术对呼吸功能衰竭的发生更具决定性的意义。利用锐利的深槽铰刀头和递增 0.5mm 的扩髓，可以进一步减少扩髓技术的潜在并发症。扩髓—灌洗—抽吸（RIA）系统的出现是为了解决骨髓颗粒和炎症递质进入全身循环的问题，但目前在选择性和半选择性的情况下，这项技术几乎专用于取骨以及扩髓并冲洗已感染的髓腔。

2. 钢板固定

作为首次治疗的选项，股骨干钢板固定的适应证十分有限。一般而言，推荐使用 4.5mm 的宽钢板，预弯至和股骨弧度相匹配是有帮助的。对于延伸到远侧干骺端的股骨干骨折，选择锁定是有帮助的，它由股骨远端锁定钢板（LCP-DF4.5）提供。对于近侧延伸到转子间区域的复杂的股骨干骨折，95° 钢板仍然是一个有用的选择。

（1）股骨的切开固定：在紧急状态下，很少有指征做股骨干切开复位加压钢板固定。在内植物选择和技术方面，建议使用长而宽的4.5mm锁定加压接骨板，并在骨折两侧各固定至少8层皮质。只要有可能，建议垂直于主要骨折线，最好通过钢板，打入拉力螺钉。对于横断骨折，预弯钢板、带关节的张力装置和通过钢板的动力加压都是正确内固定技术的重要组成部分。

（2）微创钢板接骨术：目前，对于累及干骺端的多节段粉碎骨折，通过骨折远近端小切口、间接复位，和经皮、肌肉下置入钢板的技术已经成为热门。实验研究表明，这项技术对穿支血管和骨膜血供的损害较小。经皮桥接钢板技术的优点在于更好地保护了血运，并且由于相对稳定，更利于早期的骨痂形成。该技术还使供养内侧2/3骨干的髓内血循环不受干扰，但由缺乏经验的外科医生实施这种技术有较高的畸形愈合风险。以LCP为代表的最新一代钢板非常适合微创接骨术。术前计划应包括选择合适的钢板长度和类型、钢板预塑形的评估，以及使用螺钉的类型、位置和数量、螺钉打入的顺序。

3. 外固定支架固定

在股骨干，外固定支架固定作为损伤控制的手段而被推崇。近期在现代肺保护性通气和止血复苏治疗方面的改变，使早期恰当固定治疗的理念得到发展，减少了使用股骨外支架固定对股骨干骨折进行损伤控制的需求。股骨干的外支架适用于高危患者骨折的临时固定。手术可以在用或不用影像增强器的情况下进行，甚至可以在ICU于镇静状态下进行。骨折上下方各使用2枚固定针，通过一个具有两个平行连杆的单侧框架（通常桥接膝关节）进行连接可以满足短期固定的需要。大多数现代外固定器组件与MRI理想地兼容。固定针可以从前到后或从外侧到内侧经股四头肌放置，这些通道面临针孔感染和股四头肌粘连的高风险。根据回顾性评估，使用外固定14天后进行确定性固定，感染并发症会增加。环形外固定器在特殊情况下很有用，如畸形矫正、骨搬运或股骨延长等，但难以在股骨上使用。

4. 手术室布置

股骨的外支架固定、钢板固定和髓内钉固定可以在标准或牵引手术床上进行。

标准（X线）手术台：患肢铺巾使用一次性U形垫。在准备过程中，患肢维持轻柔手法牵引（助手可能需要站立在凳子上），以避免骨折部位过度畸形。暴露区域消毒从髂嵴上方至胫骨中部。用一只袜套包裹患侧小腿并用胶布固定，下肢铺巾使之可以自由移动，膝部在衬垫得很好的柱上屈曲，影像增强器也进行铺巾覆盖。

手术医生和手术室工作人员站在患肢同侧，助手站在术者旁边，影像增强器放置在患肢的对侧，需要将显示屏放置在手术人员和放射医师的视野中。

牵引（骨折）手术床：牵引床（可行的话）放在手术室内可以为手术侧的外科医生、工作人员和手推车提供最大空间。可以使用骨牵引针或将脚放入牵引靴中对股骨进行牵引。术者、助手和手术室工作人员站在患侧，影像增强器放置在牵引床的另一侧、患者两腿之间，用塑料膜隔离手术区域与图像增强器。屏幕必须放置在侧面，以便放射医师和手术人员都能看到全景。

第五节　手　术

一、手术入路

（一）体位

患者的体位取决于术者个人经验、当地医疗资源、合并损伤、体型和骨折类型，每种体位（仰卧或侧卧，用或不用牵引床）都有其优缺点，对于不同的场景，创伤骨科医生需要熟悉至少两个或三个体位。

在X线手术床上的仰卧位可以处理所有受伤部位，是多发伤的理想选择。这种体位允许打入逆行髓内钉，双侧同时手术，处理浮膝损伤，修复血管损伤，双侧桥接外固定和骨盆环的紧急固定。对健侧肢体消毒铺巾有助于下肢长度和旋转的理想控制。缺点是需要助手持续徒手牵引或使用股骨牵开器，以及使用顺行髓内钉时难以获取顺行进针点，特别是肥胖的患者或使用梨状窝进针的髓内钉时更是如此。要获得股骨近端真正的侧位图像也很困难。在此体位，可以通过在同侧髋关节下方放置布垫，给转子进钉提供便利。

在X线手术床上的侧卧位也是经常采用的选择。这有利于到达股骨近端的进钉点，梨状窝进钉在侧卧位更容易得多。小转子完整的转子下骨折，在患者侧卧时，易于通过屈曲远端骨折块获得复位。在侧卧位不太可能出现明显的旋转畸形。缺点是侧位透视成像更加困难，难以处理其他损伤部位，多发伤患者需要处理好脊柱，以及需要徒手牵引或使用股骨牵开器。

牵引床上的仰卧剪刀式牵引方法不需要徒手牵引，并且需要较少的辅助，但牵引床对于多发伤患者来说并不理想。它会导致阴部神经受压，并且在存在盆腔和髋臼骨折或同侧下肢损伤时会出现一些问题。不过，用与健侧比较的方法评估下肢长度和旋转要容易得多。

牵引床上的侧卧位适用于转子下骨折，但需要更长的摆设体位时间，它结合了牵引的好处和股骨近端的入路优势。倡导这一体位的学者主张，复位和手术操作时间的缩短可弥补摆设体位时间的延长。

（二）髓内钉固定的进钉点

顺行髓内钉的进钉点因主钉的设计而不同，进钉点可以在前后位上与髓腔成一直线的梨状窝，也可在大转子顶点。现代的髓内钉很多都是大转子进钉的，使用髓内钉时，进钉点不恰当会造成复位不良和（或）医源性骨折。术者必须清楚意识到进钉点外侧骨质通常较软，而内侧骨质通常较硬。特别是对于年轻患者的复杂股骨近端骨折，因为相对坚硬的内侧骨皮质使得进钉处更容易向外侧扩大。这会使得进钉点比计划的要偏外，置入髓内钉时会导致内翻畸形。所以当处理这类骨折时，想要避免上述问题，哪怕使用的是大转子进钉的髓内钉，术者也应该选择大转子最高点的内侧作为进钉点。

用皮肤标记显示关键的解剖学标志是有帮助的。通常在股骨大转子以近24cm处（按体型而定）做皮肤切口。梨状肌窝是一个偏后的结构，由股骨近端前侧皮质所覆盖，因此，正确放置的梨状窝导针尖端看起来已经进入骨质，但其实还没有刺穿骨皮质。

逆行髓内钉的进针点在正位透视上应与髓腔成一直线，而侧位像上位于Blumensaat线前方，可采用内侧髌旁切开关节入路或者劈开髌腱入路。使用这种经皮技术时，整个操作过程（进入髓腔、扩髓等）通过与髁间切迹匹配的组织保护套进行是非常关键的。

（三）钢板固定

如果进行切开钢板固定，切口做在大腿外侧（图2-3）。切开阔筋膜后将股外侧肌从肌间隔上提起，保持在肌间隔平面，结扎越过手术野走行的穿支血管，使用直接复位的方法。切开钢板固定可能引起严重失血，所以在急性期凝血功能障碍是禁忌的，而且与髓内钉固定相比，钢板内固定骨折愈合率较低、并发症发生率更高。

肌肉下置入钢板可用于固定骨折线延伸至干骺端的股骨干骨折。在骨折部位近侧和（或）远侧做1~2个切口，钢板在肌肉下和骨膜外间隙做隧道样插入。采用间接或者直接的经皮复位技术，运用骨折固定的原则是很重要的，这种方法最好用于多骨片粉碎骨折，当固定的目的是使用桥接钢板提供相对稳定的时候，骨折断端的骨膜血供会得到更好的保护，尤其是使用锁定加压钢板（LCP）时更是如此。

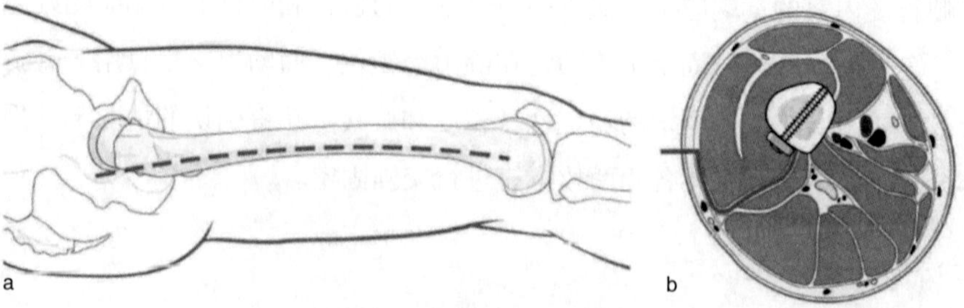

图 2–3 钢板固定切口

注：a. 股骨干的标准入路是大腿外侧直切口。b. 沿肌间隔进行深部分离至股骨粗线，但保持在骨膜外。尽量少显露骨质，以能置入钢板为宜，尽可能保留骨折块的血供。

二、复位和固定

髓内钉固定股骨骨折首选间接复位技术进行闭合复位。方便复位的措施有置于患肢下方的衬垫、股骨牵开器、透光的髓形复位工具（一种髓内钉空心复位工具）或小直径髓内钉，从不消毒部位支撑牵引床上下垂的下肢的拐杖。有限切开、骨折端外、经皮辅助，例如骨钩、球刺顶棒和装在T形手柄上的Schanz螺钉帮助进行微创的直接或间接复位。在所有情况下，都建议用足够的药物诱导使肌肉松弛。

除非有禁忌证，大多数股骨骨折都做扩髓。持续扩髓直到骨皮质咔咔作响，标志着扩髓钻头开始在狭部咬到了皮质远侧骨折通常阻挡螺钉，使髓内钉在宽大的髓腔的位置更加居中。在使用顺行和逆行技术的时候都有助于避免复位不良。

对于多节段粉碎骨折，当远近主要骨折块之间没有接触时，不能用骨皮质标志的X线评估判断正确的长度和旋转。典型的错误发生在用牵引床时，力量过大（过度延长）和人工牵拉时力量不足（短缩）。股骨干骨折髓内钉内固定后旋转畸形相对常见，并且会引起患肢功能恢复不佳。

能用几种方法确定正确的长度和旋转：①术前在放射科用尺子放在髋膝关节上透视能取得正规的扫描图。②将放在原包装里的髓内钉放在对侧股骨上进行透视，直到找到合适长度的钉子。③在手术室可以用放在对侧大腿上的尺子进行透视。④比较小转子的轮廓以获取远侧干骺端的标准侧位。⑤双下肢同时消毒铺巾，以比较长度和旋转。⑥用计算机导航。

顺行髓内钉的远端应达到髌骨中段水平，而逆行髓内钉的近端应刚好超过小转子。急性股骨髓内钉固定都得锁定在静力交锁位。而动力交锁只用于骨折延迟愈合或者不愈合，且内固定的稳定性（长度和旋转）获得确认的情况下。因此，大部分股骨髓内钉在头尾各用两枚螺钉进行交锁固定。

三、讨论

（一）股骨颈（干）骨折

有 2.5%~6% 的股骨干骨折合并股骨颈骨折，这些股骨颈骨折通常无移位，而且骨折线比单纯股骨颈骨折更加垂直，经常被误诊。

年轻患者移位的囊内股骨颈骨折，因为存在股骨头缺血性坏死的风险，是相对的急诊指征。一般而言，同侧股骨干合并股骨颈骨折发生在没有血流动力学不稳定的患者时，优先考虑股骨颈解剖复位和固定。对早期确定性治疗不可能实施的不稳定的多发伤患者，优先通过夹板固定或者牵引稳定近端骨折临时固定股骨干，直至患者的情况可接受确定性手术治疗。囊外的股骨颈骨折没有临床治疗的急迫性，理想状态下，在股骨干骨折固定时进行确定性固定治疗。

目前推荐的是用两种互相独立的内植物治疗股骨颈和股骨干骨折，因为是两个不同部位的骨折，最好是各自选择固定方式，有时可以只使用一种内固定，但多数时候，当股骨颈骨折发生移位和股骨干骨折发生在中或下 1/3 时都需要使用两种内固定治疗。高能量损伤时，股骨颈骨折多数需要切开和直接复位的技术。在高能量以及非常不稳定的垂直的股骨颈骨折，可以达到解剖复位和（或）轻度的外翻复位。

股骨颈骨折的固定选择，包括对无移位的 31B2（经颈）型采用拉力螺钉固定，而对股骨颈基底部骨折采用滑动髋螺钉附加防旋螺钉固定。当有必要切开复位时，小的前（下）方复位钢板有助于获得或维持复位。股骨干骨折的固定装置包括逆行股骨干髓内钉和肌肉下置入的钢板。尽管有些器械可以同时固定两处骨折，比如髓内钉也允许在近端向头颈部进行固定，但是同时复位和固定两处骨折可能有困难。如果髓内钉置入后发现存在股骨颈骨折，应另外使用几枚拉力螺钉固定股骨颈骨折 [“避开髓内钉（miss-a-nail）”技术]。

（二）同侧股骨干合并股骨远端关节内骨折

同侧股骨干合并股骨远端关节内骨折通常需要通过 CT 扫描进行详细的术前计划，选择手术入路，通过膝关节切开对股骨远端关节内骨折进行直接切开复位和绝对稳定固定，可以为插入逆行髓内钉提供良好的暴露。股骨髁后部的冠状面骨折（Hoffa 骨折）需要解剖复位和拉力螺钉固定。如骨折条件允许，可附加使用支撑钢板。如股骨干骨折位于下 1/3，钢板可以同时固定这两处骨折。

（三）转子下骨折

转子下骨折发生在小转子至小转子以远 3cm 的区域。此区域股骨的内侧皮质承受较大压力，外侧皮质承受较大张力，同时它也是转子间区域骨松质向股骨干骨皮质过渡的移行区。

可用于固定转子下骨折的方法很多，用于此区域的固定装置需足够坚强以承受高应力，直至骨折愈合。

这个区域内导致畸形的肌肉力量牵拉骨折近端，使之屈曲、外展和外旋，治疗上最重要的原则就是获得良好复位并保护血运。

必须避免内翻复位不良。

如果遵循了上述原则，不管是髓内钉还是钢板固定手术都是成功的。髓内钉固定的优势在于它是应力分享形式的内植物，不容易失败，尤其是对于骨折延迟愈合的情况。

髓内钉已经成功应用于转子下骨折的治疗并获得很高的愈合率。股骨近端髓腔粗大，单靠钉的插入并不能使骨折复位，所以在髓内钉插入之前应该获得可接受的骨折复位。如果小转子仍然连在近端骨折块上，可使用普通髓内钉。如有小转子骨折，应该使用能固定股骨头和颈部的髓内钉。如果骨折线延伸至梨状窝，在骨折复位、手法操作、扩髓和插钉过程中，可能会发生骨折的移位和（或）骨折区域扩大。如同股骨干合并股骨颈骨折一样，股骨近端的 CT 扫描可以准确勾画转子下区域的骨折形态特点。

钢板固定是另一种有效的替代手段。过去，在切开复位时，将所有骨折块都加以暴露游离，这些骨折发生延迟愈合、不愈合和内固定失败是常见的。使用有限暴露和间接复位技术治疗骨折时，不愈合发生率和植骨的需求明显降低，这些技术特别适用于桥接钢板治疗多节段的粉碎骨折。

（四）非典型股骨骨折（双膦酸盐相关性股骨骨折）

双膦酸盐作为治疗骨质疏松症的主要治疗措施被广泛使用，这类药物会抑制破骨细胞功能并避免骨吸收。这使得骨量得到保持，骨质变硬，但也使骨变得更脆。服用双膦酸盐的患者出现大腿部疼痛以及 X 线发现股骨骨质透亮线是即将发生骨折的指征。前驱性大腿部疼痛但透视未见骨折线的患者，应该进行 MRI 检查。这些病损和骨折见于转子间和股骨干，可以双侧同时发生。

这些即将发生的或新鲜的骨折可采用扩髓交锁髓内钉治疗，但其愈合缓慢且双膦酸盐需要在骨折治疗期间停止服用。

第六节 术后处理和并发症

一、术后处理

术后应尽可能早地开始活动，并进行髋膝关节活动范围锻炼。股骨干骨折在使用远近端均交锁的髓内钉固定后，即使是多节段粉碎骨折，均允许手术后在患者可以耐受的情况下进行负重。鉴于骨盆部深静脉血栓形成的发生率较高，必须进行预防性治疗，钢板固定转子下骨折的患者在术后 6~8 周内不可完全负重。

二、并发症

（一）骨折不愈合

顺行扩髓髓内钉治疗股骨干骨折愈合率达 95%。非扩髓和直径相对较小的髓内钉，其骨折不愈合发生率在统计学上明显高于扩髓髓内钉。当发生骨折不愈合时，治疗要根据骨折不愈合的类型，现有内固定种类和有无骨缺损进行考虑。始终要考虑感染的可能性。骨折间隙比较小且没有轴线畸形的患者，可选择更换扩髓髓内钉进行固定。另一个选择是附加一个股骨干钢板固定，也会提高骨不连的愈合率。股骨不愈合超过 12 个月将会对患者的生活质量产生深远的影响。

（二）感染

浅表感染可通过清创并口服或静脉使用抗生素进行治疗。深部感染的治疗病原菌一定要查清，切除所有感染组织，关闭无效腔，建立良好的软组织覆盖（股骨有良好的肌肉覆盖，后者通常不存在问题）。如果内植物仍然有效，应该保留直至骨性愈合。抗生素至少使用 6 周，一旦骨折愈合即可取出内植物并进行扩髓操作，必要时使用抗生素以根除感染。伴有内植物松动的侵袭性更强的深部感染需要清创，使用抗生素并取出内植物后，用外支架固定，直至感染得到控制方可去除，此时，才可以开始最终的重建。对于髓腔的清创，扩髓—灌洗—

抽吸系统（RIA）是一种理想的工具。

逆行髓内钉的潜在并发症，通常与膝关节内进钉点以及进钉点靠近交叉韧带有关。只要髓内钉尾部埋入关节面下，迄今为止的研究没有显示逆行髓内钉会增加膝关节的退行性病变以及导致膝关节活动受限。有开放性股骨干骨折逆行髓内钉置入后发生膝关节化脓性感染的病例报道。膝关节疼痛常见于逆行髓内钉固定术后，而顺行髓内钉术后髋痛和进钉点异位骨化更多见。

起初有研究发现，逆行髓内钉的骨折愈合率较顺行髓内钉要低，但当时使用的逆行髓内钉直径和髓腔并不匹配前瞻性随机研究表明，逆行髓内钉要达到骨折愈合需二次手术，但两者总的愈合率相同。

（三）畸形愈合

畸形愈合最常发生于股骨近端 1/3 或远端 1/3 处。一项用 CT 扫描评估旋转畸形的研究表明，多达 28% 的患者有大于 15° 的旋转对位不良，如果旋转畸形足够严重，会影响到轴向力线。患者可能会在进行积极的日常活动，如上楼梯、运动和跑步时遇到麻烦。如果进行髓内钉固定后早期发现旋转畸形，可取出髓内钉一端的锁钉，恢复旋转对位，并在正确方向上重新交锁。如果骨折已愈合，则需进行正式的截骨手术。

第三章　股骨远端骨折

股骨远端骨折约占全部股骨骨折的6%。股骨远端骨折典型地发生在高能量损伤的年轻患者或低能量损伤的骨质疏松老年患者。1/3的年轻患者为多发伤，仅有1/5的年轻患者为单处损伤，通常存在相当大的软组织损伤。高能量创伤导致的股骨远端关节内骨折，约一半为开放性骨折。近年来，随着膝关节置换患者人数的增加，假体周围骨折的发病率不断增加。

第一节　评估与诊断

老年骨质疏松患者常由低能量损伤引起，骨折类型为简单的螺旋形骨折或斜向骨折。而青壮年患者常由高能量损伤所致，可能伴有严重的软组织损伤，骨折严重粉碎；开放性骨折可能伴有骨缺损神经血管的损伤，仔细检查很有必要。股动脉经收肌管进入腘窝时容易损伤，可行多普勒超声或更精确的血管造影术来诊断。术前行膝关节韧带的体格检查不仅会给患者带来痛苦，而且对治疗帮助不大，建议在骨折稳定固定之后进行。如果怀疑下肢有多发性损伤，则必须对股骨和胫骨（包括相邻关节）进行正侧位X线检查，并以膝关节为中心。如果骨折存在明显的缩短，或者使用了跨关节外固定支架，牵引下的X线对治疗评估骨折类型有帮助。对于关节内骨折，推荐使用CT平扫、二维及三维重建。这是为了评估关节内骨折及其有无压缩，尤其是X线片会漏诊的后髁冠状位骨折（Hoffa骨折）。一旦伴有Hoffa骨折，术前计划将随之改变。MRI能够提供更多关于软组织损伤的信息，但是对于急性损伤而言，MRI不是必需的。

第二节　解剖与分型

一、解剖

从远端向近端观察股骨远端呈梯形，且股骨髁的后方比前方宽大，从而在内侧形成了约 25° 的倾斜角，外侧形成了约 25° 的倾斜角。钢板应平放在外侧面上。从股骨外侧髁的前部到股骨内侧髁的前部（髌骨倾角）之间画一条线，这条线的倾斜角度约为 10%，在植入任何内植物时，这些解剖细节都很重要，了解 X 线片上正常膝关节力线角度有助于术中评估力线有无恢复。股骨解剖轴与膝关节平面所成的夹角为 80°~84°，也称股骨远端外侧力线角（LDFA），测最健侧的 LDFA 可以用作患侧力线评估的参照。

不同种族人群的股骨弓存在差异，这可能导致解剖型股骨远端锁定钢板与某些人群骨骼不匹配，尤其是在亚洲人当中。如同 11 孔的股骨远端加压锁定钢板（LCP-DF）的近端部分与股骨不匹配一样，这可能导致膝外翻对线不良。

股四头肌、筋膜和内收肌群会引起骨折端明显短缩和内翻移位，尤其是当干骺端严重粉碎时（3a3、33c2 和 33c3 骨折）。起自股骨内外侧髁后方的腓肠肌会引起股骨远端屈曲畸形，典型的畸形是短缩畸形，近侧骨折端向前方移位刺穿股四头肌（有时刺破皮肤），而远侧骨折片屈曲、内翻及向后旋转。

关节囊、交叉韧带和侧副韧带均起自股骨髁，这些结构将有助于维持膝关节的功能和稳定性。交叉韧带位于髁间窝中，一旦螺钉置入位置错误可能会侵犯髁间窝，进而损伤交叉韧带。这一点需要避免，尤其是在使用万向锁定钢板的时候。

由于股骨远端邻近血管神经，在股骨远端骨折中有约 3% 存在血管损伤，1% 存在神经损伤，8%~12% 的股骨远端骨折伴有半月板和骨软骨骨折，15% 伴有髌骨骨折。高能量损伤时，能够导致股骨远端和髌骨关节面软骨的破坏。

二、分型

股骨远端骨折采用和所有关节周围骨折一样的分型方法（图 3-1）。

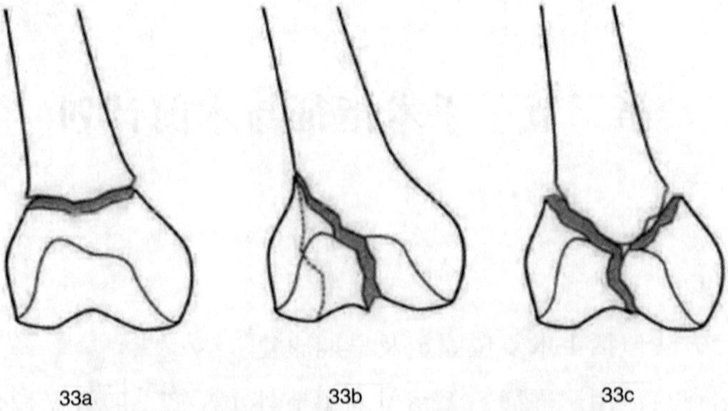

图 3–1　AO/OTA 骨折和脱位的分型——股骨远端

注: 33a股骨远端，关节外骨折。33b股骨远端，部分关节内骨折。33c股骨远端，完全关节内骨折。

第三节　手术指征与术前计划

一、手术指征

标准治疗方法包括手术复位固定及早期康复。

非手术治疗只适用于嵌插、无移位的关节外（A 型）股骨远端骨折或预期无法活动和不能耐受手术的患者。这些患者采用膝关节支具固定，一般清创和冲洗很重要，后续的最终固定以及早期的功能能够取得满意效果。手术适应证包括：①移位的股骨远端骨折。②移位的股骨远端关节内骨折。③股骨远端力线不良。

过去常采用扩大切口，切开复位内固定治疗干骺端粉碎的股骨远端骨折，由于其骨不连和内固定失败的发生率高，故现在不提倡这种方法。生物接骨板固定的概念采用创伤小的途径，仔细地处理软组织，现在已成为治疗的金标准。

依然必须对股骨髁和关节面的解剖进行准确的重建，并恢复肢体的正确力线和旋转。这往往需要通过适当的手术途径直接暴露膝关节。

二、术前计划

对于多发伤、开放性骨折伴有严重软组织损伤、血管损伤的患者，或在不允许做早期确定性手术的情况下（例如，医师经验不足），推荐采用损伤控制性手术。在这些病例，跨关节外固定支架是一种快速且有效的固定方法。沿着肱骨前内侧置入 2 枚 Schanz 螺钉带一根棒，徒手牵引恢复长度和旋转，然后将两个 Schanz 螺钉从股骨前方远离二期确定性手术的区域植入，安装连接杆组装外固定支架。应当注意的是，在长度恢复之前经股四头肌植入 Schanz 螺钉，将会妨碍长度的恢复。跨关节的外固定支架，有助于恢复股骨长度和对线，纠正旋转畸形，这为确定性治疗提供了便利。

大部分的开放伤口位于股骨前方，股四头肌均有不同程度的损伤。早期适当使用抗生素以及锻炼将有助于恢复膝关节功能。

（一）内植物选择

关节外骨折选用逆行髓内钉或钢板固定均可。骨质良好的青壮年患者，非锁定的钢板也能获得良好的临床结果；骨质疏松或假体周围骨折的老年患者，其股骨远端骨量少，锁定钢板可以提供更强的固定稳定性。

股骨远端关节内骨折治疗的基本原则是直视下解剖复位关节面。通过用拉力螺钉对关节面骨块进行加压固定。当存在骨缺损时，建议采用位置螺钉进行固定。接下来根据骨折类型的不同，采用不同的内固定将关节面和骨干部进行固定。对于骨质疏松或骨折线垂直的B型骨折，拉力螺钉需结合支撑钢板来实现稳定固定。

（三）手术室准备

术前适度徒手牵引以避免骨折端的过度畸形。整个下肢从臀部至足部均进行消毒，手臂架上放置消毒的一次性U形巾单或者下肢巾单。消毒布料包住足部和小腿，用胶带固定。这样小腿可以自由移动。膝下垫高将膝关节稍屈曲，C型臂X光机用巾单保护。手术室人员和医生站在患侧。C型臂X光机置于手术台的另外一侧，其显示屏对着手术团队和放射技师。

第四节 手 术

一、入路

（一）患者体位

当膝关节完全伸直时，腓肠肌和内收大肌的牵拉有导致膝反屈和缩短的趋势。

仰卧体位，膝下垫高使得膝关节屈曲 30°~45°，从而放松腓肠肌。徒手或使用牵引器来纠正短缩。当骨折严重粉碎时，用对侧作模板进行仔细的术前计划有帮助。

在骨质疏松和复杂骨折中，宁愿接受适度嵌插短缩，也不要骨折不稳定。

（二）手术入路

手术入路的选择取决于关节内骨折还是关节外骨折。对于关节外骨折，可采用标准外侧入路或改良的标准外侧入路结合微创接骨板接骨技术（MIPO）。对于关节内骨折，可采用外侧或内侧髌旁入路或股内侧肌后方入路。开放伤口会影响手术入路的选择；在伤口清创过程中需要周密的规划，以便不要干扰最终的治疗和手术入路，开放性骨折常伴有软组织覆盖不足。如果不可能无张力关闭切口，有如下几个选项，立刻行局部肌肉瓣和皮肤移植或让伤口开放（覆盖合适的敷料），规划在下一个 48~72 小时内进一步清创和软组织重建。

1. 标准外侧入路

这种入路利于骨干和干骺端的解剖复位，但是软组织剥离损伤大。该入路适用于简单骨折，可以实现解剖复位和绝对稳定的固定。粉碎的股骨远端骨折需要保护局部的软组织，故不推荐该入路（图 3-2）。

2. 改良的标准外侧入路或微创接骨板接骨术（MIPO）

皮肤切口起自 Gerdy 关节，向近端延伸 58cm 按纤维走向切开髂胫束暴露外侧关节囊。牵开关节囊可见股骨远端外侧面。在股外侧肌下方建立隧道，便于插入合适长度的锁定钢板。然后在钢板的最近端做一小切口，调整钢板位于股骨正中，通过多个小切口植入螺钉。

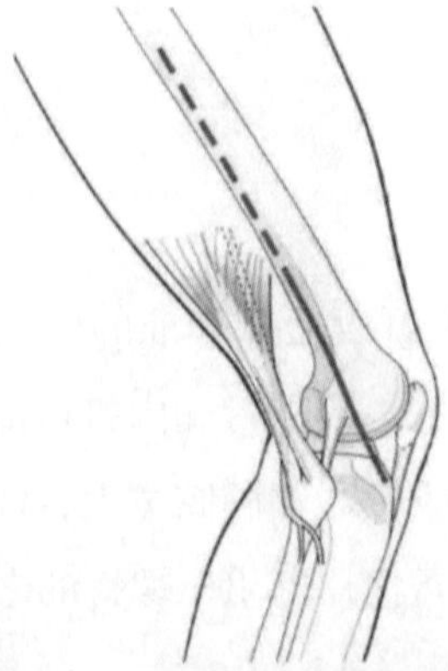

图 3–2 至股骨远端的外侧入路

注：应当减少对股外侧肌进行分离，避免骨膜剥离。

3. 髌旁入路

该入路能够暴露内外侧髁及髌股关节，适用于复杂的股骨远端关节内骨折。根据软组织损伤及开放伤口的位置选择外侧或内侧髌旁入路。通过翻转髌骨，两种入路均能对关节面充分显露，并在外髁或内髁放置钢板。切开伸肌支持带时保留髌骨外侧约 1cm，便于术后缝合修复。内侧髌旁入路可以对髌韧带止点做有限剥离后更容易向外翻转髌骨，屈膝 90° 以上后显露股骨远端关节面，如髌韧带止点相对较窄，则会出现撕脱韧带的风险。在这种情况下，可以进行胫骨结节冠状位截骨显露股骨远端关节面，并保持伸肌装置的连续性。截骨处可以通过 1~2 个拉力螺钉进行固定。通过干骺端的临时缩短和改变膝关节屈曲角度有助于暴露股骨远端关节面。钢板插入后，近端切口根据钢板在近端的位置，劈开股外侧肌肉进行暴露。

4. 股内侧肌后方入路

股内侧肌后方入路可以用于内侧股骨髁关节内骨折、内侧 Hoffa 骨折。当双髁关节严重粉碎采用外侧髌旁入路时，也可以辅助使用这个入路，皮肤切口起自收肌结节并向近端延伸至股内侧肌后方，辨认股内侧肌和缝匠肌之间间隙，向前牵开股内侧肌暴露股骨内髁，切开内侧关节囊显露关节面。血管束位于内收大肌和肌间隔的后方，如有必要则可通过此入路进行显露。

5. 逆行髓内钉入路

在髌韧带内侧做 3cm 的切口，将髌韧带向外侧牵开，以便导针插入髁间窝前端。当然也可以采用劈开髌韧带的入路。无论采用哪种入路，在扩髓时都应保护好软组织。

二、复位和固定

（一）关节外骨折

简单关节外骨折（A2 型）可以通过标准的外侧入路进行切开复位。闭合复位钢板螺钉内固定的 MIPO 技术，或逆行髓内钉可能提供更佳的临床疗效，但需要术者具备丰富的临床经验。股骨远端髓腔宽大，髓内钉直径无法与其匹配，为了避免复位不良，术者必须具备使用 Poller 螺钉的丰富经验。对于粉碎的关节外骨折，推荐采用闭合复位内固定（A3 型）。

（二）关节内骨折复位

一般通过外侧或内侧髌旁关节切开术行直视下关节面复位。

经皮将 Schanz 螺钉植入内侧髁骨块，将有助于骨折复位，利于钳夹固定简单关节内骨折，这样可以减少对关节面的暴露。克氏针临时固定复位的关节面骨块，然后使用 3.5mm 皮质拉力螺钉或 3.5mm 空心拉力螺钉进行固定。但对于粉碎的关节内骨折，可能需要位置螺钉而不是拉力螺钉，因为拉力螺钉加压固定后会导致股骨远端关节面变窄。拉力螺钉或位置螺钉需置于合适的位置，以免影响钢板放置和锁定螺钉植入。关节内骨折复位固定后，则可用锁定解剖钢板对关节内骨块与骨干骨折进行桥接固定。对于某些复杂的骨折，术者可以考虑采取不同的固定顺序，首先将简单的髁骨折块与股骨干进行复位固定，以此作为复位参考，再将粉碎的髁骨折块进行复位。

1. 关节内骨块至股骨干的复位

髁刃钢板 / 动力髁螺钉是 95° 角度固定装置，提供角稳定性以维持力线，防止继发塌陷内翻。但是，使用这些装置需要有经验的外科医生和高超的手术技术。

2. 股骨远端微创固定系统（LS-DF），锁定支撑髁钢板或股骨远端锁定加压钢板（LCP-DF）

LISS 钢板需结合锁定螺钉一起使用，可通过瞄准装置经皮植入锁定螺钉。单皮质或双皮质螺钉均可使用，但不能全部使用单皮质螺钉固定，因为这种固定方式的内固定失败率比较高。

锁定支撑髁钢板或远端股骨 LCP 钢板均有结合孔，新近推出了 4.5mm 万向锁定髁钢板。这些新的解剖型股骨远端钢板的使用原则与过去的内固定器械是一致的，如关节面与骨干的间接复位与桥接固定，关节面骨块使用加压螺钉辅助固定等。股骨的长度、旋转和对线必须得到恢复，可使用临时胯关节外固定器或股骨干牵开器帮助做到这一点。

在股骨髁上的下方可以帮助控制股骨髁屈曲畸形的出现。从前后方向置入关节骨块的 Schanz 螺钉有利于控制矢状面移位，从前后方向植入在骨干的第二个 Schanz 螺钉有助于控制旋转移位。复位满意后，其关节骨块可用克氏针临时固定在骨干上，或者将 Schanz 螺钉与胯关节外固定器整合在一起临时固定。对于简单的螺旋形或斜向骨折，在放置钢板之前，可以借助微创环扎钢丝技术对骨折端进行复位。

当力线恢复后，解剖型锁定钢板可通过髌旁切口在股外侧肌下插入。钢板位置须在直视下及透视下进行仔细的评估。需要注意股骨远端外侧呈倾斜角度，确保钢板块位于股骨远端外侧面合适的位置 Schanz 螺钉或 Steinmann 针插入钢板远端中心孔上。在正位透视片上，Schanz 螺钉或 Steinmann 针需要平行于股骨远端关节线以避免力线内翻或外翻。在侧位透视片上，后方皮质线应可见并且平行于钢板的后缘。徒手牵引恢复骨折的长度及旋转，然后在钢板最近端的螺钉孔中植入临时克氏针。

建议使用双皮质锁定螺钉以减少螺钉拔出的风险，并增加螺钉的工作长度。建议内旋 25° 透视以避免远端螺钉从内侧穿出，一旦螺钉过长从内侧穿出，将会导致疼痛性刺激并需要取出内植物。对于年轻骨质良好患者的近端固定，单独使用普通螺钉可以提供很好的固定。

在干骺端骨折，特别是内侧严重粉碎的情况下，单用外侧钢板可能无法提供足够的轴向和旋转稳定性。可在前内侧加上第二块 3.5mm 小钢板来提高结构的稳定性。在使用前内侧钢板时，髌旁入路显露充分，而额外的软组织剥离很少。

3. 逆行髓内钉

逆行髓内钉适用于关节外骨折（33a）和某些简单关节内骨折（33c1，33c2）。在治疗关节内骨折时，需固定关节骨块后再植钉。关节骨块可用拉力螺钉固定，但必须始终考虑髓内钉的位置，以免拉力螺钉影响髓内钉的植入。闭合髓内钉固定通常采用髌下入路，可将髌韧带向外侧牵开，避免纵向切开髌韧带。

手术入路取决于骨折类型。无论何时，髌下软组织必须始终得到保护，避免铰刀和其他器械的损害。膝关节屈曲 30° 时，插入导针进入髓腔，进钉点位于髁间窝前方，即后交叉韧带止点的前方，并在正侧位透视片上确认导针的位置，将带瞄准装置的新型专家型逆行 / 顺行股骨髓内钉插入髓腔中。

为了防止交锁螺钉植入位置错误，使用瞄准装置将交锁螺钉或螺旋刀片从外侧向内侧进行锁定。如有必要，通过小心地进行轴向加压使骨折端压缩是可能的，使用 X 线可穿透的钻头完成近端螺钉锁定。由于其轴向及抗弯曲稳定性，锁定后的髓内钉为早期负重提供足够的稳定性，甚至是粉碎的股骨髁上骨折也是如此。

4. 外固定

临时跨关节外固定支架的适应证为多发伤、开放性骨折或脱位、伴有严重软组织损伤或血管损伤的闭合性骨折的患者。如果可能，用 3.5mm 普通或空心拉力螺钉进行内固定以重建关节内骨折块，然后在远离受伤区域植入 Schanz 螺钉装上跨关节外固定支架 Schanz 螺钉在股骨前方植入，以避开确定性手术的切口，在胫骨则从前内侧植入，上下两部分用杆—杆连接在一起，就这样提供足够的稳定性，直到能够进行确定性治疗为止。

5. 假体周围骨折

随着全膝关节置换病例逐年增加，骨质疏松性假体周围骨折的数量也必将增加。为了处理这些骨折，建议使用基于锁定钢板原理的固定系统。能否使用逆行髓内钉取决于股骨假体的设计。股骨髁间窝必须足够宽，以容许抵达正确的入钉点。

三、讨论

只要术中没有暴露和剥离干骺端间接复位和生物学桥接钢板固定，就无须骨松质植骨。然而，遇较大骨缺损或为了给严重粉碎的髁提供稳定性，特别是在清创留下明显骨缺损的开放性骨折，可以有指征植骨。可用聚甲基丙烯酸甲酯水泥间隔物填充干骺端的空隙，局部将形成生物膜，在 6~8 周时按计划进行第二阶段骨移植（Masqualet 技术）。在严重的骨质疏松骨折的特殊情况下，骨水泥可为内固定提供更好的把持力。同时发生膝关节侧副韧带断裂的十分罕见。交叉韧带损伤比较常见，通常发生在关节内粉碎骨折中，撕脱骨折常常可以用拉力螺钉固定。韧带部分断裂时，尽管可以一期进行重建或修复，但许多外科医生建议对这类交叉韧带损伤进行保守治疗，如果患者发生膝关节症状性不稳定，则行二期重建。

第五节　术后处理和并发症

一、术后处理

手术的目的是提供稳定的固定，允许患膝早期功能康复。假如软组织损伤允许，患者又有良好的镇痛治疗方案，可在48小时内就能开始髋关节、膝关节和踝关节的主动、有辅助的运动。持续的被动运动也可能有效。简单骨折复位后内固定稳定足以允许术后立即部分负重（10~15kg）粉碎骨折桥接钢板固定后，大体上需要更多的保护，不应当钉进入髁间窝。

早期负重：术后6~12周随访过程中见到骨痂形成后允许逐步负重活动。

二、并发症

（一）对线不良

股骨远端骨折术后容易出现轴向对线不良和旋转不良。由于腓肠肌和内收大肌的牵拉，股骨远端有膝反屈尔后过伸和膝关节松弛的风险。手术时屈膝60° 有助于避免出现上述情况。股骨远端骨折MIPO术后易发生旋转不良，高达38.5%，已引起业内关注。同锁定钢板相比，髁钢板固定后更容易出现内翻畸形和旋转不良。一旦插入点过于靠后，使髁骨块向内侧移动，势必导致内翻畸形。

（二）钢板位肾不佳

由于螺钉的植入与钢板保持固定的角度，钢板放置不当则会造成锁定螺钉位置不佳。钢板偏前放置时易造成螺钉进入髌股关节，或者为避免螺钉进入关节而选择短螺钉，导致螺钉把持不足。股骨远端钢板放置偏远则会激惹软组织、远端关节骨块内移（即高尔夫球杆畸形）。钢板偏后放置易造成螺钉进入髁间窝。

（三）骨不连

在高能量损伤导致的开放性骨折，特别是存在骨缺损时，极易发生骨不连。内固定过于坚强也可造成不当的应变环境，导致骨不连。

（四）髓内钉的并发症

进钉点位置不佳，髓腔过宽或远端骨块固定不牢靠将导致内翻、外翻以及前后成角畸形。阻挡钉可用于控制骨折远端出现异常成角。

第四章　假体周围骨折

第一节　概　述

假体周围骨折常发生在假体或内植物周围，由创伤、骨溶解、病理性骨质、疲劳或者劳损所导致。创伤性骨折可能发生在手术过程中（在插入假体过程中）或者更常见于术后。对于老年患者，术后的假体周围骨折常常由于低能量创伤引起，并且可以导致非常严重的症状以及功能障碍。由于承受更大的机械应力，假体周围骨折更常见于下肢。

从社会经济学的角度而言，假体周围骨折也是需要慎重考虑的，因其治疗很复杂，并且需要根据不同的患者和骨折类型进行个性化治疗。随着人口老龄化以及初次假体置换例数的不断增加，假体周围骨折的发病率必将随之增加。关节置换术后优良的临床结果引起了适应证的扩大，包括了更年轻、活动能力不差，甚至是那些希望能够生活自理的高龄患者，这部分高龄的群体有更高的假体骨折的风险，因为其骨的质量更差、假体周围骨丢失、服用药物更多和摔倒的风险更高。

还有其他一些因素能够影响假体周围骨折的发生率。在植入假体后骨的血运的改变能够引起生物学环境的损害，不理想的假体位置和力线能够导致骨周围物理载荷的改变，这些都能够导致骨吸收和应力增加。虽然假体周围骨折有很多种类并且必须个性化考虑，但是大部分的骨折可以分类或分型采用为标准分型系统（UCS）分类或分型，与 AO/OTA 骨折和关节脱位分型类似。

假体周围骨折的治疗，要求对患者进行充分的整体评估和仔细的诊疗规划。治疗要求由经验丰富的外科团队来完成，熟悉不同的内固定技巧和关节翻修术式，并且应该熟练掌握所有的外科入路。

为了避免制动所引起的二期并发症，任何治疗应该能够提供足够的稳定性，以允许患者术后即刻或者早期进行功能锻炼。

一、髋关节假体周围骨折

髋关节假体周围骨折可能波及髋臼或者股骨，这些部位的骨折可能发生在术中或者术后，术中髋臼假体周围骨折比较罕见，并且几乎总是由于在使用压配式非骨水泥髋臼假体组件时的撞击力引起。

股骨假体组件周围发生骨折要常见得多。术中股骨假体组件周围骨折的发生率，取决于其是初次置换还是全髋关节翻修，以及使用的是非骨水泥型（压配型）或者骨水泥型技术。目前文献显示，使用骨水泥塑股骨柄的初次全髋置换股骨骨折的发生率最低，为 0.1%~2.5%，而同样使用骨水泥塑股骨柄的翻修手术股骨骨折的发生率上升到 3.0%~3.6%，但这仍低于非骨水泥型（压配型）技术，其初次置换的发生率是 3.7%~5.4%，全髋翻修的发生率是 6.3%~20.9%。由于骨质吸收和额外的手术操作都有导致骨折的风险，因此翻修术中股骨骨折的发生率非常高（表 4-1）。这些骨折可能发生在显露、髋关节脱位、移除内植物、移除骨水泥、隧道准备、内植物植入和关节复位的过程中。

表 4-1　髋关节假体周围骨折发生率

初次全髋关节置换比例（%）	全髋关节翻修比例（%）	
术中髋臼		
非骨水泥型	0.43	0.74
骨水泥型	0.05	0.53
股骨		
非骨水泥型	3.7~5.4	6.3~20.9
骨水泥型	0.1~2.5	3.0~3.6
术后髋臼		
非骨水泥型	NA	NA
骨水泥型	NA	NA
股骨		
非骨水泥型	0.4~2.9	2.1~4.2
骨水泥型	0.8~3.8	NA

注：NA，无可用资料，髋臼骨折的发生率是基于 Mayo 诊所未发表的数据。

假体周围骨折术后的发生率有上升的趋势。与术中发生骨折相似，可以看到翻修术中的发生率（2.1%~20%）比初次全髋关节置换的发生率（04%~3.5%）要高（表 4-1）。目前尚不清楚股骨组件的类型（骨水泥或非骨水泥）是否对术后骨折的发生率产生影响。

二、膝关节假体周围骨折

全膝关节置换假体周围骨折的发生率要低于髋关节，但是绝对数量却在不断上升，因为全膝关节置换越来越普遍，且患者活动度以及生命周期预期越来越长。这些骨折大部分发生在股骨组件周围，术中骨折的发生率要低于术后，但在中骨折的发生有可能被低估，因为有些骨折并没有被发现。目前的文献证实，股骨骨折发生率在初次全膝置换术时为0.1%~0.4%，而翻修术中为0.8%。术中一般较少发生胫骨骨折，但是其翻修术的发生率和股骨骨折基本在同一水平。

术后发生骨折要比术中发生骨折常见得多，且股骨骨折更为多见，大部分发生在股骨髁上区域。

髌骨骨折要比胫骨假体周围骨折更为常见，但是要少于股骨假体周围骨折。髌骨表面成型是髌骨假体周围骨折最常见的风险因素，翻修仍然可以导致骨折的上升。

三、上肢的假体周围骨折

由于机械应力降低，上肢的假体周围骨折并不常见，仍然需区别术中和术后骨折。肩关节假体周围骨折的研究显示，翻修手术、非骨水泥型假体和女性似乎都是骨折的风险因素。

肩关节假体置换术后肱骨骨折的发生率为0.6%~3%，术中骨折较少见，其发生率一般大约小于1.5%。

第二节　假体周围骨折的诱因和风险因素

一、老年骨科的现状和老年性骨折的临床背景

大多数做了关节置换的患者是老年人，人口转移加上预期寿命延长意味着现在有很大数量的人群正面临假体周围骨折的风险。大部分因关节炎而做关节置换的患者与其年龄是匹配的，但是随着老龄化的继续，这些患者可能发生骨质疏松、肌无力和多种临床并发症，以及伴随服用多种药物而出现的各种医疗并发症。因此，很多假体周围骨折的患者就诊时，与老年髋部骨折患者所面临的挑战相似。术前对患者进行彻底评估是很重要的，要把注意力放在其生理及精神健康所有必要的部分。需要检查的重要方面包括：①贫血。②血小板（凝血）障碍。③代谢紊乱。④心血管疾病。⑤肺部疾病。⑥糖尿病。⑦肾功能。⑧营养不良。⑨帕金森综合征。⑩神经系统疾病。⑪多重用药。

社会支持的有效性也是一个重要因素。对于老年人群，虚弱的患者发生术后并发症的概率非常高。虚弱症候以不断增加病症为特征，外部和内部压力因素可导致多重、相互关联的生理系统损害。这些病症导致机体自我平衡能力和顺应性的下降，并且增加与健康相关的不同疾病的风险，虚弱症候包括肌肉萎缩、骨质疏松和肌无力等。

二、关节置换的技术

精确的关节置换技术能够帮助减少假体周围骨折的风险，仔细的术前计划、良好的手术技巧和内植物的选择都是非常重要的。意识到假体周围骨折患者相关危险因素也非常重要，例如：①炎症性的关节病变。②骨质疏松。③代谢性骨病。④女性。⑤高龄。⑥骨质吸收。⑦感染。⑧力线不良。⑨以往手术干预史。

生物力学问题也是需要意识到的重要问题，如应力遮挡和应力集中。内植物

和骨之间硬度的不同是很重要的因素，内植物的存在改变了骨周围的应力分布，应力的降低可导致内植物周围的骨质吸收，然而应力增加最终可能导致应力性骨折。假体的涂层也会对骨的吸收产生影响，广泛的涂层可以导致很严重的骨溶解。导致骨溶解的另外一个重要原因是聚乙烯碎屑的形成，可引起无菌性松动，这是最常见的内植物的失效模式。

术中骨折最常见于移除原有的假体柄或骨水泥，骨髓腔准备或假体植入的过程中，采用如下策略以降低这些风险：①手术显露要足够，可能需要转子间或者胫骨截骨。②扩髓过一点，以减少环向应力与置入压配式非骨水泥柄和髋臼杯时发生骨折。③避免偏心性或者内翻扩髓。④小心移除骨水泥。⑤预防性应用捆扎钢缆或钢丝以免骨折蔓延。⑥在翻修手术中使用影像增强器。

第三节　评估与诊断

一、病史和体格检查

评估应该包含诊断假体周围骨折，评价患者的一般情况和功能水平，并确定假体组件的稳定性，这些都是进行诊疗决策和为患者推荐最优治疗方案的关键因素。

患者经常以疼痛、不稳、功能下降，或者近期的外伤史就诊，简单的站立高度的摔倒是常见外伤机制，但是诊断前超过接近一半的患者没有摔倒或者外伤史。如果骨折发生没有明确的外伤原因，或者如果X线显示假体周围有骨吸收的表现，在着手准备进行翻修手术前应该考虑三个关键因素：①感染可能。②鉴别被取出假体类型。③残余骨量。

感染的鉴别是非常重要的，且发生率有可能被低估了。每一个因疼痛、不稳和疑似骨折而就诊的患者，都应考虑感染的可能，直到感染被排除。对于感染有几种可行的诊断性检验，每一种都有不同的敏感性、特异性和费用，每一位患者的诊断途径都应由临床怀疑指数来决定。

二、影像学

影像学诊断是对关节置换术后有症状患者评估的基础，根据不同的情况，检查应逐步进行，包括X线、CT、骨密度测量和核医学检查。X线是基础的一线检查，与前期的影像学检查进行对比，可以发现松动、下沉、力线改变和骨吸收的相关信息。应当仔细评估骨水泥是否存在裂缝。CT对于发现内植物松动和假体周围骨折的诊断是非常有用的，且能够帮助进行翻修手术的术前规划并评估骨残余量。在评估力线的旋转和发现骨吸收或者隐匿性骨折等方面具有很高的可重复性。

由于金属相关伪影使得MRI的应用有所限制。技术的改进、信号处理技术的进步使 MRI 成为骨—假体界面和周围软组织的诊断工具。MRI 的优势在于其提供假体固定界面高清图像和检查股骨髓腔内的骨水泥的能力。

对于翻修手术，双能 X 线骨吸收扫描能够显示新的翻修内植物是否具有足够的稳定性。有很强的证据表明，这种扫描对于预测骨折具有很高的敏感性。

第四节　分　型

已经为不同骨和关节分别提出了假体周围骨折的分型，Duncan 和 Haddad 用统一分型系统（UCS）把其他不同的分型系统组合和统一起来，包括原来没有分型的部位（腕关节和踝关节）也应用了 UCS 的分型原则。

一、温哥华系统

股骨近端假体周围骨折的温哥华系统是得到普遍认可并且是大部分分型的原型，Duncan 和 Masri 于 1995 年提出分为 A、B、C 三型（表 4-2）。

表 4-2　股骨近端假体周围骨折的温哥华分类系统

类型	部位	亚型
A	转子间区域	A~G：大转子 A~L：小转子
B	或者刚好位于假体柄远端	B1：假体稳定（牢固） B2：或者不稳定（松动） B3：内植物松动且骨量不足
C	假体柄侧远	-

二、统一分型系统

Duncan 和 Haddad 在统一分型系统中总结出来的核心原则是成功评价和处理假体周围骨折的基础，可以非常容易地应用于肩、肘、腕、髋、膝和踝关节的假体周围骨折。

首先，假体周围骨折的解剖位置必须编码入相关的关节和骨中，对于关节，Duncan 和 Haddad 将其编码为Ⅰ～Ⅵ，从肩关节（Ⅰ）、肘关节（Ⅱ）、腕关节（Ⅲ）、髋关节（Ⅳ）、膝关节（Ⅴ）到踝关节（Ⅵ）。为了识别所有的骨，编码依据 AO/OTA 骨折和脱位分型。

为了进一步描述，假体周围骨折被分为 6 型（A-F），并且还有 A 型和 B 型两个亚型。为了更加容易地记忆不同骨折类型，设计了下面帮助记忆的编码。

A 型：骨突。

B 型：内植物床。

C 型：与内植物无关。

D 型：两个内植物之间的骨断了。

E 型：两根骨的每一根行关节置换。

F 型：面对并与半关节置换假体相关节。

（一）A 型

骨突或关节外（关节周围）。骨折波及骨或者内植物邻近的骨突，但是对内植物稳定性影响很小。外科治疗的需要是基于部位和每一种骨折类型的特点，以及与内植物无关的保守治疗的效果。指导原则是基于附着在骨突上的软组织的重要性，以及骨突是否移位，例如小转子或者肩峰骨折。

（二）B 型

内植物床或者内植物周围。骨折波及骨—内植物界面，这是内植物稳定性的基础，治疗的关键是将其归为三个亚型中的一种，有两个问题需要注意：

1. 内植物固定牢靠或者松动

（1）如果固定牢靠：B1 型。

（2）如果松动：B2 型。

2. 对于内植物松动的病例，是否有足够的残余骨量以承受翻修手术

（1）如果有足够骨量：分型仍然是 B2。

（2）如果没有足够骨量：分型是 B3。

B1 型和 B2 型的区别常常能够通过 X 线片来分别，但是有时需要更多影像学检查（如 CT 或者 MRI）或者仅仅能在术中确认。

另外 B2 型和 B3 型的区别是一个相对特别的情况，没有非常清晰的界限，这部分取决于手术医生重建的喜好。作为一个简单经验总结，作者推荐，如果松动假体能够通过非常简单的技巧翻修，那么骨折就可分类为 B2 型。但是如果需要更多专业化技术或者需要进行抢救治疗，骨折应该被分类为 B3 型。

（三）C 型

与假体无关。骨折离假体有一段距离，距离的程度使内植物可以被忽视。应

用现代骨折治疗原则并且不得不考虑使用一些经过改进的钢板固定。

（四）D 型

两个内植物之间，即假体间骨头断裂。目前，这是假体周围骨折中不常见的一个类型，通常累及处于髋关节置换和膝关节置换之间的股骨。

（五）E 型

支撑着关节置换假体的两根骨头中每根都骨折，或者假体周围多发骨折。在这些罕见的病例中，在关节置换的两端，支撑假体的两根骨头都骨折了（如髋关节置换术后的髋臼和股骨，膝关节置换术后的股骨和胫骨），骨折、假体稳定性和关节置换术两侧的骨量都要各自分析并进行相应治疗。

（六）F 型

面对半关节置换假体并与之相关的骨头的骨折。这类骨折见于没有进行关节置换的关节面，它与半关节置换的假体相关关节（如半髋置换术后发生的髋臼骨折）。必须对这种罕见的假体周围骨折进行分析，分析其没有做置换的关节面的健康情况。没有移位的骨折可以行保守治疗。如果未行置换的关节面没有退变，而且患者在骨折前没有疼痛，则可以考虑骨折复位并内固定，否则，应该计划对骨折后的关节面进行置换。

第五节　决策与术前计划

一、手术决策

治疗假体周围骨折时，手术决策取决于许多因素，这些因素对所有类型的骨折都一样，与它们的解剖部位无关，假体周围骨折的治疗有很多不同的可能性。

1. 保守治疗。

2. 骨折内固定。

3. 关节翻修。

4. 多种复杂的固定技术。

二、术前计划

计划是从患者完整的病史和临床评估开始的，继而获得原来关节置换手术的详细信息（包括X线和假体的类型/制造商）。为了判定内植物的稳定性和力线，以及评估骨的质量，选取最优的治疗方案，充分的影像学检查是必需的。最后但同样重要的是，应该在术前排除感染是松动的一个原因，以决定是否进行一期或者分期治疗。

（一）手术室的布置

在消毒铺巾时，对患肢施行轻微手法牵引维持位置（助手可能需要站在脚踏上），以避免骨折部位过度畸形，选用合适的消毒剂对从髂嵴之上到足部的暴露区域进行消毒。

肢体的铺单使用一次性U形单，用弹力织物包裹下肢，并用胶带固定。腿部铺巾要使它可以自由活动，膝关节屈曲置于衬垫得很好的圆柱上，影像增强器也需要包裹铺单。

手术医生和手术室相关人员均站在患肢一侧，助手就站在手术医生旁边，透视机放置在对侧，且手术团队及放射人员应该能够完全看到显示屏。

（二）保守治疗

保守治疗是治疗假体周围骨折的一个选择，但是受累关节制动的时间会很长。对于老年患者，制动的并发症发生率高，并且导致功能下降，快速失去独立能力和生活质量。这种治疗方法只应当在一些例外的情况下选用，一般是无移位的关节外 A 型关节。

第六节　手　术

一、内固定

在考虑进行内固定前，评估假体内植物的稳定性是非常必要的。除了 X 线片外，应该还要用横断面扫描成像检查骨折，以确认假体究竟是松动还是固定牢靠。假体松动需要手术翻修，不能用内固定治疗。手术医生需要准备制订好相应的治疗计划，以备术中情况与影像学诊断不同时应用。

（一）复位技术

假体周围骨折的复位有两种方法：直接复位和间接复位。只有两个主要骨块的简单骨折（如螺旋形、短斜形或横断形）可使用直接复位，显露骨折、解剖复位，用骨折块间加压和保护钢板固定。这种固定能够使骨折一期愈合，但是对于骨质疏松骨折，骨块间加压可能无法实现。

对于粉碎骨折推荐使用间接复位技术，目标是恢复正确的长度、力线、旋转，通过长钢板将骨折区域桥接起来，桥接钢板可以延伸跨越骨的全长而不暴露骨折区域。这就需要对骨折进行闭合复位，大部分的锁定钢板系统都可提供器械便于经皮插入微创钢板和螺钉，这样可以保护软组织。

（二）锁定钢板固定和其他内植物

头部锁定螺钉（LHS）和钢板提供比传统钢板更加好的角稳定和轴向稳定性，锁定钢板能够遵循内支架的原则进行固定，因此有很多的优点：①保留骨膜血运，因为钢板不直接压在骨面上。②钢板与骨之间的力传导不再是依靠摩擦和预负荷。③角度固定的螺钉钢板结构被证明能够具有非常好的抗拔出力以及抗形变力。④对于骨质疏松骨折，带 LHS 的钢板提供更可靠的固定，因为其具有更好的抗拔出力的性能。

将微创途径和间接复位技术相结合，锁定钢板可以用作桥接的装置以提供相对稳定固定，骨折通过骨痂形成而愈合。

钢板固定髓内存在假体柄的骨折段，技术上是个挑战。使用角度固定的锁定钢板，在髓内有假体柄的骨折段是很难置入双皮质锁定螺钉的。末端钝头单皮质螺钉可以用于使骨骼的把持力最大化，但是如果单独使用可能导致螺钉下面的骨皮质发生骨折。加用钢缆和（或）环扎钢丝与钢板一起能够减少螺钉拔出的风险并且有一些医生建议在结构中加用同种异体骨条，特别是残余骨量不足时。

有人开发出多轴或角度可变的锁定钢板，用于固定有假体存在的骨折。角度可变的锁定螺钉能够以 30° 范围内的不同角度置入，允许手术医生围绕髓内假体柄植入双皮质螺钉。已经开发出锁定附着接骨板，为手术医生增加了内植物的选择。这种内植物可以与主力钢板连接，并且允许在假体柄周围植入更小的锁定螺钉（图 4-1）。生物力学研究已经显示，锁定附着接骨板比环扎—接骨板结构更为有效。

（三）髓内钉

与内植物无关的假体周围骨折（C 型）可以采用髓内钉进行治疗。一般来说，这一技术仅能用在股骨，即全膝置换术后假体上方股骨髁上和股骨干骨折的治疗。对骨折和内植物稳定性进行通彻的评估是必须的，包括原有假体内植物的所有信息和尺寸。

开箱式膝关节假体稳定的股骨远端骨折，可以使用股骨逆行髓内钉进行治疗，这项治疗技术一个关键的优势是可以允许老年患者早期负重。

对于髋关节置换术后股骨假体远端的股骨骨折有很多可以选择的治疗方法。逆行交锁髓内钉将提供好的稳定性，但是也有未来在髓内钉顶点与髋关节假体顶点之间发生骨折的风险，可在两个内植物间放置一块短钢板以保护这一区域不发生骨折，或者使用能够连接两个假体的定制内植物，但是关于这种内植物最终结果的研究数据有限。

二、关节翻修

对于假体周围骨折，假体组件的翻修总是选项之一。对假体周围骨折进行关节翻修最常见的指征是伴有骨溶解的假体松动，翻修的指征还包括了骨水泥覆盖层断裂或者原来的假体放置得不好。骨折固定和翻修的术前计划都非常重要，因为只有在术中才能做出最终的决定。适当的器械和内植物必须随时可用，手术医生应该对改变原有计划而采用不同的手术方案有所准备。

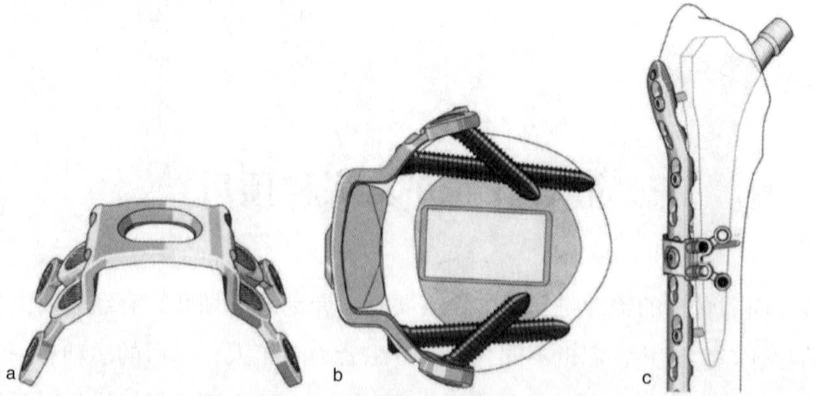

图 4–1 锁定附着接骨板（LAP）

注：a. 低切迹，解剖塑形 LAP，有两个版本的钢板可以用：一个放置在大骨块的锁定加压钢板（LCP）上，另外一个放置在股骨近端 LCP 上，钢板每一侧的臂能够植入 3.5mm 的锁定螺钉（或者 3.5mm 骨皮质螺钉），螺钉将避开假体柄。b. 横断面图像显示螺钉在假体柄前侧和后侧的方向。c. 正位图像显示近端股骨使用了 LAP 以及 LCP。

对于翻修手术，有人建议使用非骨水泥假体，因为骨水泥有从骨折缝隙溢出的风险，因此可能导致骨折延迟愈合甚至阻碍骨折愈合。在骨折愈合骨骼恢复完整性后，非骨水泥假体具有更好的长期稳定性。骨水泥型假体的优势是其可以提供即时稳定性，并且允许术后完全负重。

第七节　并发症和预后

假体周围骨折的治疗是复杂的，需要考虑周到的计划和富有经验的医生。不同的治疗选择，其并发症也不同。大部分患者为老年人，术后的活动有一定的困难，对于这些患者，不负重或者部分负重有可能无法实现。但是过长时间的卧床可能引起多种并发症，包括压疮、肺炎、尿路感染、失用性骨质疏松、肌萎缩等。

手术并发症包括骨不连、固定失效、对线不良、无菌性松动、感染、不稳定以及神经血管损伤等。根据假体周围骨折的位置和内植物的稳定性，并发症也是不同的。

肩关节置换术后假体周围骨折常常采用保守治疗，但是一些文献报道显示，失败率高达 83%。关于肘关节和腕关节假体周围骨折的文献报道非常有限。

多个关于下肢假体周围骨折的研究显示，内固定术后的骨愈合率为 87%~90%。股骨近端假体周围骨折治疗的失败率要高于没有进行过假体置换的单纯股骨骨折，这是与内植物（假体）的选择无关的。

髌骨假体周围骨折显示出的结果不佳，特别是如果尝试进行了切开复位内固定术，一项系统性回顾研究显示，在这些病例里，骨不连的发生率为 90%。

踝关节假体周围骨折较少见，但也有报道大部分为术中并发症。术中发生骨折必须按照骨折固定的一般原则进行治疗，术后假体周围骨折的治疗取决于假体的稳定性和力线。有假体松动和后足力线不良者，长期随访和骨折愈合欠佳，因此翻修手术是必须的。

第五章　老年髋部转子间骨折

第一节　老年髋部骨折的流行病学

老年人的脆性骨折或骨质疏松骨折，以胸腰椎压缩骨折、髋部骨折、桡骨远端骨折、肱骨近端骨折为代表。50 岁年龄的女性，发生椎体压缩骨折的概率为 40%。椎体骨折的发生率较股骨骨折高 10 倍。

据世界卫生组织估计，全球的老年脆性骨折，每 3 秒钟发生 1 例，每分钟 20 例，每日 2 万，每年有 900 万。而且预计，在 2050 年左右，中国的老年脆性骨折患者数目，将占到全世界的一半。

1992 年，国际骨质疏松基金会（IOF）估计，在人的一生中，髋部骨折约影响 18% 的女性、6% 的男性。

髋部骨折对身体衰弱的老年人的生命力是一严重打击，有很高的致残率和致死率。由于人口众多，老年髋部骨折同时也是一巨大的公共卫生和社会经济问题。

一、老年髋部骨折的发生率

1997 年，Gullberg 等估计，全球在 2025 年将发生 260 万髋部骨折，至 2050 年将达到 450 万。美国 2000 年发生髋部骨折 34 万例，其中 90% 以上年龄超过 65 岁，约 75% 发生于女性。

美国 70 岁以上老年人髋部骨折的患病率是 4.5%。2012 年，Brown 等预计美国的老年髋部骨折人数在 2050 年将达到 45 万（下限）至 100 万（上限）之间。2009 年，Hagino 等通过数学模型的推导计算，认为一个年龄 50 岁的男性，在其以后的一生中将有 5.6% 发生髋部骨折，女性骨折的概率更高，为 20%。1992 年，Cooper 等估算，到 2050 年，全世界的髋部骨折年发生人数约为 630 万，由于亚洲发展中国家的快速老龄化，约一半以上的髋部骨折将发生于亚洲国家。在 1990 年，26% 的髓部骨折发生在亚洲，至 2025 年将达到 37%，2050 年达到 45%。

流行病学调查表明，亚洲国家的老年髋部骨折发生率较欧美国家为低。东南亚国家的髋部骨折发生率约为美国的一半，如每 1 万人口中，美国为 16 例，北欧为 4.8 例，南欧为 16.9 例，日本为 4 例，新加坡为 2.4 例，韩国为 3.4 例，我国香港为 10 例，我国台湾为 2.4 例。2012 年，Kanis 等新进的统计发现，丹麦的髋部骨折发生率最高，每 1 万人口达到 43.9 人。我国大陆没有明确的统计数据，但我国人口近 14 亿，占世界总数的 1/5，基数大，所以老年髋部骨折的人数也多。

在白种人，髋部骨折的女：男比例为 3：1。1992 年，Cooper 发现，无论对男性还是女性而言，年龄都是髋部骨折发生的重要相关因素。以 35 岁以下的白人妇女和 85 岁以上的白人妇女相比，前者的髋部骨折年发生率是每 10 万人 2 例，而后者是每 10 万人 3032 例。

髓部骨折的发生率在年龄到达 75 岁后，即陡然上升。日本的统计资料显示，每 10 万人口男性每年的髋部骨折发生率，60 岁年龄段为 51.2 例，70 岁年龄段为 173 例，80 岁年龄段为 574，大于 90 岁为 1289 例，女性 60 岁年龄段为 90.7 例，70 岁年龄段为 408 例，80 岁年龄段为 1478 例，大于 90 岁为 2818 例，2007 年日本共发生 15 万例老年髋部骨折。

IOF 估计，我国的老年髋部骨折发生率大约为每年每 10 万人口 50 例（50 例 /10 万人口）。2013 年髋部骨折的发生数量约为 70 万例，到 2050 年将增加 6 倍，达到 400 多万例，而同期欧美国家的髋部骨折发生数量仅增加 2 倍，即美国 60 万例，欧洲 120 万例。

二、老年髋部骨折的死亡率

在骨质疏松性骨折导致的死亡中，髋部骨折占重要地位，因此髋部骨折导致的死亡率也最受重视。1978 年，Miller 通过对 360 例患者一年的随访观察，最早报道了老年髋部骨折的预后研究，27% 的患者在一年内死亡，仍活着的患者仅 51% 能恢复到骨折前的行走状态。该研究同时指出，高龄、老年智障、男性，是死亡和行走能力差的三个重要预测因素。1985 年，Cummings 统计认为，发生髋部骨折使患者的预期生存率下降达 20%，并且以男性和高龄者的死亡率最高。1991 年，Myere 等对年龄≥65 岁的髋部骨折患者研究发现，年龄、性别（男性）、并发症数目均是住院患者死亡率的危险因素。年龄每增加一岁，住院患者死亡率就增加 4%，而且在男性更容易发生（60%）。具有 3 个及以上内科并发症者，住院患者死亡率是无并发症者的 3.5 倍；具有两个内科并发症者，死亡率是无并发症者的 2.3 倍，具有一个内科并发症者，死亡率是无并发症者的 1.5 倍。

虽然各家报道的数据不一，但总体而言，老年髋部骨折患者的 30 天内死亡率约在 10%（住院患者死亡率 2%~11.7%），一年内的死亡率约在 30%。影响住院患者死亡率的主要因素包括高龄，营养状况差（如低白蛋白、贫血）、伴有心血管疾病等。

在度过了手术初期的危险之后，老年髋部骨折患者仍有超出正常配对人群的死亡率。文献报道的骨折后一年死亡率在 14%~36%，累积死亡率从骨折后 3 个月的 6% 到 8 年的 75.6%，其中以骨折后 4~6 个月的死亡率最高。1984 年，Kenzora 报道，在无内科并发症的患者，一年死亡率为 11%，而在有 4 个或以上并发症者，一年死亡率为 25%。

Zuckerman 等报道髋部骨折老年人第一年的死亡率为 12.6%，第二年死亡率为 16.9%，年龄超过 90 岁者第一年死亡率最高，达 25%。死亡率最低的人群是骨折前居住在社区内、智力正常的老年人。多因素统计分析发现，年龄超过 85 岁、男性、伴有 2 个或以上的内科并发症、ASA 等级 3 或 4、粗隆间骨折、手术延误 2d 以上等，是骨折后一年内死亡的危险因素。

三、老年髋部骨折的功能转归

髋部骨折也造成老年人的永久残疾，不能行走的比例从骨折前的 20% 上升到骨折后的 50%。目前，经过现代医学的积极治疗，50%~70% 的老年髋部骨折患者，能够恢复到其骨折前的功能独立状态，另有约 1/3 的患者将较骨折前明显退步，包括部分患者将完全依靠他人的照顾而生活。老年髋部骨折患者的功能转归，主要与其基础身体状况，包括内科并发症、骨折前的功能独立能力、智力状况、是否发生治疗并发症等有关。2018 年，Veronese 等总结文献资料发现，老年髋部骨折的当前治疗效果并不能令人满意：如患者度过了急性住院期，32%~84% 存在持久的失能；骨折一年之后，40% 的患者仍不能独立自己行走，60% 在至少一项基本性日常生活中（吃、穿、洗、卫）感到困难，不能自己完成，80% 在工具性日常生活活动中感到困难（如开车、杂货店购物）。发生髋部骨折的老年人，更容易出现心理问题，最常见的为抑郁症和与社会隔离。

四、老年髋部骨折的社会卫生经济学

1992 年，Praemer 等估算，美国髋部骨折的直接花费是 70 亿美元，家庭护理花费是 15 亿美元。1994 年，英国髋部骨折的直接花费是 7.5 亿英镑。

2007 年，Piscitelli 等分析了意大利 2002 年的国家住院数据库，收集年龄≥65 岁的老年髋部骨折和急性心肌梗死（简称“心梗”）患者，计算其医疗花费。结果显示，2002 年，意大利共有 80804 例老年髋部骨折，总共花费 10.75 亿欧元，72575 例急性心肌梗死患者，总共花费 10.60 亿欧元。老年髋部骨折的平均住院花费为 4876 欧元，1 个月内的康复花费为 5367 欧元；急性心肌梗死平均住院花费为 3720 欧元，1 个月内的康复花费 4215 欧元。2012 年，Piscitelli 等进一步研究了 2005 年意大利国家老年髋部骨折与脑卒中（包括出血和缺血）、急性心肌梗死的资料，发现老年髋部骨折的住院花费与脑卒中相当（6.4 亿），康复花费与急性心肌梗死相当（5.3 亿欧元）。

老年髋部骨折的医疗和护理花费，对世界各国而言，都是沉重的卫生和社会经济负担，这对尚未富裕而已步入老龄化的亚洲国家，更为严重。因此，探讨如何有效地预防老年髋部骨折的发生，是十分迫切而重大的医学课题和社会任务。我国老年髋部骨折住院治疗的直接医药花费在 6 万 ~7 万元。

五、老年髋部骨折的解剖结构

通常所说的老年髋部骨折，也称股骨近端骨折，包括股骨头骨折、股骨颈骨折、转子间骨折、转子下骨折等。但低能量的老年髋部骨折，股骨头骨折罕见。老年髋部骨折多是跌倒时髋部直接着地，大转子遭受撞击而发生。1994 年，Cummings 等发现，髋关节轴向长度（从大转子外侧沿股骨颈轴线至骨盆内侧壁的距离）和颈干角，是预测跌倒时是否发生髋部骨折的两个危险因素。髋关节轴向长度大和颈干角小（髋内翻趋势），均表示股骨的下肢轴线离躯干轴线更远，意味着跌倒时有更长的力臂和更大的力量作用于髋部，因此容易发生骨折。

许多学术组织的统计资料均表明，在平均年龄为 80 岁以上的老年髋部骨折中，股骨颈骨折约占 40%，转子间骨折占 50%，转子下骨折占 10%。

六、老年髋部骨折的治疗目标

老年髋部骨折被称为“人生最后一次骨折”，意为：患者经历此次骨折后（很可能死亡），就不会有再次骨折（的机会）了。同样，老年髋部骨折患者往往被称为“医院中最差的患者”（指身体状况太差，并发症多）。这些通俗的说法，形象地体现了老年髋部骨折治疗上的困难。患者不仅有严重的骨质疏松，使骨折的牢靠固定非常困难；而且有多种机体并发症，身体储备力低，更易出现各种并发症甚至死亡。

因此，临床上必须对老年髋部骨折患者，按照其骨折前的身体状况和功能状态，按整体的身体条件进行分类，对每一类患者制定合理的切实可行的预期治疗目标（表 5-1）。

表 5-1　根据整体身体状况制定骨折治疗目标

分类	骨折前身体状况	骨折后治疗目标
老年痴呆，卧床患者	不能配合治疗，无活动需求	无痛，方便搬动与护理
衰弱，伴有多种内科并发症	仅能室内活动，容易出现内科并发症	恢复功能，但很难
相对较好的高龄老人	可以室外活动，身体相对尚好	恢复到骨折前的功能状态
相对年轻的活跃老人	外出购物访友，身体相对很好	术后第 1 日即恢复独立的生活自理能力

第二节　老年髋部骨折的临床治疗流程

对老年髋部骨折，尽早手术以减轻疼痛，允许患者早期下床活动，避免卧床的相关并发症，已成为公认的最佳治疗方法。老年髋部骨折的手术方法已相当成熟，治疗成功率很高。但由于老年患者常存在较多的并发症，内科情况的评估和调整，麻醉及手术时机的选择，需要骨科、麻醉科和老年内科等多个科室的参与。传统的会诊模式治疗效率较低，手术前等待时间长。

国际上有很多研究和指南认为，老年髋部骨折属于亚急诊手术，建议在48小时内完成老年髋部骨折手术。目前，欧美发达国家大多能在24小时内完成手术。因为尽早手术不仅可以减轻患者痛苦，缩短住院时间，减少医疗花费，还可以降低患者的死亡率。因此，对老年髋部骨折患者，需要改变传统的急诊流程，多个学科早期参与评估、调整，及早安排手术治疗。

一、急诊

对年龄≥60岁（65岁）的老年人如怀疑髋部骨折，应详细询问病史，确定患者的损伤机制（跌倒）、并发症和用药情况。独居的老年人可能由于延误就诊而伴发脱水、谵妄和营养耗竭，这类患者需评估其血流动力学稳定性、生命体征和尿量情况。

急诊拍摄3张X线片：骨盆正位、患髋正位、股骨近段侧位。如果X线片确诊为髋部骨折，则麻醉科进行局部神经阻滞，如超声引导下的髂筋膜阻滞，减轻骨折疼痛。拟手术治疗的患者，开通绿色通道，快速进行检查，如在急诊即拍摄正位胸片，进行骨折的CT扫描检查，免得住院后再搬动患者至放射科，对有瘀斑、肿胀和疼痛的其他部位亦应摄片。

如果X线片对髋部骨折线显示不清，则在轴向牵引下内旋髋关节，拍摄正位片。如果普通X线片没有发现明显的异常，但患者的临床症状体征（髋关节活动时腹股沟疼痛或轴向叩击痛）高度怀疑骨折，则MRI摄片可发现隐匿的骨折。

CT扫描及电脑后处理（3天），能发现多平面的骨折线，对复杂骨折的深入认识和手术计划的制订很有帮助。

二、术前检查评估与准备

患者入院后，急诊抽血进行常规化验检查，加快报告流程。对有心肺疾病、机体功能衰弱或老年痴呆症患者，常规进行动脉血气分析，作为评估的基线。

在患肢下垫枕以使髋关节略屈曲。不用骨牵引或皮肤牵引，因为：①牵引使髋关节相对伸展，降低了髋关节腔的容量，使关节腔内压力增加，将加重患肢的疼痛（对关节囊内的股骨颈骨折而言）。②牵引也使下肢固定在一个体位，长久不活动容易发生皮肤压疮。使用注射或口服麻醉止痛药。鼓励患者用手拉住床头吊架帮助移动身体。使用简易肺活量计，鼓励练习深呼吸和咳嗽，锻炼肺活量。静脉补液进行体液置换，并插导尿管监测排出尿量。鼓励患者进行足踝活动，通过肌肉收缩促进静脉血液流动。在双下肢间歇性应用空气脉动靴，促进静脉回流。进行下肢血管的超声检查，排除深静脉血栓形成。

老年人重要器官和系统的并发症较多。详细了解患者的全身情况，尤其重要脏器系统的并发症和用药情况，进行合理的调整，对减少手术风险和术后并发症有重要意义。心肺疾病是影响老年人能否耐受手术、长时间卧床或参加康复训练的主要指标。术前应针对患者的并发症，进行包括内科医生在内的多学科会诊。同时召开“医患圆桌会议”，与患者家属交流沟通，了解其功能需要、社会联系、经济来源和出院后的居住问题等，及早启动社会服务系统。

如果拟行手术治疗，在患者的全身情况稳定之后，应尽早手术，争取在48小时甚至24小时内完成。延迟手术的正当理由，仅仅是为了进一步治疗、调整患者的危及生命的内科并发症。麻醉科医生尽早介入患者的病情评估，及时与骨科和老年病科医生沟通，尽早制订麻醉方案。

经多学科协商后，如果选择了非手术治疗，如受伤前即不能行走的患者伴有全身情况差、手术风险极大等，则在止痛的前提下鼓励患者及早起床活动，维持心肺功能，预防并发症。如果患者度过了急性期，则可坐轮椅移动、活动。保守治疗老年髋部骨折有极高的致死率，2013年，韩国Yoon等总结了28例保守治疗的老年髋部骨折患者，其中10例为全身情况太差不能耐受手术，18例为经济困难不能承担费用，结果 3 个月后保守治疗组死亡率达 54%，而同期配对的 56 例手术治疗的患者死亡率仅 9%。

三、手术治疗方法的选择原则

根据患者年龄、全身状况（并发症）、预期寿命、骨折粉碎程度、骨质疏松情况（骨骼质量）和功能活动需求，并参考其经济能力，选择不同的治疗方法。

对股骨转子部骨折患者，包括转子间骨折和转子下骨折，常规应用骨科牵引床和透视进行骨折复位内固定术，根据骨折粉碎程度、稳定性和医生经验，选择髓内或髓外固定，目前螺旋刀片型髓内钉最为常用。

对移位的老年股骨颈骨折患者，进行双极人工股骨头假体置换（生物型或用骨水泥）或全髋置换（髋臼不良），对无移位或外展嵌插的稳定股骨颈骨折，行空心钉或动力髋螺钉内固定术。

四、手术当日

术前日午夜后禁食。手术当日清晨，用水服下常用的基本药物，在麻醉前 2 小时可饮用清水 300mL，补充血容量，在术前 12 小时停止应用抗凝药物。手术开始前 30min 应用预防性抗生素，多为第一代、第二代头孢菌素类抗生素，推荐使用头孢呋辛。

最常选用脊髓麻醉。全身麻醉仅在下列情况下采用：①需同时进行上、下肢骨折的手术。②有严重的主动脉狭窄或凝血功能异常。③老年痴呆或不合作的患者。④脊柱曾经手术，估计穿刺难以成功者。

骨折内固定均于平卧位在骨科牵引床上进行，假体置换则根据手术入路摆放患者体位。手术结束时，与对侧肢体对比患肢的长度和旋转情况。观察下肢脉搏和趾甲毛细血管充盈，在手术室拍摄术后 X 线片。在麻醉恢复室检测血常规和电解质。做心电图检查并与术前比较。对有心肺病史和术后心电图上有新变化的患者，进行血清心肌酶谱检查，以排除心肌梗死。

检查下肢的血管、神经功能。在双下肢使用空气脉动靴促进静脉回流。鼓励患者进行深呼吸，并用肺活量计监测鼓励患者逐步加大。使用静脉麻醉止痛剂并调节剂量至患者无痛水平。如果患者能合作，亦可使用自控镇痛泵。

五、术后第 1 日

在术后第 1 日的早晨，如果前 8 小时的伤口引流量小于 50mL，则拔除伤口引流管。按压患者的小腿肚，如有疼痛或肿胀则进行 B 超检查，排除深静脉血栓形成。

鼓励患者进行足踝部活动，促进血液循环，防止静脉血瘀滞和肢体肿胀。

拔除导尿管，鼓励患者自行排尿。如果 8b 后患者仍排尿困难，则再次插入导尿管；如此时尿量大于 300mL，则导尿管予以保留。

多数患者在术后第 1 日均能进普食。

抗生素使用 24 小时后停药。连续 3 天，每日检查血常规和代谢指标。对血红蛋白低于 8.0g/dL 且有症状的患者，应输注红细胞悬液。而对术前有并发症或极度衰老的患者，输血的指征应放宽。对口服抗凝药（华法林）的患者，需每日监测凝血指标。

六、术后第 2 日及以后

每日扪摸小腿肚以排除深静脉血栓，如引流管仍在，应予拔除。一旦引流管和导尿管均被拔除，预防性抗生素应用也已结束，则患者不再需要输液。

术后第 2 日，大多数患者均可改为口服麻醉性止痛药，如果患者排便困难，给予粪便软化剂和润滑剂。

如果手术未放置引流管，伤口敷料也没有弄脏，则在术后第 3 日更换敷料。

七、术后物理治疗

物理治疗应在术后第 1 日即开始，深呼吸练习和应用肺活量计有助于预防肺部并发症。

指导患者在床上活动，讲清限制关节活动的幅度。进行髋部骨折内固定的患者，需注意勿使髋关节活动而进行假体置换的患者，需注意在 6 周内勿使髋关节屈曲超过 90° 。对经后路进行假体置换的患者，同样需注意 6 周内勿使髋关节内收和内旋，小腿下垫一枕头可保持患肢于外展位。

充分利用床头吊架的作用，帮助患者自我移动和重新获得功能独立。

鼓励患者下地站立并行走，锻炼肌肉力量。早期起床活动对患者的整体健康面貌非常重要，能降低肺部并发症、深静脉血栓和压疮的危险，促进患者精神状态的恢复。起床活动同样提高患者的自信，鼓励其进入正常的康复轨道。患者在指导和帮助下首先进行床椅转移，使用辅助器具（步行器）进行行走训练。如果患者不能忍受床椅转移，则先帮助其坐于床边，双腿下垂。因为患者具有自我调节患肢负重的能力，所以在其能耐受的情况下，允许患肢承担部分体重，而不论对髋部骨折采取了何种治疗方法。

除了移动和行走以外，耐力和力量的训练也从术后第 1 日开始。遵循主动辅助、主动抗阻力的次序进行。股四头肌肌力对患者独立的转移身体、髋外展肌肌力对患者独立行走，均有重要作用。在仰卧位，练习包括足跟移动、股四头肌收缩、直腿抬高和屈髋、伸髋和外展。在坐位，练习膝伸直和屈髋活动。在站立位，练习直腿抬高、屈髋、外展和下蹲至 90° 。对平衡功能受损的患者，站立位练习时必须提供必要的接触保护措施。

物理治疗的目标是：术后第 1 日在中等辅助下行走 15 步，第 2 日在少量辅助下行走 20 步，第 3 日达到 40 步。术后第 3 日或第 4 日，患者应能练习上楼梯。行走训练应兼顾患者的心理、体质和社会状况，根据其耐受能力，循序渐进的施行。辅助器具也逐渐从步行器简化为拐杖、手杖。

八、术后职业治疗

职业治疗师可帮助患者重新获得运动和适应性技巧，如日常生活活动的穿衣、下厨、如厕和洗澡。了解患者住房的设施情况，提出具体改造建议（如防滑、去除地毯以防绊倒、升高座椅、抬高坐便器等），帮助患者练习以提高其新的适应能力。

使用适应性器具和辅助装置帮助患者转移、行走和进行日常生活活动。标准的步行器对站立非常好，但较笨重，老年人使用不易。使用带滑轮的滚动步行器向前走很方便，但需要良好的器具人体配合和平衡控制能力。腋杖或肘杖轻便，可单侧或双侧使用帮助支撑身体。单足手杖或末端分叉的四足手杖，仅能帮助身体平衡，对降低关节的负重功效很小。

九、出院回家

在术后第 3 日，即可与患者及家属共同商量出院去向。进行患者和家属教育，发放康复指导手册，提出需要的辅助器具。出院回家应具备下列条件：

1）无发热，血流动力学状态稳定，能进普食。

2）实验室检查结果接近于术前基线水平。

3）切口清洁干燥。

4）仅有轻微疼痛，或口服止痛药后可耐受。

5）具备完成基本生活活动的能力，能使用适应性器具，在家参加训练。

6）完成了物理和职业治疗，即具备了基本的运动能力和功能独立性。

十、根据术前能力制定合理的康复目标

目前髋部骨折的手术治疗技术已经很成熟，可靠性很高。患者治疗效果的好坏，主要取决于其整体的身体状况，应根据患者骨折前的身体能力，制定合适、可行的目标。将患者的骨折前状况分为四种类型：

1）对相对年轻、活跃、身体相对很好的老年人，如能自己外出购物、探亲访友，治疗目标是在术后第 1 日即恢复独立的生活能力。

2）对身体相对较好的高龄老年人，如可以独自进行室外活动，治疗目标是恢复骨折前的独立状态。

3）对年老衰弱伴有多种内科并发症者，如仅能在室内活动，容易出现器官并发症者，治疗目标是恢复功能，但必须告知患者及家属，实现目标较难。

4）对有老年痴呆、长期卧床的患者，由于不能配合治疗，也无活动需求，治疗目标仅是无痛，方便搬动与护理，防止并发症。

第三节　手术治疗的内固定选择

股骨转子间骨折的手术治疗，方法包括：①侧板内固定系统（固定角度的滑动型侧板系统，锁定型侧板系统）。②头髓钉内固定系统。③人工关节置换。④外固定架固定，其中内固定系统是治疗的主流。

由于髓内系统的力学优势，近10多年来，髓内系统应用十分广泛（表5-2）。从目前临床内固定的实际销售使用来看，髓内钉系统（占80%~90%）远远超过了侧方钉板系统；而且，在髓内钉系统中，螺旋刀片（约占80%）远远超过了拉力螺钉的使用。

表5-2　侧板系统与髓内系统的对比

	滑动侧板系统（DHS）	头髓钉系统（Gamma-3，PFNA-Ⅱ）
生物力学	皮质外侧偏心固定，力臂长，力学稳定性弱	髓腔轴心固定，力臂短，力学稳定性强
滑动性能	连接干侧板套筒的拉力螺钉滑动阻力小，启动容易	连接于髓内钉斜孔的拉力螺钉滑动阻力大，套筒的3倍，启动较难
对头颈骨块的阻挡	髓腔内无内植物占位，无阻挡能力，容易出现过度滑动	居于髓腔，能阻挡头颈骨块的过度滑动
切口暴露	大	小
失血量	肉眼可见的显性失血多	隐性失血多，总失血量是侧板系统的3倍
适应证	外侧壁完整的稳定型骨折（A1）	外侧壁危险的不稳定型骨折（A2），转子下骨折（A3）
术中外侧壁骨折	更容易发生	髓内钉与外侧壁撞击
内置物刺激	骨折愈合后，内置物刺激少见	内置物刺激多见，钉尾、钉尖
二次骨折	少见	经交锁螺钉部位的二次骨折

一、影响内固定选择的因素

股骨转子间骨折的术前内固定选择，通常是指髓内钉系统与髓外侧板系统之间的选择，第一位需要考虑的因素就是骨折分型（稳定型、不稳定型）。英国指南（NICE）建议，对所有的A1型和A2型骨折均采用髓外固定（推荐DHS）。

AO学会和美国AAOS的指南，建议对A1型的3个亚组和A2.1亚组进行髓外固定，对A2.2和A2.3进行髓内固定，对A3型进行髓内固定（长钉）。

临床选择内固定时，建议按照以下顺序，逐步进行分析（表5-3）。

表5-3 术前选择内固定物需考虑的因素

骨折状态	手术类型	治疗方式
骨折分型	AO/OTA分型	A1，两部分骨折，外侧壁完整
		A2，伴小转子骨折移位，外侧壁危险
		A3，内外侧壁均骨折，高位转子下，骨折线反斜、横行
损伤能量	高能量损伤	骨折局部严重粉碎
	低能量手术	骨折向上下延伸，扩展至股骨颈、转子下
干骺端形态	Dorr髓腔分型（1983）	A型，香槟杯型 champagne flute：干骺端髓腔狭小，皮质厚，峡部位置高，使用髓内钉需要扩髓磨除许多骨质，建议选用细的髓内钉或准备钢板。多见于年轻人
		B型，普通型 normal：干骺端髓腔宽大，皮质相对较薄，峡部呈锥形且宽大。多见于老年人
		C型，烟囱型 stovepipe：干骺端髓腔宽大，皮质薄，骨干髓腔呈直筒状或存在内翻，峡部消失，骨量丢失多，是临床治疗中最容易出问题的老年人股骨类型
骨折前功能状态	行走能力	室外独立行走，日常生活无须照顾
		室内行走，日常生活需部分照顾
		不能行走，日常生活需要照顾
骨质疏松程度	Singh分类	正常
		轻度骨质疏松
		重度骨质疏松
外侧壁	高度	外侧壁完整
	前侧皮质长度	外侧壁部分受累
	冠状面骨折线	外侧壁骨折移位
股骨干解剖学形态	骨干弧度	前弓弧度、外侧弓弧度
	颈干角	小儿麻痹后遗症
	髓腔	股骨干先前存在畸形，如曾骨折过
骨折复位质量	对线	Garden对线指数
	对位	前内侧皮质对位
预计手术失血量	隐性失血	髓内钉手术的失血量（包括显性和隐性）是侧板手术的3倍
同侧股骨干二次骨折可能性		髓内钉比侧板高3倍
内植物费用		髓内钉价格昂贵
资源条件	设备、器材、技术	所能获得的设备、器材
		医生的学习曲线

1）AO/OTA分型，A1、A2、A3。

2）股骨近侧干骺端形态，Dorr分型A、B、C（1983年）。

3）骨质疏松程度，评估是否能获得足够的骨—内植物稳定。

4）外侧壁是否骨折（常需要CT检查才能准确判断）。

5）患者的骨折前功能状态，如能在社区内独立行走，部分照顾；室内行走，日常生活需要照顾不能行走。

必须强调的是，选择任何内植物，并不能代替手术医生的技术缺陷，如术中骨折的复位质量和内植物在股骨头内的安放位置，对治疗效果有至关重要的影响，而这在术前是无法预计的。

二、对内植物选择的建议

现代医学模式包括了“环境、社会、心理、生物”等各个方面，因此，临床实际操作中的治疗方法选择，需要考虑的因素更多，包括医院的资源设备、手术医生的技术能力、相关室的合作能力、患者的意愿、家庭的经济条件等（表 5-4）。

表 5-4　临床内固定选择

术中观察	内植物选择方式
骨折分型	对稳定型的两部分骨折（A1.1~3）和外侧壁完整的三部分骨折（A2.1），建议选择 DHS 系统，优点是：强度足够、价格便宜、生理干扰（隐性失血）少
	对不稳定型的顺向转子间骨折（A2.2 和 A2.3），属于外侧壁危险型，建议选择短型头髓钉
	对原发外侧壁骨折的 A3 型，建议选择全长型头髓钉
损伤能量	对高能量损伤导致的骨折局部严重粉碎者，如 5 部分的全转子区骨折，可以选择头髓钉（可辅助其他内固定）或锁定侧板系统
	对高能量损伤导致的骨折向上下延伸扩展至转子下者，建议选择长型头髓钉
干骺端形态	对髓腔狭小者，选择头髓钉需要扩髓，或者侧板系统
	对髓腔宽大者，建议选择长型头髓钉，防止短钉的摆动效应
	对髓腔严重弯曲者，建议选择髓外侧板系统
骨质疏松程度	严重骨质疏松的粉碎性骨折，原先即伴有髋关节骨关节炎者，可以选择人工关节置换
外侧壁状况	外侧壁完整者，选择侧板系统。外侧壁部分受累者，选择短型头髓钉
	原发性外侧壁骨拆移位者，选择全长型头髓钉
股骨干解剖学形态	短的直型头髓钉，或带前弓弧度的短型头髓钉
	股骨干有畸形者（发育畸形、骨折后畸形、小儿麻痹后遗症），选择侧板系统
骨折复位质量	髓内钉能部分弥补复位质量的不足
	髓内钉能弥补外侧壁的骨折，其轴杆起到金属外侧壁的作用
	髓内钉居于髓腔中心，其轴杆能阻挡头颈骨块的过度后退
预计手术失血量	髓内钉的失血量（主要是隐性失血）是侧板系统的 3 倍，这在血液短缺、来源紧张的情况下，更为重要
股骨干二次骨折	髓内钉二次骨折的风险比侧板高 3 倍，对相对年轻的老年人应多考虑使用侧板系统
内植物费用	髓内钉价格昂贵，比侧板系统（普通 DHS）高 3 倍
骨折前功能状态	对严重衰弱、内科并发症多、手术风险大、骨折前不能下地者，可选择简单快速的外固定架，对麻醉要求低
资源、条件	根据单位、个人所能获得的资源条件，量力而行

虽然髓内系统的力学优势明显，临床使用广泛，但在某些无法使用髓内钉的情况下（如股骨畸形，包括发育性、小儿麻痹后遗症、先前骨折的畸形愈合等），侧板系统往往成为唯一的选择。

第四节　头髓钉内固定

头髓钉内固定是目前治疗股骨转子间骨折的主流方法，临床应用越来越普及。但头髓钉手术属于经皮盲法微创操作，眼看不到，手摸不着，手术医生的学习曲线较长，往往需长时间的反复操练、感悟，才能掌握其精髓。“细节决定成败”，顺利、成功的头髓钉操作，不可忽视的关键步骤如：①术前详细的影像学检查，做好骨折分型。②关注老年人的全身状况，这是影响治疗效果（不仅仅是手术成功）的关键因素。③摆好患者体位，给手术医生让出操作的空间是顺利插钉的前提，这在肥胖的患者尤其重要，也较困难。④在骨折获得满意复位之前不要插钉，髓内钉不会帮助骨折复位。⑤亲自检查插钉器械连接固定的可靠性，验证其准确性。⑥正确的入钉点是顺利插钉的第一步，手指扪摸大转子也许并不准确，应根据 X 线透视的髓腔轴线予以调整、确认。⑦插钉过程永远都是轻柔的手术操作，切忌暴力，操作过程中遇到的任何阻力、不顺利，都需要立即停止，透视，找出原因，解决之后再继续进行。⑧注意插钉操作中发生的骨折复位丢失，掌握术中器械辅助复位技术的“巧劲”，及时纠正。⑨需特别关注侧位影像的 X 线透视。⑩术中及时放松牵引，防止在过度牵引的状态下打入交锁螺钉。⑪骨折复位、入钉点、股骨头内 TAD，是影响治疗效果的重要参数，也是医生能够控制且应尽力追求的。⑫插钉手术虽是微创操作，皮肤切口小，顺利者仅 10 余分钟即可完成，但插钉手术对患者的生理干扰不可忽视，必须关注其隐性失血和蛋白的丢失，必要时计算补充。

一、手术体位

在股骨转子间骨折的髓内钉固定治疗中，最常用牵引床仰卧位进行手术操作。骨科牵引手术床无须人工手动牵引，骨折复位后的维持力量也较人力持久，透视拍照时也可以避免医务人员的放射暴露。在牵引床的辅助下，患者最常用的体位为仰卧“剪刀”体位和仰卧单腿截石位。

（一）患者摆放

牵引床体位放置如下：患者麻醉成功后，医护人员将患者双下肢平托，安装好牵引床支架后将患者向下平移至会阴部与对抗牵引的支点相接触（牵引床坐垫及支点棒处衬皮革海绵垫），调整双足托架的力臂将双下肢固定于足托架上（接触点以棉垫衬垫，固定好后如果强度不够可缠绕绑带以免牵引时下肢脱落）。健侧手臂外展 45° 固定于托架上，患侧手臂抬高并屈曲 90° 固定在手架上，尽量避免将手臂置于手术一侧的躯干而影响插钉操作。主刀医师通过外展牵引、内收、内旋行骨折手法复位，C 型臂 X 光机确认复位满意后，可进行手术操作，复位完毕后患肢保持水平并内收 10°~15° 。

摆好体位是顺利插钉的前提。手术时医生站在患者的侧方，最好能通过体位的摆放，使股骨的髓腔轴线与医生的插钉操作轴线相一致。首先，通过将患者的骨盆向患侧外移，再将躯干向健侧倾斜，可让出部分操作空间。但该方法在肥胖、脊柱僵硬的老年患者，很难实现。另外，骨折经手法复位后，髋关节内收 10°~20° ，也可增加手术医生插钉的操作空间。但有些类型的股骨转子间骨折，仅在下肢外展时，才能获得有效的复位，内收将使骨折复位丢失。此时可先在外展复位后，经皮打入几枚直径 2mm 的克氏针，临时固定股骨干与头颈骨块，再将下肢内收。需注意临时固定的克氏针要偏前打入，勿影响后续髓内钉主钉的插入。

（二）仰卧“剪刀”体位

仰卧“剪刀”体位时，双下肢伸直位固定于牵引支架上，患肢水平伸直位、健肢伸直位水平外展 70°~80° 。

仰卧“剪刀”位的优缺点与单腿截石位基本相同，但由于健侧下肢有对抗阻挡，牵引时不会引起上半身侧移。尽管牵引床操作简便，牵引力强大，但在对患者进行牵引床牵引的时候，也会出现例如阴部神经损伤、阴囊血肿、软组织挫伤、压疮、腹壁下动脉撕脱等血管损伤并发症。

（三）仰卧单腿截石位

仰卧单腿截石位时患肢水平牵引于支架上，健肢极度屈髋外展，屈膝 90° 位。

1. 优点

1）有利于骨折复位及复位后的维持，尤其对于不稳定型骨折。

2）透视时避免了健侧组织、男性阴茎及阴囊的遮挡干扰。

3）骨牵引床牵引稳定，透视时医务人员可于阻挡屏风后躲避 X 线，最大限度地保障医务人员的身体健康。

2. 缺点

1）可能出现过度牵引，导致术后双下肢长度存在差异。

2）机械强力牵引复位可能导致术后骨关节、会阴、肌肉软组织等疼痛不适。

3）健侧下肢屈髋、屈膝 90°，牵引患肢时由于对抗欠佳可能导致患者上半身侧移，影响复位。

4）长时间手术操作，需注意健侧的小腿筋膜间隔综合征。

（四）不用牵引床的侧卧位手术

在无牵引床的情况下，也可以选用手动牵引复位，仰卧位或侧卧位进行手术操作。在无牵引床时，与仰卧体位比较，侧卧位体位具有以下优点：①术前消毒范围较仰卧位大，降低了术野污染的发生率。②侧卧位时，由于臀部脂肪及肌肉的重力作用，股骨大转子突出明显，更容易触及，方便主钉定位及经皮插入，避免了出现尾帽置入困难等问题。③在侧卧位下手术取大转子近端切口可直视梨状窝和大转子顶点，术者操作空间大，降低了手术难度，对侧的助手可以更全面地观察切口，从而更好地配合手术，缩短了手术时间，减少了手术风险及患者的创伤。④进行切开复位显露时，术中可以很容易从后侧肌间隔分开并从骨面剥离股外侧肌，而不必切开股外侧肌，从而减少术中出血量。缺点包括：手法牵引复位力量绝大部分偏薄弱，尤其骨折移位严重、嵌插等患者复位困难；力量不恒定不利于术中骨折复位后的维持；侧位 C 型臂 X 光机透视时健侧遮挡组织过多，影响透视效果；整个手术过程需医务人员穿铅衣维持患者体位及手术，对医务人员身体危害较大。不用牵引床的侧卧位手术适用于新鲜的骨折，尤其股骨转子下骨折。

2016 年，Sahin 等进行了一项前瞻性研究，对比手动牵引和骨科牵引床牵引治疗不稳定股骨转子间骨折。手动牵引组 30 例患者，平均年龄 76.5 ± 10.2 岁，男性 11 例；骨科床牵引组 34 例，平均年龄 74.8 ± 10.5 岁，男性 18 例。在骨折的左右侧、损伤原因、ASA 评分、骨折类型、骨折前行走评分等方面，两组之间并无显著差异。结果显示，手动牵引组的术前体位摆放时间要明显少于骨科牵引床组，分别为 18.0 ± 1.6 分钟和 29.0 ± 2.4 分钟。整个麻醉时间，手动牵引组也要略占优势，减少了 6 分钟，分别为 72.8 ± 14.0 分钟和 78.6 ± 6.5 分钟，但是骨科牵引床组所需的手术助手要明显小于手动牵引组。此外，两组患者在透视时间（3.6 ± 1.0 分钟比 3.4 ± 0.5 分钟）、手术时间（55.1 ± 13.4 分钟比 49.8 ± 4.9 分钟）、骨折复位质量（93.3% 比 97.1%）、部分切开复位比例（6.7% 比 2.9%）、住院时间（8.8 ± 1.5 天比 8.3 ± 1.0 天）、行走功能评分（5.8 ± 1.0 比 6.2 ± 1.2）、Harris 髋关节评分（69.6 ± 6.7 比 71.7 ± 8.4）等方面，手动牵引组和骨科牵引床组患者并无显著差异。2017 年，Sonmez 等对 82 例不稳定型股骨转子间骨折随机采用牵引床和不用牵引床侧卧位手术进行对比分析，结果显示侧卧位可应用于大多数髋部手术，特别有利于不稳定股骨转子间骨折的切开手术，并且在术前准备时间、手术时间、透视暴露次数方面优于牵引床。

对于采用手动牵引复位治疗不稳定型股骨转子间骨折，恢复股骨颈干的解剖关系即可，无须追求解剖复位。对于高风险的老年患者而言，麻醉时间和手术时间延长会增加患者并发症及死亡的风险。骨科手术牵引床在术中可以节省人力、帮助骨折复位，但在术前准备时比较烦琐，增加了术前准备时间和麻醉时间。

二、术中透视技术

术中透视对判断骨折的复位、内固定置入等操作均至关重要，同时尽可能减少透视的次数，可以减少医护人员的放射曝光量，有利于身体健康。如果有骨科手术牵引床辅助，体位摆放完毕，可将 C 型臂 X 光机的主体放置在两腿中间，C 型臂 X 光机的平面与患肢成 40° 角。试拍摄股骨近段正侧位片，确保术中可以不移动 C 型臂 X 光机，只旋转球管就能顺利地拍摄正侧位片。

当躯体水平位放置，从水平侧位透视（Lauenstein 位），股骨颈—干并不成直线，而是成一定的角度，即前倾角。常用的 Lauenstein 位 C 型臂 X 光机投射实质为股骨干侧位，股骨颈、股骨头斜位，因此该位置所获得的股骨头的中心并不真正代表股骨头的中心位置。通过冠状面旋转 C 型臂 X 光机 10°~20° 来抵消股骨颈前倾角而获得股骨颈长轴与股骨干的长轴重合时的投射位置，即为标准的股骨颈侧位影像。

标准股骨颈侧位不受股骨颈前倾的影响，应是头颈轴线与股骨干轴线成一条直线，即消除了前倾角的影响。对股骨转子间骨折，良好的侧位透视图像应包括全部股骨头、股骨颈、两个转子和股骨近段。股骨近端真正的标准侧位，能真正反映内固定在股骨头的位置。

三、手法复位技术

良好的复位是手术成功的前提，直接影响到骨折治疗的预后。常规的复位手法包括 5 个步骤：外旋、牵引、外展、内收、内旋（图 5-1）。手法复位在 80% 的股骨转子间骨折能获得满意的复位质量。术中如果有牵引床辅助，可直接对患肢在外展外旋的状态下进行牵引，纠正下肢短缩的同时促使骨折断端分离，原本嵌插的股骨头颈骨块可以借此分离开。C 型臂 X 光机透视确认后，将牵引状态下的患肢进行内收内旋，复位骨折端。透视评估复位情况，若复位不满意，则必须松开牵引，重新复位。

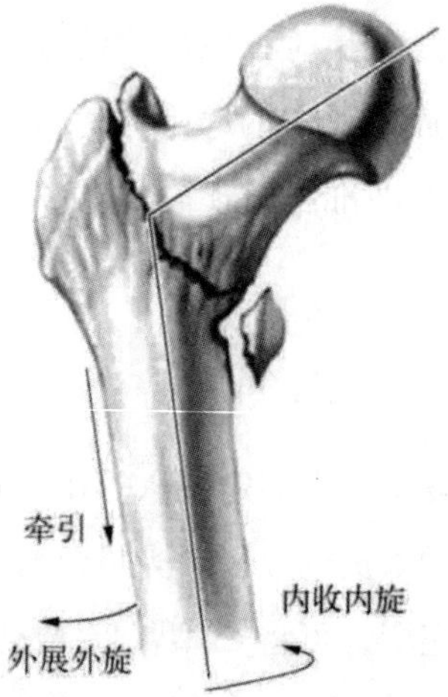

图 5–1　手法复位对骨折端的影响示意图

通过上述方法绝大多数患者能获得满意复位，但有少部分患者仍无法获得理想的复位，出现内翻、向后成角和旋转移位等，必须术前纠正，不要期待术中用髓内钉纠正。如果没有骨科牵引床，一助手持双侧腋窝，另一助手握踝上对抗牵引纠正短缩移位，牵引患肢的同时屈髋 30°，略内收、旋转；术者握骨折端，依据术前骨折移位情况及术中透视所见，以折顶、提按手法复位骨折。术中透视时可通过股骨小转子的大小来判断复位的成效；倘若骨折涉及小转子，则可以依据股骨大粗隆顶点的结构关系（中立位时出现在股骨颈上方凹陷与大粗隆顶点之间的骨性凸起，可随下肢内外旋而发生相应改变），或者比较骨折两端的髓腔宽度及皮质骨的厚度来判断骨折块的旋转移位，并适当微调至骨折复位满意。

（一）内翻移位的纠正

可采取以下方法：

1）一般通过牵引可纠正，如牵引后对位不佳，松牵引，使骨块分离，再次复位纠正内翻。

2）纠正向后成角，部分患者内翻合并向后成角，再次复位时检查并纠正，则多数内翻也随之消失。

3）在牵引下，通过调整外展、内旋、内收角度可以纠正。外展下虽能一定程度纠正内翻，但是极大地影响主钉置入，故不可取。若内翻不能纠正，则必须切开复位。对于部分患者，为避免患肢过度内旋，中立位或轻度外旋位即可。

4）对内后侧骨块相对完整者，患肢牵引后外展、内旋，使骨折块之间相互嵌插咬紧，在牵引下维持复位，逐渐内收。

5）内后侧骨块粉碎严重，在患肢轻度内收时，尽量使骨折内翻角最小，插入主钉后再逐渐外展患肢，在外展位打入螺旋刀片和远端交锁螺钉。

（二）向后成角移位的纠正

受重力作用，仰卧位时骨折断端自然下沉，使骨折向后成角。向后成角常被忽视或根本没有被认识到。只看对位，不重视对线是复位中最容易犯的错误。躯体水平位透视下，股骨头颈相对股骨干有 12°~15° 的前倾角，下肢外旋，前倾角增大；下肢内旋，前倾角变小，甚至是负值。手术过程中该角度不是一成不变的，要根据患肢所处的位置来判断股骨头颈的前倾和后倾水平。绝大部分股骨转子间骨折复位后下肢处于轻度内旋位，侧位 X 线片上股骨头颈和股骨干中轴线呈 170°~180° ，即向后成角 0°~20° ，若股骨颈和股骨干向后成角过大，常表明骨折断端对位不佳有成角畸形，则必须纠正。可采取以下方法：

1）松开牵引，使骨块松弛后再次牵拉复位以纠正向后成角。

2）通过后方支撑纠正向后成角。

3）通过骨钩或骨膜剥离器，经主钉进钉切口撬拔抬起骨折断端复位。通过这些措施多能纠正向后成角移位，向后成角纠正后正位 X 线片上骨折块的重叠、内翻也随之得到纠正。

（三）旋转移位的纠正

股骨转子间骨折后患肢出现外旋、短缩畸形，通常情况下通过牵引、内旋即可纠正外旋移位，但不能过分内旋，以免发生向后成角畸形。有些骨折类型可能需要在中立位、轻度外旋，甚至极度外旋下才能纠正移位，术中可根据透视进行调整。

（四）矢状面骨折移位的纠正

即在侧位透视下头颈骨块与股骨端呈上下错位关系，侧位透视头颈骨块位于股骨近端上方（前侧）或下方（后侧）均有发生。当头颈骨块位于股骨近端前方时，其骨块的前侧和内侧皮质通常较长，一般不累及小转子且骨折线位于小转子上方，以及部分股骨颈基底部下方的股骨转子间骨折。反之，当头颈骨块位于股骨近端后方时，股骨近端通常连着较多皮质，甚至连着小转子。

当头颈骨块位于股骨近端前方时，此类骨折的特点：股骨大转子往往位于骨折远端，使得骨折近端缺少臀中肌外旋控制，股骨头后倒，骨折近端向前方移位，而骨折远端在重力作用下向后方移位。因小转子是髂腰肌附着点，其主要作用是屈曲和外旋髋关节，而当骨折线位于小转子以远时，髂腰肌牵拉导致股骨近端向内向下移位更加明显；反之，当骨折线位于小转子以上时，股骨远端的近侧上方皮质往往向内向下移位明显，而头颈骨块则向后上方移位。因此，此种类型骨折在术中侧位透视中往往表现为骨折端明显的矢状位方向分离移位，并能看到骨折近端锐利的骨折端。因为主要骨折线位于冠状位，股骨颈内加压螺钉或螺旋刀片往往经过骨折线。因此，股骨转子间冠状位骨折在矢状位和冠状位均极不稳定，闭合复位十分困难。

此类骨折手法复位时可在放松牵引状态下按压头颈骨块并牵引抬高肢体远端使之复位；在下肢持续牵引时，也可以抬高牵引床足部固定杆的高度（抬高患肢），以远端凑近端的方式促使骨折对位。如果畸形仍难以纠正，则可借助工具辅助复位。

1）松弛牵引外展患肢，使骨折前方断端分离张口，在股骨近端切口内（用来插入髓内主钉），置入大的直角钳或骨钩，以抬高的皮质边缘为支撑，用直角钳的远端水平部分或骨钩的钩子撬拨股骨近端骨质，助手接着内旋患肢，借助工具的支撑即可复位。

2）在髋近端外侧开口植入髓内主钉后，连同髓内主钉—股骨干—近端导向架一起抬高，同时向股骨头内打入导针；或者适当扩大髋外侧打入头颈钉的皮肤切口，扪及抬高的骨皮质后，用宽的骨膜剥离器或金手指等其他工具按压头颈骨块使之复位，再打入导针，必要时可打入克氏针临时固定。此外，根据患者的年龄、身体情况综合考虑复位质量，如果患者高龄，一般身体情况差，只要头颈骨块的轴线和股骨干基本一致即可，前方皮质即便适度抬高也可以接受，以便及早完成手术，减少手术及麻醉的时间；如果患者年轻，则尽量解剖复位，必要时可考虑适当切开。

（五）特殊（横向）骨折移位的纠正

临床上可以见到经过股骨小转子的横形股骨转子间骨折，看似简单的两部分骨折，复位却相当困难。由于股骨小转子被分为两半，骨折近端受到髂腰肌的牵拉，呈屈曲、外旋移位；骨折远端呈外旋、向上移位，骨折端之间相互交锁，不能依靠在骨科牵引床上通过手法操作获得满意复位。对于此种类型骨折，开始就必须采用撬拨复位，由助手维持复位，然后进钉、扩髓，这样可以获得较为理想的手术效果。

四、器械辅助复位技术

股骨转子间骨折均应经仔细分析术前影像（包括 X 线片、3 天 -CT）、麻醉下的正侧位透视之后，在消毒铺巾前尝试闭合手法复位。如果 2~3 次仍不成功，应果断进行术中器械辅助复位。临床上约 10% 的股骨转子间骨折，通过术前闭合手法复位的方法，难以达到满意的骨折复位质量，这部分患者需要在手术中有限切开或经皮插入操作器械，帮助骨折复位。

（一）手法难以复位的骨折类型及原因分析

从骨折分类的角度看，不稳定型的股骨转子间骨折可能由于下列原因而难以手法复位。

1）头颈骨块与股骨干之间由于错位而交锁于髓腔，相互卡住。

2）股骨头颈骨块与股骨干之间由于其他骨块（尤其小转子骨块）的阻挡而难以复位。

3）过度分离（肌肉的牵拉）。

4）韧带束缚（髂股韧带）。

5）太过粉碎（4 部分骨折、5 部分骨折）。

6）旋转移位（股骨头颈骨块）。

7）骨干下沉（重力作用）等。A3 型骨折属于高位的转子下骨折，手法复位均比较困难，术中也容易丢失。需特别注意的是稳定型骨折中的 A1.3 型（两部分骨折），由于小转子与头颈骨块连接在一起，髂腰肌的收缩导致头颈骨块屈曲外旋，下方的骨折尖齿向前方翘起，手法复位仅能操纵骨干一侧，往往难以达到满意的复位质量。

2014 年，Sharma 等总结了顺向股骨转子间骨折（31A1/2 型）难以手法复位的 4 种类型，包括：①头颈骨块交锁于股骨干下方。②小转子中部骨折，分别连于近侧和远侧，每一部分的小转子上均有部分髂腰肌止点，小转子的近侧部分与头颈骨块一起屈曲移位，骨块卡在两部分髂腰肌腱之间。③细长的头颈骨块尖齿嵌顿于股骨干的髓腔之中。④骨折更加粉碎，头颈骨块与股骨干之间没有软组织铰链，股骨头颈骨块由于髂腰肌的作用屈曲前移，而股骨干由于重力的作用向后错位，两者在侧位 X 线透视上前后分离。

2017 年，纪方等将手法难以复位的股骨转子间骨折分为 5 个类型：冠状面问题、矢状面问题、兼有冠状面与矢状面问题、与小转子骨块有关的问题、与大转子骨块有关的问题。

（二）辅助复位的途径

对于难复性骨折，在闭合复位不理想时，尽早采取辅助的复位手段，对骨折端有限切开，既能减少多次复位带来的延迟愈合和二次损伤，还可以缩减手术时间。

经过闭合手法复位后，侧位 X 线透视发现前侧皮质为负性关系（负性对位，头颈骨块的前侧皮质位于股骨干前侧皮质的后方，髓腔内型），则可采取的方法包括：

1）经大转子近侧髓内钉插入的切口，通过骨钩橇拨旋转复位。

2）从大转子远侧螺旋刀片打入的切口，插入器械（剥离子、组织剪）进行撬拨、抬起、下压、钩拉。

3）从大腿前方另做皮肤戳口，插入操纵杆（如斯氏针）进行撬拨。

需要强调的是，采用辅助复位技术时，必须放松牵引，使软组织处于松弛状态，解除相关软组织和韧带的束缚，才能轻松的改变骨折块的位置，取得复位的成功。

（三）术中辅助复位技术

股骨转子间骨折的复位，主要强调的是头颈骨块与股骨干之间的对线、对位关系。其他骨块的复位只是有利于骨折的愈合，对稳定性的帮助不大。闭合手法复位是操纵股骨干，通过牵拉、屈伸、内收外展、内旋外旋、上顶下压等措施，使远侧股骨干与近侧的头颈骨块相互对合。器械辅助复位，往往是通过操纵近侧的头颈骨块，先将其从异常卡住的位置松解、解放出来（如髓腔内），再通过正常的远侧股骨干操作，获得两者之间的复位，或施加顶压钩拉力量，将其从过度移位处回复至正常位置，与股骨干对接。

笔者将头颈骨块与股骨干之间的位置关系，分别按照正侧位（冠状面、矢状面）分为正性、中性、负性三种。①正性对位，指头颈骨块的内侧皮质位于股骨干内侧皮质的内上方（正位），头颈骨块的前侧皮质位于股骨干前侧皮质的前方（侧位），正性对位亦称髓腔外型。②中性对位：头颈骨块的前侧（内侧）皮质与股骨干的前侧（内侧）皮质平齐。③负性对位：头颈骨块的内侧皮质位于股骨干内侧皮质的外侧（正位），头颈骨块的前侧皮质位于股骨干前侧皮质的后方（侧位），负性对位又称髓腔内型。

通过头颈骨块与股骨干之间的影像学表现（正侧位双平面影像），可以分析其相互之间的位置关系和畸形原因，指导采取相应的辅助复位技术。目前对正位图像的认识较多，但对侧位图像的认识和重视程度往往不够。如果透视发现前侧皮质为负性关系（负性对位，头颈骨块的前侧皮质位于股骨干前侧皮质的后方，髓腔内型），则应继续纠正。

1. 杠杆撬拨技术

用克氏针或斯氏针经前方插入骨折端，利用杠杆技术，撬拨移位骨折块来恢复股骨力线。适用于骨折未累及小转子且股骨近端外侧皮质粉碎，股骨头、颈部明显向后移位（尤其在冠状位）的患者。此时可先在骨折近端打入多枚克氏针或斯氏针，松解骨块之间的交锁，然后在透视下辅助复位。某些特殊类型骨折，需要在外展患肢下进行复位，复位满意后也可以利用克氏针进行临时固定，待内收患肢插入髓内主钉和头颈钉后予以拔除。

2. 顶压复位技术

当近端的头颈骨块向前移位、成角，远端的股骨干向后错位，可使用较宽阔的 Hofmann 拉钩、骨膜剥离器或“金手指”等工具经皮或者经小切口，在透视引导下，沿颈干角方向触及骨折端，下压或撬拨头颈骨块，抬起骨折远端帮助复位，复位后再使用髓内钉固定。当有软组织嵌插时，对嵌插在骨折端的软组织予以清除，以纠正骨折端向前成角。

3. 钳夹复位技术

对小转子未累及的股骨逆转子间骨折或股骨转子下骨折，骨折线呈短斜行，此时使用复位钳、巾钳或骨盆复位钳钳夹移位骨块可帮助复位，复位后再使用髓内钉固定。2009 年，美国学者 Afsari 介绍了小切口钳夹复位技术。2014 年，韩国学者 Yoon 等也介绍小切口钳夹复位手术技巧，对于螺旋骨折具有良好的复位效果。然而，由于股骨干直径粗大，从外侧做切口置入复位钳也比较困难，容易对股骨近端造成损伤，增加术中出血。采用可组合式的复位钳，即两个钳夹分别从前后方进入后，再组合成复位钳，以此避免使用大切口，减少医源性损伤。

4. 旋转撬拨复位技术

对于部分前后方错位或冠状位移位的难复性股骨转子间骨折，采取杠杆支点橇拨复位技术，结合患肢的牵引旋转调整，可以取得满意的复位效果。杠杆支点撬拨复位技术有两种方法，主要根据骨折线的位置，可经大转子近侧的髓内钉插入切口进行操作，也可经大转子远侧的打入头颈钉的切口进行操作。经髓内主钉切口的操作一般采用骨钩或直角钳，将骨钩的尖端插入骨折端，通过手部的扭转进行撬拨复位。2014 年，韩国学者 Kim 介绍的使用骨钩撬拨复位技术，取得良好疗效。

1）若头颈骨块向内、向前错位，首先适当放松牵引并外旋患肢，使得骨折断端的前方张开一个口子，从主钉入口插入骨钩，骨钩的弧面抵住头颈骨块的前方皮质，骨钩的尖端勾住外侧的股骨干皮质，以此为扭力杠杆的支点，向内扭转骨钩，使骨钩尖端抬起股骨干皮质，最后内旋患肢使前方皮质对齐，骨折断面的开口闭合，畸形获得纠正。

2）若头颈骨块向内后方移位，同样外旋患肢，使骨折端前方张口，从主钉入口插入骨钩后，尖端勾住头颈骨块的前侧皮质，向外扭转骨钩，使骨钩尖端抬起头颈骨块皮质，最后内旋股骨干使前侧皮质对齐，闭合开口间隙。

3）也可经大转子远侧打入头颈钉的切口进行复位操作，插入骨膜剥离器、弯形组织剪等，以股骨干的前方皮质为杠杆支点进行撬拨，在头颈骨块撬拨抬高的同时内旋患肢，可获得前方皮质的满意对位。

完成复位后，骨折端即处于自然的松弛状态，骨折复位往往能够获得自然的维持。也可经皮钻入一枚克氏计用于临时固定，需注意克氏针不能影响后续的髓内钉插入和打入头颈钉，也可在助手通过复位器械在按压、顶起的状态下，快速插入髓内钉。

在插钉过程中出现的骨折再移位或复位丢失，通过骨钩扭转撬拨技术，也可获得良好的再次复位。

五、股骨转子间骨折复位质量的判断标准

骨折良好的复位可提高内固定术后整体固定强度，负重应力均衡分布在内固定物和骨骼之间。骨折复位不佳，术后强度完全依赖内固定的机械强度，则容易发生一系列的器械并发症，如螺钉从股骨头切出、术后断钉、骨折再移位及骨折不愈合等。

骨折的复位包括对线和对位两方面。许多学者提出过股骨转子间骨折的复位质量标准。在判断骨折的对线方面，均采用 Garden 指数，基本没有差异，但在判断骨折的对位方面，则各有不同，差异较大。

（一）对线的判断

判断转子间骨折对线，也采用股骨颈骨折的 Garden 指数：正位片股骨头颈内侧骨小梁中央轴线与股骨干内侧皮质之夹角呈 160°；侧位片股骨头的中央轴与股骨颈的中央轴位于一直线，呈 180°。正位片亦可用股骨头轴线与股骨干轴线之夹角判断，应在 150°~155°。正位大粗隆顶点与股骨头中心成一个平面。解剖复位虽然令人满意，但对粉碎性骨折和伴有骨质疏松时，轻度外翻复位将使骨折更加稳定。

（二）对位的判断

判断转子间骨块的对位，常采用的标准是一个皮质的厚度，即 4~5mm，对位在一个皮质的厚度之内为好，超出一个皮质的厚度则为差。

1.Sembo 等，于 1988 年提出优良复位的标准

（1）正位：解剖复位或轻度外翻成角。

（2）侧位：向前或向后成角≤20；任何方向骨块之间的分离 <5mm。

2.Baumgaertner 等，于 1995 年提出标准

临床广泛采用（表 5-5）：

（1）对线：正位正常或轻度外翻、侧位成角 <20° 。

（2）对位：任何骨折块之间移位 <4 目。优：同时符合上述对线和对位的 2 项标准，可：符合上述其中 1 项，差：上述 2 项均不符合。

3.Fogagnolo 等，于 2004 年提出标准

（1）对线：正位上颈干角恢复正常或轻度外翻、侧位上成角 <20° 。

（2）对位：主要骨块在正、侧位 X 线片上对合部分 >80%、短缩 <5mm，同时符合上述 2 项标准为好，仅符合 1 项标准为可接受，2 项标准都不符合为差。

表 5-5　Baumgaertner（1995）股骨转子间骨折复位质量标准

复位质量	对线：Garden 指数	对位
好	正位：正常或略外展	任何骨块间的错位 <4mm
	侧位：成角 <160°	
可接受	仅符合对线或对位的一项	
差	对线和对位均不符合	

4. 新的骨折复位质量标准

股骨转子间骨折的现代治疗，强调闭合微创，无须对骨折准确的解剖复位。目前的内固定器械，均无法常规固定小转子，也不再强调对小转子骨块的复位固定（因此按 Baumgaertner 标准，如果小转子没有复位，则仅能达到“可接受”的标准）。以前学者们提出的头颈骨块与股骨干骨块之间的皮质对位标准，只强调了相互间的错位不超过一个皮质厚度（4~5mm），但并没有提出皮质错位的方向问题。2015 年，张世民等首次提出了前内侧皮质支撑复位的概念，提出了前内侧皮质的三种位置关系：正性、中性、负性（图 5-2），特别强调前内侧皮质经过滑动后的相互抵着和二次稳定，提出了转子间骨折新的复位质量标准。

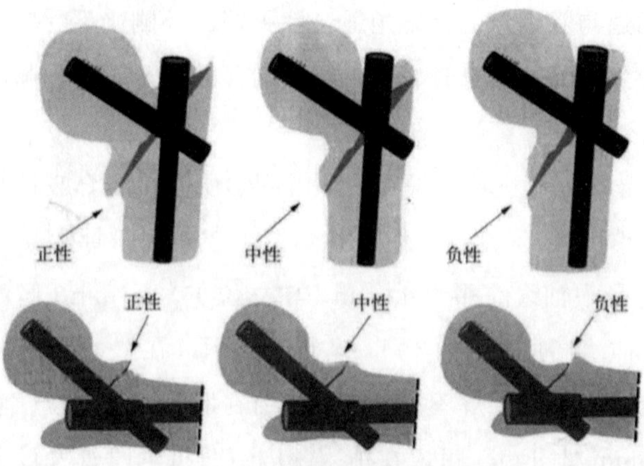

图 5-2　前内侧皮质的对位关系

六、选择合适的大转子入钉点

一个合理的入钉点，往往决定一个理想的头髓钉位置。对于大部分头髓钉而言，由于股骨近端髓内钉为短钉，且髋关节前后位下主钉存在一定外展角（PFNA 的主钉外展角为 6°，PFNA-H 的主钉外展角为 5°），故正位透视下，理想的入钉点通常位于大转子的尖部或稍微偏外一些，而髋关节侧位透视下位于股骨干中轴线与股骨外侧壁边缘连线交会点。

然而，由于臀部的肌肉脂肪肥厚、手术铺巾占位、躯干向健侧弯曲困难、下肢不能内收等原因，致使手术医生的操作轴线与股骨髓腔轴线之间有一向外的成角，即站立于侧方的医生操作轴线反映在股骨近端的扩髓上，将形成一偏外的骨洞轨迹。而且，大转子顶点的尖部最高点往往不是理想的入钉点，因为该位置往往偏离于股骨颈侧位中轴线，导致导针容易从后方穿出。大转子顶点常受骨折线累及碎裂，本身骨质也更为稀疏。如果从大转子顶点插入导针，扩髓形成的骨洞通道，在医生操作轨迹的影响下将自然偏向外侧。髓内钉从偏外的骨洞通道插入，对外侧壁造成挤压撞击，容易导致外侧壁的骨折破裂，而且将股骨干向外侧挤压撑开，使股骨骨干与头颈骨块的间隙撑大，接触面积减少，即所谓的“撑开效应”。

头髓钉是治疗原发性外侧壁破裂的转子间骨折（AO/OTA 31A3 型）的好方法，但如果发生术中医源性的外侧壁破裂导致转子区骨折，髓内钉的固定强度将大打折扣。因此，在正位 X 线透视下可将入钉点从“大转子顶点”，向内移至“大转子顶点内侧壁”（约 5mm）。此处很少受到骨折线损坏，容易扪摸定位，而且扩髓的骨洞通道与髓内钉的外偏角适合性更好，外侧壁不受挤压；偏内扩髓也能磨除头颈骨块外上缘的高耸骨嵴，减轻髓内钉的撑开效应和髓内钉对头颈骨块的内翻挤压。

2014 年，Farhang 等进行了一项股骨解剖学研究，结合股骨的解剖形态，以确定转子间骨折的最佳入钉点。作者共测量了 374 例股骨标本，结果发现股骨大转子顶点较股骨中轴线前移约 4.6mm（中立位），5.1mm（解剖位），较中轴线外偏约 7.1mm（解剖位中立位）。该研究提示，在置入股骨髓内钉时，选择大转子尖端作为入钉点时，并不能确保髓内钉在股骨内中立位，而选择在股骨大转子尖端后方 5mm 处开口，可以在植入髓内钉时抵消股骨大转子尖端偏倚而造成的髓内钉植入误差，确保髓内钉在矢状位上位于股骨髓腔的中间。2010 年，Anastopoulos 等通过计算机辅助的方法确定髓内钉的入针点，他们通过对 22 具股骨标本进行 CT 扫描、建模后测量了股骨髓腔轴线出口于大转子的位置，测量结果显示，髓腔轴线出口于股骨颈中轴线后方 3.5 ± 1.5mm 处。作为组合装置，髓内钉主钉入点偏后，则头颈钉入钉点也应偏后。然而，亚洲人与西方人种存在体格差异，亚洲人的股骨具有更大的前弓，偏后入钉容易造成主钉与股骨的撞击，故中前 1/3 交界处作为入钉点更加合理。2017 年，Chon 等采用 108 个韩国人股骨标本，经 1mm 层厚 CT 扫描后建立 3 天股骨及髓腔模型，再将 PFNA- Ⅱ以最佳适配性模拟植入股骨髓腔，观察髓内钉在近端与大转子结构的重叠位置，即反向观测其最佳的入钉点位置。结果发现，理想的入钉点位于大转子顶点内侧平均 2.38mm（标准差 3.53mm）。

此外，术前需要考虑大转子是否存在骨折，骨折后受到臀中肌的牵拉大转子通常在侧位向后侧移位，故更不能简单地以大转子顶点作为参考点。实际操作时，可以选择股骨近端最前方皮质矢状面后移约 5mm 处作为入钉点。大转子前方皮质中前部的斜坡通常是骨折容易累及的部位，如果术前 CT 提示该处骨折，术中扪及骨折断端的裂隙即可作为入钉点。

由于医生站在侧方操作有一偏外的弧形轨迹，直型的导针插入后很容易从内侧穿出（骨折分离的小粗隆处），有损伤内侧血管的危险。解决方法包括：①采用向外侧开口的尖锥。②在导针入点的近侧，用手指或器械（如骨膜剥离器）将导针向内推顶，使其在入钉点的局部维持与髓腔一致的轴线。③将导针尖端的 1cm 弯成柔和的 10°~20° ，插入时保持成角的尖端指向外侧，对医生偏外的操作轨迹有部分抵消作用，导针容易进入股骨干髓腔，防止从内侧空虚处穿出。

七、术中骨折再移位与预防

复位满意的骨折只有在术中维持稳定并直至内固定植入后才能获得良好效果。因为，术中的操作、内植物的放置与安装等，都会导致骨折复位的丢失和再次错位，尤其在主钉插入髓腔后更易出现复位丢失。

（一）术中骨折再移位的原因及处理

1. 导致骨折术中再移位的原因

1）骨折不稳定，插入髓内主钉时动作过于猛烈粗暴，患者髓腔过细、体型肥胖等，导致主钉插入困难，术中需要反复使用大力才能插到理想位置，甚至需要用榔头敲击。

2）老年患者骨质疏松、股骨大转子粉碎及股骨颈基底部皮质坚硬，在扩髓过程中扩孔钻头自然偏向股骨大转子一侧，造成股骨颈基底部外上角处坚硬的骨皮质无法去除。主钉插入股骨髓腔后受到近端坚硬骨皮质的阻挡，主钉自然向外移位，推挤股骨大转子，同时骨折远端受到肌肉的牵拉，再次出现外旋移位而发生复位丢失（近折端下移，远折端上移）。严重者出现骨折线分离移位，股骨大转子外侧壁磨破。

3)矢状面不稳定的骨折，尽管闭合复位骨折端，但由于骨折本身极不稳定（如髂腰肌牵拉），受到主钉插入等外界因素干扰，则容易出现再移位。

2. 纠正复位丢失

是手术过程中非常重要的一个环节。复位丢失可采用的纠正方法如下：

1)单纯内旋患肢，对于轻度复位丢失者，不用拔出主钉，将患肢再进一步内旋，通常即能纠正移位。

2）外侧阻挡再次扩髓，对于产生撑开效应、股骨大转子相对完整的骨折，必须拔出主钉，在钉道的外侧壁插入金属器物（如甲状腺拉钩），再次扩髓，由于金属强度高于骨皮质，因此可以磨掉内侧壁骨皮质。

3）拔出主钉＋修整内侧壁＋内旋患肢，对于产生撑开效应、股骨大转子疏松、粉碎的骨折，必须将主钉拔出，用骨刀和咬骨钳去除股骨颈上端基底部坚硬的骨皮质。充分修整内侧壁，然后辅以骨钩牵拉，再内旋患肢，重新插入主钉。对于肥胖患者，由于部位较深、操作较困难，可能会明显增加手术时间和术中出血量。

4）矢状面不稳定的骨折再移位，单纯旋转患肢难以复位，必要时有限切开，在器械辅助下再次复位，必要时可先拔出主钉。

（二）术中骨折再移位的预防

对于术中复位再丢失，虽然通过不断努力，采用各种措施，最终能够纠正移位，但手术时间、出血量增加却是不争的事实，加重了患者的创伤和痛苦。出现问题再纠正毕竟是下策，预防才是上策。骨折再移位的本质属于头颈骨块的旋转移位，故术中维持头颈骨块的稳定尤为重要。为避免术中骨折复位丢失，可考虑采取如下措施：

1）术前仔细阅读X线片，对累及股骨颈基底部的骨折加以高度警惕。

2）在扩髓的同时对股骨大转子外侧壁给予支撑，顶住股骨大转子，施加压力，以使扩孔钻头充分磨掉股骨颈上端基底部的骨皮质，避免主钉插入后发生复位丢失，造成骨折再移位。

3）插入髓内主钉时，动作尽量轻柔，不使用暴力。

4）不稳定的骨折，如矢状面的移位性骨折，复位满意后可以考虑克氏针临时固定，预留出插髓内主钉的空间，即避免骨折再移位，又不影响手术的进行。

八、准确打入股骨头导针的定位技术

对于不稳定型股骨粗隆间骨折，C型臂X光机透视下的闭合复位短型头髓钉固定已为治疗的主流。在正位透视确认头髓钉的插入深度之后，即主钉斜孔中点的延长线经过股骨头中点（意味着拉力螺钉或螺旋刀片位于正位的中央）或略偏下（位于正位的中下1/3交界），如何在侧位一次性将导针准确的打入股骨头中央，是提高固定质量、获得满意TAD、减少并发症的关键。2009年和2013年，Nishiura和Brandon分别介绍了操作方法，利用标准股骨颈侧位透视技术，将股骨头颈、髓内主钉、体外导向器三者轴心重叠在一条直线，显著提高了一次性在股骨头正中植入导针的准确率。

（一）标准股骨颈侧位的定义

由于颈干角的关系（130°），当C型臂X光机球管的射线与患肢成40°夹角时，X线基本垂直于股骨颈的长轴投射，此时所拍摄的髋关节侧位，即能显示股骨头颈的全长侧位影像。

由于股骨颈前倾角的存在，通常的躯干水平位透视（即Lauenstein位）难以准确定位导针的位置，看似的中心并不真正代表股骨头的真正中心。通过冠状面旋转 C 型臂 X 光机 10°~30° 来抵消股骨颈前倾角，获得股骨颈长轴与股骨干的长轴重合时的投射位置，即标准的股骨颈侧位。标准股骨颈侧位不受股骨颈前倾的影响，能真正反映内固定在股骨头的位置。当股骨头颈—股骨干轴线一致时，从股骨干轴线向股骨头两侧所做的切线，其夹角 BAD 与 CAD 大小一致。

（二）一次性准确打入导针的操作方法

插入头髓钉后，通过正位透视，观察头髓钉近端斜孔向股骨头的延长线，确定其插入的深度：一般倾向于将螺旋刀片放置在股骨头的正中，将拉力螺钉放置在股骨头的中下 1/3 交界。主钉插入深度满意后，安装体外导向器手柄（瞄准器）。此时将 C 型臂 X 光机置于侧位，在“股骨头颈 - 股骨干、头髓钉主钉、体外导向器”三者轴线重叠在一条直线时，一次性打入头颈骨块导针，即可保证导针在侧位上位于股骨头正中。具体操作方法如下：

1）在侧位透视时，适度抬高 C 型臂 X 光机接收器，使之与水平面成 10°~15° 夹角，或向对侧倾斜手术床，目的是消除股骨颈前倾角的影响，使股骨头颈与股骨干在侧位影像上成一直线，即获得标准的股骨颈侧位影像。

2）已经插入股骨髓腔的头髓钉，此时也与股骨头颈—骨干的轴线一直。

3）观察体外导向器手柄在标准侧位片上的位置，如果偏前位于主钉上方，则向后转动；如果偏后位于主钉下方，则向前转动。

4）在“股骨头颈干、头髓钉主钉、体外导向器”三者轴线重叠在一条直线时，维持导向器不动，打入头颈骨块导针。

5）正位透视，确定拉力螺钉（或螺旋刀片）长度后，打入股骨头颈骨块固定螺钉（螺旋刀片）。

（三）术中透视定位的技巧与注意事项

当 C 型臂 X 光机处于标准股骨颈侧位，通过调整导向器的角度，使之与 C 型臂 X 光机的投射线处于同一平面，即可确定导针的进针点位于股骨颈和股骨头的中间位置。通常情况下 1~2 次进针即可到达股骨头理想的位置，如果导针的进针点于股骨近端偏前或偏后，可以在侧位透视时根据导向器的投影，适当调整导针的进针方向。熟练本技术后，导向器即使未能够完全与股骨颈干重叠，也可以根据导向器的投影调整进针角度，多数情况下可以一针到达股骨头理想的位置。

术前将C型臂X光机主体置于两腿之间的合适位置，通过冠状面滑动C型臂X光机即可透视髋关节正侧位。C型臂X光机垂直90° 透视髋关节正位时，由于不向股骨颈打入导针，仅凭套筒和髓内钉主钉螺旋刀片孔道的位置，判断导针的方向和在股骨头的位置存在一定的偏差。常见的情形为导针在股骨头的位置高于主钉孔道中心延长线的估测位置，因此，如果根据螺旋刀片孔道上缘的延长线作为参考线，而不是孔道中心延长线，或者当中心延长线位于股骨头理想位置时，再适当将主钉往下敲5mm左右，导针的实际位置可能相对比较满意。

总之，应用PFNA等头髓钉治疗股骨转子间骨折时，利用标准股骨颈侧位有助于术中准确定位导针在股骨头的位置，从而减少手术时间，降低患者和医务人员X线曝光量。

九、控制打入股骨头内植物的位置

（一）评价方法

将头颈骨块内植物安放在股骨头里的理想位置，是获得内固定稳定、提高手术质量、预防失败并发症的关键因素。评价内植物（拉力螺钉、螺旋刀片）在股骨头内的位置，有三种方法。

1. 九宫格位置法

1959年由Cleveland提出，将股骨头的正侧位分为三等分，记录拉力螺钉的钉尖在正位片的“上中下”和侧位片位置“前中后”，标记在一张九宫格图纸上，该方法属于描述钉尖位置的定性研究。

2. 比值法

1992年由Parker提出，在正位片，经股骨头中心点画出头颈轴线的垂线，该垂线与股骨头下皮质相交点（A）、内固定中轴相交点（B）、上皮质相交点（C），测量并计算AB/AC的比值。同样方法测量侧位片的比值。该方法属于半定量研究，但不能判断钉尖打入的深度。

3. 尖顶距法（TAD）

1995年由Baumgaertner等提出，在术后即刻正、侧位X线片上，测量拉力螺钉尖（Tip）至股骨头-颈中轴线与股骨头关节面交界顶点（Apex）的距离之和，以毫米为单位并校正放大系数。该方法为定量描述，一个数值反映了内植物的位置和打入深度，即是否居于正中和深度是否足够。TAD<25mm时，股骨头内植

物很少切出。术中在打入拉力螺钉之前，可用定位导针来估计 TAD 的大小。测量导针尖与股骨头顶点的距离，再与导针的螺纹长度（10mm）相比，在 1~1.5 倍，正侧位 TAD 均在 10~15mm，总体应该不超过 25mm。经过训练的医生，术中用肉眼目测，基本就能够控制 TAD 的范围。

股距尖顶距法（Cal-TAD），2012 年由 Kuzyk 等提出，在正位片对 TAD 的测量上做了修正，侧位片与传统 TAD 完全相同。在正位片上首先画出股骨头颈中轴线，再沿下方的股骨距，做一条与头颈中轴线的平行线作为基准线，与股骨头软骨下皮质相交（B 点）。测量螺钉尖端（Tip）与该点的距离，即为正位片 Cal-TAD。股距尖顶距解释了内植物安放在中下 1/3（此时尖顶距数值增加）但仍然把持力强、很少切出的现象。

（二）最佳位置的选择与争论

拉力螺钉与螺旋刀片的性状不同，其在股骨头内的最佳位置可能不同（表 5-6，表 5-7）。另外，股骨头的受力，都是来自上方（站起之后的立位）与前方（站起的过程中）的压力，内植物的切割方向也是向上向前，因此，故意将其偏下偏后放置，也是有理论依据的。

表 5-6 拉力螺钉在股骨头内位置的对比

	正位片位于股骨头正中	正位片位于股骨头中下 1/3
优点	接受 TAD 理念	接受 Cal-TAD 理念
	拉力螺钉沿半球的直径，可以打入最深、骨小梁最密集部位，把持力最强	拉力螺钉在负载的情况下，容易向上方切割位移，而将其放置在中下 1/3，在上方留出了足够的距离，有部分切割迁移也不至于发生切出而失败
	无论站立位（股骨头上方受力）还是下蹲位（股骨头前方受力），拉力螺钉均位于负荷的中心轴线上，股骨头无旋转扭力	如连接于髓内钉，则其尾部也相应地下移，钉尾不至于突出太多
	拉力螺钉轴向与头颈骨块轴向一致，滑动中无偏差	如连接于侧板系统，则上方空间充足，打入防旋螺钉比较容易，布局良好
缺点	拉力螺钉如连接于侧板系统，则上方空间有限，打入防旋螺钉比较困难，布局不佳	拉力螺钉并非打入最深
	拉力螺钉如连接于髓内钉，则其钉尾可能突出较多，这在身材娇小的亚洲女性更为明显	拉力螺钉轴向与头颈骨块轴向不一致，滑动中出现偏差
		站立位（股骨头上方受力）拉力螺钉为中心受力，下蹲位（股骨头前方受力）则是偏心受力有可能导致股骨头旋转或拉力螺钉从前方切割

表 5-7　螺旋刀片在股骨头内位置的对比

	正位片位于股骨头正中	正位片位于股骨头中下 1/3
优点	接受 TAD 理念	接受 Cal-TAD 理念
	螺旋刀片沿半球的直径，可以打入最深、骨小梁最密集部位，把持力最强	如连接于髓内钉，则其尾部也相应地下移，钉尾不至于突出太多
	螺旋刀片在负载的情况下，容易沿轴线向内侧切割迁移，而将其放置在正中，则在内侧留出了足够的距离，有部分切割迁移也不至于发生穿透而失败	如连接于侧板系统，也无须在股骨头内再打入防旋螺钉
	无论站立位（股骨头上方受力）还是下蹲位（股骨头前方受力），拉力螺钉均位于负荷的中心轴线上，股骨头无旋转扭力	
	螺旋刀身与头颈骨块轴线一致	
缺点	螺旋刀片本身具有内锁机制，锁紧后具有防旋转功能，不必再在股骨头内打入防旋螺钉	螺旋刀片并非打入最深
	螺旋刀片如连接于髓内钉，则其钉尾可能突出较多，这在身材娇小的亚洲女性更为明显	螺旋刀片与头颈骨块轴线不一致
		站立位（股骨头上方受力）螺旋刀片为中心受力，下蹲位（股骨头前方受力）则是偏心受力，有可能导致股骨头旋转或螺旋刀片从前方切割

十、打入远侧交锁螺钉

远侧交锁螺钉是头髓钉系统的 3 个主要部件之一。目前的髓内钉系统，均推荐常规打入远侧交锁螺钉。远侧交锁螺钉主要作用包括：①维持股骨长度，防止骨块下沉。②控制股骨干旋转。③分担主钉应力负荷。④增加“股骨—髓内钉复合体”的整体扭矩刚度。

尤其对不稳定型股骨转子间骨折，由于骨折端粉碎、间隙增大，头颈骨块经二次滑动、嵌紧坐实后，股骨短缩明显；头颈螺钉（螺旋刀片）穿过薄弱的股骨外侧皮质，对股骨干旋转控制力有限；骨折端皮质对位不充分，早期负荷主要由头髓钉承担，要求内固定物整体有更高的失效荷载强度。因此，治疗这类不稳定型的三或四部分骨折，必须使用远侧交锁螺钉。

（一）短型头髓钉的远侧交锁螺钉

在体外导向器辅助下植入，因距离短，髓内钉在体内变形小，一次性植入准确性较高；但交锁螺钉是在股骨干上打入，螺钉处有应力集中现象，易出现经过交锁螺钉孔的二次骨折。

在体外导向器套筒的引导下，先用电钻在股骨干上钻孔，注意电钻不可穿透内侧皮质太多，防止损伤走行于内侧的股部血管（股深动脉分支）。测量（估计）螺钉长度后，顺导向器套筒，拧入交锁螺钉。该交锁螺钉应该横跨在股骨内外侧皮质上，钉尖露出不超过 5mm，钉尾靠近外侧皮质即可，不可拧入过紧。拧入过紧将压迫损害外侧皮质，降低局部股骨干的强度，增加该处发生二次骨折的风险。

确定远侧交锁螺钉的长度，一般可采用 3 种方法：

1. 解剖资料

老年人股骨中段骨干的冠状面直径（内外侧皮质间距离），一般在 30~34mm。打入的交锁螺钉需略长一些，因此所需的螺钉长度多在 34~38mm，女性略小些，以 34~36mm 为多；男性略大些，以 36~38mm 为多。

2. 采用测深尺测量

这是比较准确的方法，但一些因素可能干扰测量结果，如测深尺有时难以勾住远侧皮质，测深尺的弯曲尖端勾住软组织条索，在取出电钻插入测深尺的过程中“眼—手记忆 hand-eye memory”容易丢失，测深尺方向插入不准。

3. 利用术中透视影像进行计算

髓内钉远端的直径是已知的真实数据是 10mm，少数 9mm、11mm，在正位透视影像上，利用该已知髓内钉的直径与其影像测量的直径数据做比值换算，作为放大比例尺，用尺子测量透视屏幕上的股骨影像直径，再换算成真实的股骨直径。

公式：股骨内外侧皮质直径 D =（远段髓内钉的真实直径 d/ 测得的髓内钉影像直径 d'）× 测得的股骨影像直径 D'。实际使用的交锁螺钉长度应再加上 5mm。

（二）长型头髓钉的远侧交锁螺钉

远侧交锁螺钉因置入距离长，由于髓内钉变形和体外导向器的偏差，一次性置入准确性显著下降，有时需徒手操作，延长了手术时间，增加麻醉时间，对于有多项内科并发症的老年患者尤其不利。此外，目前置钉过程大多需 X 线多次透视确认，患者及术者均受到了更多 X 线辐射。

既往有报道采用徒手置钉技术，但具体操作因各厂家产品不同而有所不同，且与术者个人经验有关，学习曲线长，可重复性较低。其实，髓内钉的长度是不会改变的，改变的是其在股骨髓腔中的前后距离，目前的解决办法包括：

1）采用高度调节器，通过透视技术确认准确的高度，即可一次性准确打入交锁螺钉。

2）电磁导航置钉技术，有置入准确、快速和无须；X 线透视等优点，应用前景良好，但价格较昂贵，且容易受金属物品的干扰。

3）有些器械公司在长钉的远端交锁导向架上，装有前后方向的定位杆，首先通过前方的钻孔，将定位杆插入抵住髓内钉，将其挤向髓腔的后壁，再进行远侧交锁螺钉的打入，也能很大程度提高交锁的准确性。

十一、内固定术后的稳定性评估

1980 年 Kaufer 提出，股骨转子间骨折经内固定之后，整体稳定性由下列 5 个因素决定：①骨折类型（稳定型、不稳定型）。②骨骼质量（骨质疏松程度）。③骨折复位质量。④内固定选择（髓内、髓外）。⑤内固定安放位置（在股骨头内位置，TAD）。其中骨折的复位质量是影响内固定治疗效果的最重要前提因素。对股骨转子间骨折而言，骨折复位质量的优劣，往往决定了后续的内固定质量（内固定位置），甚至最终的治疗结果。骨折复位不够，将有可能导致一系列的后续并发症，从打入股骨头内的拉力螺钉位置不正确，到内固定系统的力学稳定性失败。

2013 年，Lee 等提出了一个头髓钉内固定术后骨折稳定性的评分表，共 3 类 7 个指标（表 5-8）。他们发现，术后即刻影像如果评分在 6 分及以上，骨折的稳定性复位基本可以获得维持，直至愈合。

不论原始骨折是稳定型或不稳定型，骨折的复位质量是第一位重要的（包括对线和对位），第二位是内固定的安放位置（TA6 或 cal-TAD），内固定的选择（髓内或髓外）和术后外侧壁的状况（是否骨折）也有影响。

张世民等提出一个新的术后稳定性判断标准（表 5-9），共 8 分，包括复位质量（4 分）、手术技术（2 分）、内固定选择（髓内钉，1 分），术后外侧壁完整（1 分），术后达到 6 分及以上者，稳定性均属优良。

表 5-8　股骨转子间骨折髓内钉术后稳定性的影像学判断（Lee，2013）

参数		记分
解剖复位（4 分）	后内侧皮质有接触	2
	成角 < = 5°	1
	没有过牵（至少一个皮质没有轴向间隙）	1
内固定技术（3 分）	TAD< = 5mm	1
	入钉点，在由转子尖或其内侧	1
	拉力螺钉尖在(正中或偏下, Cleveland5、6、8、9）	1
骨折类型（1 分）	稳定型骨折（Kyle 分类Ⅰ、Ⅱ型）	1
总分：8 分。如果术后即刻影像评分超过 5 分，则骨折内固定后是稳定的		

表 5-9　股骨转子间骨折术后稳定性判断标准

参数		说明		记分
复位质量	Garden 对线	正位	颈干角正常或略外展	1
		侧位	180°，成角 <20°	1
	前内侧皮质对位	正位	内侧皮质：正性或中性支撑	1
		侧位	前侧皮质：平齐	1
内固定技术	拉力螺钉（螺旋刀片）位置	正位	TAD 或 Cal-TAD 符合要求	1
		侧位	正中，或 Parker 比例 40%~60%	1
内固定选择	采用头髓钉	中轴固定		1
术后外侧壁	外侧壁完整			1

十二、术后处理

良好的术后管理是对手术效果的有效补充，加速患者康复。

对于合并较多内科疾病的老年患者，术后转入外科重症监护室（SICU）进行综合处理，定时复查血常规、血生化、血气分析等检查，评估患者术后基本情况。次日，若患者病情稳定，生命体征良好，即可转入普通病房，进入下一步康复流程。

对于身体状况较好的老年患者，术后直接返回普通病房进行治疗。麻醉反应过后，嘱患者适量饮水，补充血容量。当日在有效镇痛辅助下，鼓励患者进行深呼吸和咳嗽，以扩张肺部，用手牵拉床头吊环练习坐起，锻炼心肺功能。

术后继续使用预防性抗生素（一般均为第 1~2 代头孢菌素类抗生素，如头孢呋辛）1 次，在 24 小时内停用抗生素。

术后第 1 日开始，每日皮下注射低分子量达肝素钠 4000IU，同时嘱主动或被动活动足踝关节或在空气动脉靴帮助下，促进小腿静脉回流，防止深静脉血栓形成。对于放置伤口引流的患者，观察引流量，若小于 50mL，则拔除伤口引流管，否则延长至 48 小时内拔除。监测血常规、电解质和其他代谢指标。对 Hb 低于 8.0g/dL 且有症状的患者，输注红细胞悬液，应用药物促进造血功能恢复。

术后第 2 日，对于引流管尚未拔除者，进行伤口换药同时拔除伤口引流管。对留置导尿管患者，进行导尿管夹闭锻炼并及时拔除，降低尿路感染风险。行假体置换术患者，嘱其进行“直腿抬高”训练，恢复下肢肌力，至术后第 3 日在家属及医生帮助下开始下床活动。行髋部骨折内固定的患者，鼓励患者在床上进行活动。复查 X 线片，对复位内固定牢靠者，在术后 10 天左右，如患者全身情况允许且本人能够耐受，鼓励其在搀扶下扶拐下地站立，绝对防止跌倒。对复位和内固定质量不够稳定者（如外侧壁骨折，内侧皮质负性支撑），则延长患者的卧床制动时间，直至 X 线片显示骨折端有骨痂愈合。

第五节　股骨近端滑动型侧板内固定

滑动型侧板内固定系统以经典的滑动髋螺钉（SHS），或称动力髋螺钉（DHS）为代表，已有近 80 年的临床应用历史。侧板系统属于偏心固定，生物力学性能不如中心固定的头髓钉系统。但安放钢板的切口显露广泛，年轻医生通过眼看手摸，能够获得直接体会，学习曲线容易，手术技术容易掌握，而且绝大多数骨折也是闭合复位，并不显露骨折端。

一、侧板系统的指征

经典的动力髋螺钉，适用于外侧壁完整的简单型股骨转子间骨折（31A1 型和 31A2.1 型），优点是价格便宜，强度足够，对患者的生理干扰（隐性失血）少。

螺旋刀片型动力髋螺钉（DHB）本身具有能力，通过挤压骨小梁而与股骨头锚合，更适合于骨质疏松的老年患者。

经皮加压钢板（PCCP）为钉侧板系统，也具有动力性的滑动加压能力，双钉还具有抗旋转能力，其向近侧延伸的钢板，更适合于外侧壁危险型的股骨转子间骨折（31A2.2 型和 31A2.3 型）。

配合侧板系统使用的拉力螺钉（lag screw）和螺旋刀片（helical blade），其直径（13mm）均较用于髓内钉者（10.5mm）为粗。在侧板系统和髓内钉系统中，两者安放头颈内植物的顺序不同，前者的操作步骤为先打入拉力螺钉（螺旋刀片），再安装侧板套筒；后者的步骤为先插入髓内钉，再在髓内钉的斜孔中打入拉力螺钉（螺旋刀片）。

二、侧板内固定的手术步骤

1）麻醉成功后，患者平卧于骨科牵引床。垫好会阴部，健肢外展。C 型臂 X 光机置于两腿之间。先进行骨折的闭合手法复位，经过“外旋—牵引—外展—内旋—内收”等步骤，多数骨折能够获得满意的复位质量。C 型臂 X 光机正侧位透视，确认头颈骨块与骨干骨块的“对位、对线”良好，前侧皮质平齐，颈干角及前倾角恢复。用牵引床脚踏板固定下肢。标记股骨大转子顶点和髂前上棘，从大转子的侧方高点（股外侧肌嵴）沿股骨轴线，向远侧画出切口线。常规消毒、铺巾，贴无菌隔离薄膜。

2）从股骨大转子顶点纵向向下延伸 3cm，依次切开皮肤、皮下、阔筋膜张肌，将股外侧肌从其后缘剥离，向前牵拉（经肌间隙进入），或直接劈开股外侧肌肉（经肌肉进入），显露股骨外侧皮质，用骨膜剥离器适度剥离暴露股骨近段外侧。对稳定性差的骨折，可在靠近股外侧肌嵴处打入一枚克氏针（6.5mm 空心钉导针）做临时固定，兼做防旋导针（最后沿导针打入防旋螺钉），注意该固定针的位置不能妨碍后续拉力螺钉和钢板的操作。为了判断股骨颈的前倾角，可将另一枚导针沿着股骨颈前方，插向股骨头方向，并将其轻轻地打入股骨头，作为前倾角的指示。

3）顺股骨干轴线方向，放置合适角度的 DHS 导向器（常用 135°），将导向导管沿指示导针指向股骨头的中心。先用 2.0mm 钻头打开外侧皮质，然后通过 DHS 角度导向器导管打入 2.5mm 带螺纹导针，与前述前倾角指示导针平行，并指向股骨头的中心。注意导针的入点，随所采用钢板套筒角度的变化而变化。如果选用的角度较大，套筒角度每增加 5°，进针点需向远端移动 5mm。如当导向器导管的角度为 135° 时，导针入钉点在小转子的中点平面，约在大转子骨嵴远侧 2.5cm，即臀大肌腱的止点平面。注意：在整个操作过程中，直径 2.5mm 的螺纹导针是专门为 DHS 配套设计使用的。不要使用替代品（如光滑的克氏针）。如不小心拔出导针，应立即插回原处。

4）进行影像学透视，确认导针顺着股骨颈轴线，平行于前倾角进入，直到股骨头软骨下骨。用测量尺在导针上滑动直接读出导针在骨内的长度。计算扩孔深度和拉力螺钉长度（测量数据减去 10mm），扩孔应钻到软骨板下 10mm。按测量深度，组装三联扩髓器，扩孔器的深度为每隔 5mm 调节。用动力钻沿导针进行三联扩孔：为拉力螺钉扩孔（最前端），为钢板套筒扩孔（中段），为钢板套筒连接部位扩孔（最外侧斜面）。如为老年骨质疏松骨折，拉力螺钉进入股骨头不必攻丝。对于较为年轻或骨质坚硬的患者，攻丝是必要的，这将避免拧入拉力螺钉时的巨大扭力，导致头颈骨块的旋转。将 T 形扳手与拉力螺钉装好，逐渐拧入股骨头内。拉力螺钉每旋转 180°，则前进 1.5mm。

5）透视确认拉力螺钉在股骨头内的位置（正位：正中或中下，侧位：正中）和深度（距关节面 10mm）。扳手的 T 型手柄必须在螺钉拧入的最后，与股骨干轴线处于平行状态，这样，侧板的槽口才能准确的套入拉力螺钉。选用合适长度的侧方钢板，将其顺拉力螺钉的导杆送达股骨外侧皮质。用撞击头轻轻敲击钢板，使钢板与股骨近端服贴。打入 4.5mm 皮质螺钉，将钢板固定在股骨干上。

6）放松牵引床，用打入器对着钢板敲击几次，让头颈骨块沿着侧板套筒相互嵌紧。也可以通过尾钉收紧拉力螺钉，进行术中的骨折端加压，也可留待术后的肌肉收缩而获得二次滑动。注意：在骨质疏松的骨质中使用尾钉加压要特别小心，防止将拉力螺钉切割股骨头的骨螺纹而松脱，失去对股骨头的把持力。透视观察股骨头处拉力螺钉的位置，确保在收紧拉力螺钉的过程中没有骨纹切割、拉力螺钉滑脱（螺钉尖与股骨头的距离）。如果确实出现拉力螺钉松脱，则考虑更换更大直径的拉力螺钉，或在股骨头内注入骨增强剂（如骨水泥、硫酸钙等）。

三、侧板内固定的注意事项

1）安装侧板系统内固定，需要从股骨近端的外侧切开显露。这为术中采用器械（骨钩、剥离子等），对骨折端进行直接复位提供了机会。除了颈干角略外展外，应特别注意前侧皮质的对齐抵住，相互支撑。

2）侧板系统的三联扩髓钻，对外侧壁骨质破坏较大，将使外侧壁的骨性强度大为减弱，容易导致术中外侧壁骨折（尤其骨质疏松的外侧壁危险型），或术后头颈骨块滑动后挤压而导致外侧壁破裂。术中应常规准备大转子稳定板（TSP），以防不时之需。

3）股骨头里的拉力螺钉，本身没有防旋作用，靠收紧之后头颈骨块与股骨干之间的摩擦力提供防旋转功能。因此，可常规在拉力螺钉的上方（约 1cm）安装防旋螺钉。此时，拉力螺钉往往选择打入在股骨头的中下位置。

4）股骨头里的螺旋刀片，其自身锁定后，即具有防旋功能。因此，螺旋刀片往往选择打入在正中位置，亦无须再加用防旋螺钉。

5）动力髁螺钉（DCS）具有 95° 的侧板套筒，早先主要用在转子下骨折的治疗中，也可以用在外侧壁损伤的转子间骨折（A3 型）中。目前，对这类骨折常规推荐头髓钉固定，侧板系统使用较少。

第六节　股骨近端锁定型侧板内固定

股骨近端锁定型侧板系统，主要包括专门设计的股骨近端解剖锁定加压钢板（PERI-LOCPFP）和将股骨远端微创内固定系统反向使用的倒 LISS。

一、锁定侧板系统的指征

保持头颈骨块的滑动嵌紧、获得二次稳定，是股骨转子间骨折内固定的基本原则之一。锁定侧板系统通过其近端的多枚螺钉（普通拉力螺钉和锁定螺钉），能够实现骨折块的直接复位和即时加压，对粉碎性骨折有聚拢作用，维持其解剖复位，增强稳定性；但锁定钢板消除了头颈骨块的后续滑动能力，在骨折端吸收、出现间隙之后，丧失了获得滑动加压、二次嵌紧坐实、促进愈合的机会。因此，锁定型侧板系统在临床应用一段时间之后，出现了大量的断板、断钉、内固定失败现象。

笔者认为，锁定型侧板系统仅在头髓钉或滑动型侧板系统无法使用时，才作为备选方案之一，包括：①股骨畸形，如髓腔狭小、前弓过大。②外侧壁骨折、大转子分离、全转子区骨折。③存在较大的冠状面骨折块。④转子间骨折合并股骨颈骨折或转子下骨折。⑤严重的骨质疏松。⑥翻修手术。

二、解剖型锁定加压钢板的临床应用

（一）股骨近端锁定型钢板的特点

股骨近端锁定板是在动力加压接骨板和有限接触动力加压接骨板的基础上，结合 AO 的点接触接骨板和微创稳定系统的临床优势而研发出来的一种全新的骨折内固定系统。其中 Smith-Nephew 公司 PERI-LOCPFP（简称 PFP）具有代表性。PFP 设计特点：

1）在股骨近端拥有多达 6 种不同的螺钉选择，5 颗螺钉支持股骨颈及头部，

1 颗对准股骨距。多点固定在转子区最大程度增加了植入物抵抗旋转和内翻应力的能力。另外，每个孔都具备锁定和非锁定选择，利用锁定和非锁定型螺钉，PERI-LOC 系统能够建立角稳定结构，能有效地对抗成角塌陷及旋转移位，避免初期及继发复位的丢失，对正常骨质或骨质疏松的骨质均可提供足够的稳定固定，尤其在骨质疏松和粉碎性骨折中具有相当好的把持力，螺钉松动的发生率更低。其治疗方法符合生物力学原理，断端对位稳定，骨膜剥离少，属于“生物学钢板”，最大限度减少对骨折局部血供的损伤，有利于骨折及切口软组织愈合，减少了其他方法所带来的并发症；同时允许早期功能锻炼，减少卧床并发症的发生。

2）钢板解剖型带弓形的干部，使其对骨质的覆盖最大化，并向下延伸至股骨干以获得植入物的良好贴合。

3）经可 X 线的瞄准器进行微创操作，可减少可能产生的软组织损伤和对血供的破坏。股骨近端解剖型锁定钢板是解剖设计，手术中不需预弯塑形，减少手术时间，并能检验复位效果及位置，股骨颈部多钉多角度固定减少了螺钉穿出股骨头的发生率。

（二）手术方法

1）在手术牵引床上手术，麻醉后先行闭合复位，如复位满意可在手术牵引床上固定，术中可不用显露骨折部；如闭合复位不佳可在术中显露骨折直视下复位。于大转子股外侧肌嵴处向远端沿股骨长轴做 5cm 纵向切口，依次切开皮肤、皮下组织及髂胫束，将附着于股骨大转子的股外侧肌起点处纵向劈开，用两把 Hoffman 拉钩显露转子下区域。如果此时股骨近端复位欠佳，可用点状复位钳予以直接复位，必要时延长切口。

2）术中力求解剖复位，因为锁定加压钢板是解剖设计，钉孔锁定固定，钢板上下前后调节范围小，解剖复位可以减少螺钉不能正确固定骨折部。

3）钢板的放置位置应稍向后，有利于近端锁定均能锁入股骨颈内，因为股骨部钢板无前倾角设计，术中 C 型臂 X 光机透视可缩短手术时间及提高钢板位置放置的满意度。多轴锁定钢板在螺钉植入时具有更大的灵活性。通常近端锁 4~6 枚螺钉，远端以微创方式拧入 3~4 枚螺钉，要确保钢板远端方向与股骨干长轴平行。

4）老年骨折患者严重骨质疏松及有缺损可以用异体骨植骨，尽量不取自体骨以减少机体损伤，植骨可以促进骨折愈合及维持骨折复位。

5）术中尽可能地减少骨折周围软组织及骨膜剥离，可以促进骨折愈合及增加骨折复位稳定性。

6）术后鼓励患者主动及被动活动患肢，预防静脉血栓，减少肢体肿胀及卧床并发症。

（三）临床应用效果

国内学者报道的股骨近端锁定型侧板系统，临床效果均不错，这可能主要与我国患者手术后下地负重较晚有关。2011 年，Zha 等报道股骨转子间骨折用 PFP 治疗，骨折愈合率达 95%。但欧美学者报道的失败率很高，国内也有不少失败的病例。2013 年，Wirtz 等报道采用股骨近端锁定加压板治疗 17 例股骨转子间骨折，7 例失败（41.2%）需要二次翻修。2013 年，Streubel 等报道 29 例，经至少 20 个月随访，11 例（37%）发生内固定机械失败，内固定失败出现的平均时间为 18 周（2~84 周）。最常见的失败类型为伴有螺钉切出的内翻塌陷，术中应用支架螺钉和实施内侧皮质复位并不能显著减少患者内固定机械失败的发生。另外，在近端螺钉数量以及螺钉应用类型方面，组间也无显著差异。2014 年，Johnson 等报道 29 例，12 例失败（41.4%）。可见，早期下地负重，锁定侧板的失败率几乎达到一半。

三、反向 LISS 的临床应用

（一）反向 LISS 的特点

股骨远端 LISS 常规应用于股骨远端骨折，分左右侧。钢板骨干部分有 5 孔、9 孔和 13 孔，共 6 种规格，骨端部分有 7 个孔，其与股骨远端外侧骨的解剖形态相适应。LISS 具有微创置入技术的生物学固定原理与多枚成角稳定型螺钉的力学原理相结合的特点，尤其可增加对疏松性骨质固定的稳定性。它的最大优点就在于获得骨折部位坚强固定的同时，最大限度地减少对骨骼和周围软组织的损伤，提供有利于骨痂生长的环境。

将对侧肢体的股骨远端 LISS，反向应用于股骨转子部位骨折的治疗，有其可行性。

1）在生物力学方面，静力实验表明，股骨远端 LISS 钢板与动力髁螺钉（DCS）、95° 钛金属髁钢板（CBP）相比刚度相近；而动力性疲劳实验“干、湿”两种环境下，股骨远端 LISS 钢板要强于 DCS 和 CBP。也有研究表明，LISS 钢板轴向最大承重负荷要比髓内钉高出 13%；周期性轴向负荷量实验结果显示，LISS 钢板的弹性变形程度与髓内钉的弹性变形程度无显著差异。对于伴有严重骨质疏松或骨质相对减少的股骨远端及髁间骨折碎块，多枚角度固定的锁定螺钉可提供比传统松质骨螺钉更好的把持力，因此，LISS 钢板能满足股骨近端骨折内固定的生物力学要求。

2）从解剖结构上，股骨外侧髁与股骨大转子的解剖形态相近，LISS 原为股骨远端骨折而设计，后来经过临床不断实践证实也可用于股骨转子间骨折的治疗，并取得了很大成功。股骨远端 LISS 钢板为解剖型设计，其与股骨远端外侧面形态相匹配，股骨大转子部位的形态与股骨外侧髁相近。因此，股骨远端 L1SS 钢板也同样符合股骨转子部的解剖结构，将 LISS 钢板倒置后可与股骨近端的外侧面良好匹配，而对于股骨干存在向前的生理弯曲，只要选取对侧的股骨远端 LISS 钢板反向使用即可。

3）股骨远端 LISS 提供不同长度接骨板，最长的有 13 孔，使经皮置板、微创治疗各种类型的转子间骨折，以及延伸至股骨上段甚至中段的骨折也成了可能。

（二）临床应用效果

2002 年，周方等报道，应用股骨远端 LISS 治疗复杂股骨转子部骨折（A2 型）12 例，Harris 髓关节功能评分为 67~98 分，平均 88.6 分。但所有患者在骨愈合前均未下地负重活动。张俊杰等报道，采用股骨远端 LISS 钢板倒置治疗复杂股骨转子间骨折 19 例，按 Evans 分类：其中Ⅲ B 型 7 例，Ⅳ型 12 例，术后 3 个月骨折全部愈合。疗效评定：优 15 例，良 3 例，差 1 例，优良率 94.7%。赵光辉等报道，用股骨远端 LISS 治疗老年高龄股骨转子间骨折 36 例，髋关节功能恢复满意，优良率达 97.2%。

LISS 系统并非为股骨近端骨折而设计，因此必须严格掌握其适应症。只有充分理解了锁定钢板的作用机制、骨折达到近乎解剖复位，而且在骨折愈合之前绝对禁止负重，才能避免并发症，获得较好的效果。

四、锁定型侧板系统的注意事项

锁定侧板系统只是提供骨折的相对稳定，使骨折获得稳定、减轻疼痛、患者能及早坐起、避免长期卧床的并发症和病死率。

术后应该鼓励患者早期坐起，做股四头肌舒缩和足趾、踝关节的屈伸活动，以减少深静脉血栓的形成和肌肉萎缩，防止关节僵硬。注意避免侧卧及患肢内收。术后 6~8 周，根据 X 线片情况决定是否下床扶拐行走，根据患肢恢复情况术后 10~12 周可弃拐逐渐恢复行走，整个过程循序渐进切不可急于求成。

在骨折愈合之前，不允许患肢完全负重。术后应结合影像学表现，严格掌握负重时间。适时的下地负重能促进骨折愈合，避免内固定失败。

第六章　颈腰椎疾病的微创治疗

第一节　经椎体椎间孔成形术治疗神经根型颈椎病

一、引言

颈椎间盘突出是自然衰老的常见结果，在无症状和有症状的人群中都可见到。在相同年龄的日本人中，65.2% 无症状男性人群和 53.8% 无症状女性人群里，至少存在一个节段以上的颈椎间盘突出。椎间孔型颈椎间盘突出症以及所导致的神经根型颈椎病（CSR）最常用的治疗方法是颈椎前路椎间盘切除椎间融合术（ACDF），或后路椎间孔扩大成形术。然而，这些术式均存在一定的局限性和并发症。众所周知，ACDF 会减少颈椎节段运动并引起邻近节段退变性疾病（ASD）。相比之下，椎间孔扩大成形术则可能引起长期并发症，如脑脊液（CSF）渗漏、伤口血肿、神经根炎，以及因不完全减压导致的前路翻修手术等。

本节主要介绍一种经椎体入路的手术技术，该手术可以对受到颈椎间盘组织压迫的椎间孔附近的神经根或出口根进行减压。作为一种微创前路手术，该手术需实现的目标如下：①与后路手术的间接减压相比，此项技术能够通过切除压迫病灶进行直接减压。②避免对颈椎小关节的损伤，保留颈椎运动节段。③在进行减压的同时对终板造成有限的损伤。

经椎体减压手术在经验丰富的外科医生手中是相对安全和快速的，而对年轻的外科医生是较难上手的。这个手术需要术者具备较高水平的手术技巧和良好的解剖学基础，错误的操作会产生严重的后果。手术医师需要熟练地掌握高速磨钻的应用，特别需要注意的是，由于经椎体工作通道直通颈椎椎管，所以建立通道时需要特别小心。术者还必须时刻注意椎间盘和椎动脉的位置，最好具备丰富的前路手术经验。

二、适应证、禁忌证和特殊注意事项

（一）适应证

为了获得最佳的手术效果，需要严格选择患者。据 Hadley and Sonntag 报道，经椎体椎间孔成形术（TCF）的理想适应证是伴有巨大的、孤立的、单侧的软性椎间盘突出，或在椎间孔层面有骨赘形成而对颈神经根造成压迫，不伴椎管狭窄，不伴有颈椎不稳定、半脱位、椎体序列异常，或正常颈椎前凸丢失的神经根型颈椎病患者。

（二）禁忌证

TCF 的手术禁忌证包括以下几项，伴颈椎管狭窄，伴有颈椎不稳定、半脱位、椎体序列异常，或正常颈椎前凸丢失以及压迫病灶超过了后方椎管宽度的 1/2 患者。

（三）椎间孔骨赘

椎间孔骨赘是 TCF 相对适应证，可以通过这种手术方式来处理。然而，由于椎间孔骨赘会限制手术操作空间和通道视野，能否完成取决于术者的手术技巧和经验。

（四）多节段和极端节段

这种技术也可以用于多节段的颈椎间盘突出症的治疗。理想情况下，相邻两节段的颈椎病变是TCF的良好适应证。对于极端节段，如接近头侧的节段（C2~C3）会被下颌骨阻挡；而接近尾侧的节段（C7~T1）会被胸骨阻挡，上述情况则可考虑 TCF。虽然可以通过开放手术来进入这些节段，但这将需要较大的手术切口并损伤大量的软组织和骨组织。而使用 TCF 技术，则不需要截骨及重建脊柱序列，并且可避免相关并发症的发生。

三、外科技术

下面将介绍从 C4~C5 到 C6~C7 节段的 TCR 手术。在这种情况下，需要钻开的目标椎体位于压迫病灶的头侧相邻椎体。通道也可应用于极端节段的头、尾侧病变。由于患者之间可能存在解剖变异，因此，应进行适当的术前评估。手术通道应在术前影像学基础上进行个体化设计。

患者在全身麻醉下保持仰卧位，并从症状侧放置工作通道。用标记笔画出胸骨锁骨乳突肌（SCM）浅层内侧缘和喉正中线。通过 C 型臂 X 光机来确定病变椎间盘的节段，并从中线向 SCM 内侧缘延伸出一条 2cm 的横线。应用标准的 Smith-Robinson 入路到达椎体。当到达椎体节段时，将 Caspar 螺钉植入到与病变椎间隙相邻目标椎体的中间部分。然后在透视下确认手术节段。将颈椎撑开器的一端连接至撑开装置，另一端连接至合适的撑开槽。

接下来，将手术显微镜安装并移至手术区域，同侧颈长肌由内侧向外侧拉开，直至显露横突内侧，不建议进行横向切开显露。相反，建议采用电凝对颈长肌仔细地进行头尾侧方向显露。

然后确认病变椎间隙的近端边缘，在椎体和横突交界内侧距病变椎间盘头侧 3~4mm 处开始钻孔（图 6-1）。采用 3mm 的磨钻钻头垂直进入，直至椎体后缘和终板的交界处。钻孔应尽量小但应保证充分的视野和操作空间。当突破前缘骨皮质时，进一步加大深度要注意避免破坏椎间盘上端的骨性终板。虽然钻孔方向是完全垂直的，但外科医生仍要注意颈椎椎体是由两个对立面组成的斜方形立方体结构。因此，沿椎体前缘皮质垂直钻孔会和骨性终板相遇。

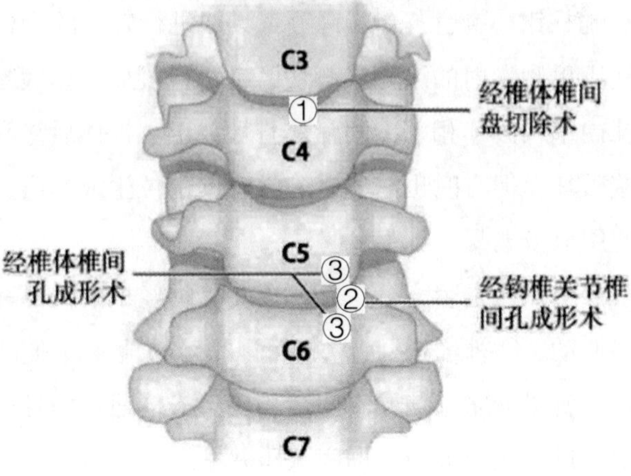

图 6-1　经椎体椎间孔切开术与其他手术穿刺点比较

注：①经椎体椎间盘切除术；②经钩椎关节椎间孔成形术；③经椎体椎间孔成形术。

可以随时进行透视确认钻孔的轨迹和深度。一旦到达椎体后缘皮质和骨性终板的交界处，即可应用漏斗形状的扩张器从内部扩大通道（图 6-2）。在椎体后缘皮质和终板交界处突破，暴露后纵韧带。在此处若有增生的骨赘和椎间盘碎片可以进行摘除。小心提起后纵韧带，用椎板咬骨钳仔细咬除，显露血管周围层，可以根据后纵韧带平行纤维深部的杂乱血管组织进行识别。这时可能会遇到出血，应使用双极电凝和明胶海绵进行止血。

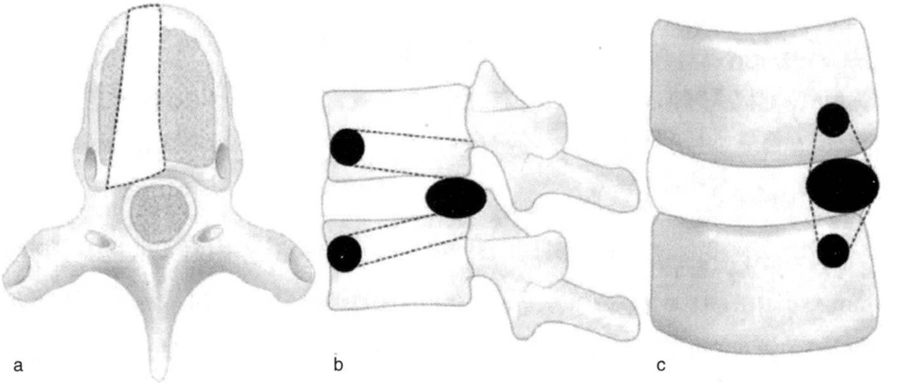

图 6–2　椎体钻孔时漏斗的形成

注：a. 轴状面；b. 矢状面；c. 冠状面。

血管周围组织也需要切除以显露平滑而光亮的硬膜。当看见致压病变时，使用椎板咬骨钳、小髓核钳、钝性探针 / 钩等工具，进行轻柔的操作和牵开以便切除致压病变，或使用单侧发射的激光或侧切磨钻进行凝血。彻底减压后，应注意避免损伤椎动脉孔内壁或破坏相邻椎间盘的骨性终板。椎体后缘和终板交界处的椎间隙往往被直接破坏，但有时也需要去除常在此部位生成的增生骨赘，显露到硬膜层时应避免使用双极电凝。

应用以下标准评估减压是否充分：①可以看见神经根的腋部和神经根本身。②可以看见神经根搏动。③神经根探针 / 钩可以很容易地通过椎间孔。

减压也会导致硬脊膜膨胀，使硬脊膜覆盖在经椎体通道的骨质边缘。放置引流管并确保其末端未进入该通道内，彻底减压并止血完成后缝合伤口。

术后 2~4 周内，患者能够在佩戴限制屈伸和旋转的硬性颈托下日常活动，建议避免颈部的过度活动。

四、并发症

实施 TCF 对手术技术水平要求高，应用适当手术技术可以避免以下并发症的发生。

（一）直接脊髓损伤

由于骨钻工作空间有限并靠近硬脊膜，在接近硬脊膜时必须小心。解剖层次结构（PLL、周围血管）切开前必须进行准确识别，手动控制穿透深度和充足的手术视野对于防止损伤非常重要。

（二）脑脊液漏出

致压病变结构（椎间盘或骨赘）的切除过程中，经常发生硬脊膜撕裂，为了防止此并发症的发生，轻柔的牵开和分段切除优于广泛的切除。谨慎的做法是准备一种以纤维蛋白原 / 凝血酶为主要成分的胶原纤维，以防脑脊液漏，否则修复硬脊膜撕裂会非常困难。

（三）减压不足或复发

尽管经过细致的减压，但颈椎间盘突出仍可能复发，并遗留被忽视的致压病变。术前应对患者进行适当的宣教。伴有症状的颈椎间盘再突出可能需要考虑翻修手术。

（四）自发融合

长期研究发现，终板的破坏可能与自发融合有关。但与 ACDF 不同的是，自发融合与 ASD 无关。为预防发生融合，应当避免后方椎体—终板交界处前方的终板的损伤。

（五）颈椎后凸的进展

骨性终板通过弥散为椎间盘提供营养，大面积终板的破坏将导致营养物无法进入椎间盘，这将导致颈椎间盘退变和颈椎后凸的进展，建议尽可能减小终板的破坏以防止这种情况的发生。

五、讨论与操作要点

对于孤立性颈椎间盘病变，经椎体选择性减压而不做融合的目的是通过前路实现充分的减压，并且使手术对颈椎运动节段的影响达到最小。TCF 是一种选择性减压方式，其设计初衷在于改进 ACDF 治疗椎间孔型椎间盘突出症的局限性。ACDF 是一种安全的直接减压术式，并且在治疗颈椎间盘源性疾病方面具有较高的成功率。然而，它也存在潜在的并发症，例如节段活动度的丢失、内植物下沉、不融合、内固定失败或 ASD 的发生等。ASD 即由于相邻节段的运动引起的新的症状性神经根或脊髓病变，颈椎融合术后10年内每4例患者就有1例发生。

虽然大多数外科医生怀疑未进行融合的颈椎间盘切除术会导致术后不稳定或椎间隙变窄的发生。但有证据表明，通过前路选择性减压后方突出椎间盘组织并不会出现以上的问题。文献中还有证据表明，前路不进行融合的椎间盘切除术，术后出现的轻微椎间隙高度丢失和颈椎矢状位曲度改变并不影响长期疗效。

（一）极端椎间盘节段

TCF的另一个优点是其多功能性以及处理高位颈椎C2~C3和C3~C4节段的椎间盘突出，无须在甲状腺上、下动脉之间的手术安全区上方进一步暴露。此操作将通过相邻的下一椎体，并向上终板和椎体后缘的方向由尾侧向头侧倾斜钻孔，从而接近高位颈椎间盘节段。如果低位节段椎间盘被胸骨柄阻挡，例如C7~T1椎间盘，也可以通过类似的改良方法来达到颈椎间盘。通过相邻头侧椎体达到下位椎间盘进行前路减压可以无须进行胸骨柄切开。

（二）结构稳定性

经椎体钻孔在结构上更加稳定。根据Benzel的说法，椎体可以抽象地使用一个由27个大小相等的立方体组成的立体图形来表示。水平切除中1/3椎体将导致不稳定的发生，而垂直切除椎体中1/3不会导致不稳定的发生。对于冠状椎体切除术，切除椎体的腹侧立方体部分会导致不稳定的发生。但是，如果保留了前纵韧带和腹侧立方体部分，即使完全切除背侧和中间立方体部分，也不会导致不稳定的发生。遵循这一原则，TCF术式可做到椎体体积破坏小于10%~15%的同时保持结构的完整性。只要保留腹侧、两侧壁和一半以上的后壁完整性，就可以保持结构稳定性。

该术式存在一个局限性，即手术操作区域极狭小。因此，由于残留致压病变，很有可能导致减压不充分。使用O型臂（Medtronic Sofamor Danek，Memphis，TN，USA）导航系统可以减少减压不充分的发生，并有利于尽可能保留颈椎的正常结构。

以下是在该术式中应当注意的一些要点：

1）定位横突与椎体之间的交界区。可以通过触摸椎体的圆嵴和横突平面来区分，在颈部解剖中突出物位置的定位十分重要。

2）尽可能减少对椎体前缘表面的破坏，在钻孔过程中使用侧方切割磨钻扩张孔道。这种相对较小的表面缺损使得此后新骨形成、修复、再填充的机会更高。

3）在钻孔的初始阶段，尽量不要破坏终板并暴露椎间隙。只有在确定了终板与后方皮质骨间连接之后，才能突破后部终板以暴露致压病变。如果椎间隙在经椎体外钻孔过程的早期阶段被破坏，大部分中央髓核将很可能被破坏，导致术后不稳定或椎间隙塌陷。

4）在减压的最后阶段，使用柔软、钝性的微型神经拉钩轻柔触碰硬膜表面，寻找残余的致压病变。一旦减压充分，硬膜囊将在椎管内迅速膨胀，轻微的异常操作可能直接损伤脊髓前侧。

六、临床证据

TCF 的临床证据主要是Ⅳ级非对照回顾性研究。一项研究报道了 10 年内随访 15 例单节段手术患者的 JOA 评分有 88.5% 的改善率，无 1 例出现椎体塌陷；与其他节段相比，责任椎间盘高度没有显著降低；无 1 例出现椎间盘突出复发，手术节段的运动范围与邻近节段相比明显受限。Choi 等的另一项Ⅳ级研究发现，30 例随访 2 年以上的患者的临床结果得到改善，但手术节段的椎间盘高度下降了 9%。然而，这个结果并没有临床意义和影像学意义。

目前，缺少关于 TCF 技术与其他现有技术的直接对照研究的文献报道。

第二节　经皮内镜下腰椎纤维环成形术

一、引言

由于腰椎小关节退变、运动节段不稳、神经因素，以及纤维环的退变和破裂等多种原因，难治性腰痛的保守治疗一直以来都备受争议。据报道，大约有 40% 的慢性腰痛由椎间盘因素引起。因椎间盘引起的椎间盘源性腰痛具有以下 5 个临床特征：①难以就坐。②伸腰受限。③搬重物困难。④无法长时间保持某种姿势。⑤体力活动后疼痛。

最近有研究报道，椎间盘内部破裂、退行性椎间盘疾病或椎间盘突出，以及纤维环破损，均可引起椎间盘源性腰痛，尽管如此，椎间盘源性腰痛的一般进展仍然存在较多争议。Peng 等提出，疼痛是由带有游离神经末梢的肉芽组织生长到破裂的纤维环内引起的，这些神经末梢会对各种有害刺激产生疼痛反应（图 6-3）。

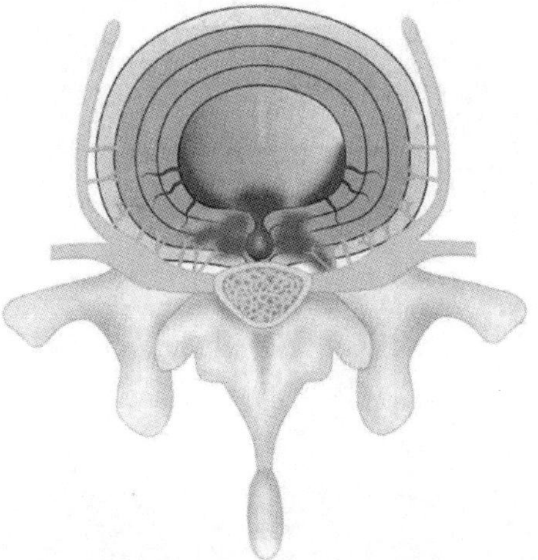

图 6-3　伴有游离神经末梢的肉芽组织长入椎间盘

椎间盘源性腰痛通常与椎间盘退变相关，在 T2 加权磁共振成像（MRI）上表现为在后环部分有高信号区域（HIZ）。然而，MRI 诊断椎间盘源性腰痛的有效性仍存在争议。除了 MRI 外，一些文献提出，椎间盘造影亦是区分椎间盘源性腰痛的一个有效工具，造影剂通过破裂的纤维环渗漏到硬膜外腔并诱发与症状一致的腰痛即可明确诊断。然而，也有文献提出了相反的结论，并对椎间盘造影的后期不良反应表示担忧。

椎间盘源性腰痛的早期治疗，可联合应用多种保守治疗方式。当患者在长期服药、物理治疗或运动治疗后症状没有改善时，可考虑脊柱融合术和椎间盘置换术等手术治疗。然而，有最新报道指出，微创技术如椎间盘内热射频术、射频消融术、冷冻消融术和经皮内镜下腰椎间盘切除术等，已成为传统腰痛手术的替代方法。经皮内镜激光辅助下纤维环成形术（PELA），是利用激光辅助脊柱内镜（LASE）行纤维环成形的一种微创技术，PELA 的主要目标是清除和消融纤维环破裂内生长的肉芽组织以促进纤维环愈合。

二、适应证

PELA 的患者纳入标准如下：

1. 经长期保守治疗无法治愈的椎间盘源性腰痛。

2.MRI 显示存在 HIZ 的椎间盘退变。

3. 椎间盘造影诱发出与症状一致的腰痛。

三、禁忌证

根据作者的经验，以下情况应列为禁忌证：

1. 椎间盘脱出或游离。

2. 椎管狭窄。

3. 节段性不稳。

4. 骨折、肿瘤或感染等病理情况。

四、手术方法

所有患者均应在手术前行椎间盘造影，作者认为，椎间盘造影时造影剂渗漏到硬膜外腔并诱发与症状一致性腰痛的患者可行手术治疗。

患者取俯卧位，在局部麻醉下手术。术前利用轴位 MRI 确定穿刺点和穿刺角度。通常皮肤进针点取中线旁开 12~15cm。在透视引导下，首先通过椎间孔将长穿刺针置入硬膜外腔。穿刺针插入纤维环之前，先行硬膜外造影以识别硬脊膜和出口根，从而避免直接的神经损伤。小心地将针头插入纤维环中，注射造影剂和靛蓝胭脂红混合物，以确认纤维环破裂部位并对退变的椎间盘进行染色。通过导丝沿穿刺针方向置入工作套管，然后插入 LASE 装置，并将其导入纤维环内肉芽组织和突出的椎间盘所在区域。钬激光（Ho：YAG）用于治疗，功率设定为 0.5~1.2J（10~20Hz）。内镜下可以看到受损的纤维环，被染成蓝色的炎性髓核，以及微带血性的损伤区域。对肉芽组织的消融从受损的纤维环中心位置开始，并且通过缓慢地撤回导管和工作套管，直至侧方纤维环。激光传递的能量可以消融肉芽组织，收缩和硬化受损的纤维环，从而几乎关闭纤维环。最后，退出 LASE 导管和工作套管结束手术。手术时间一般为 30~45 分钟，激光能量为 10000~13000J。

五、临床证据

（一）Ⅰ级证据

据作者查阅文献，目前尚没有比较 PELA 与开放椎板切除术或椎间盘切除术的临床疗效和安全性的一级前瞻性随机对照研究。

（二）Ⅱ级证据

Boswell 等和他的团队自 2005 年以来发表并更新了慢性脊柱痛治疗的介入技术循证实践指南。作者通过政策委员会对慢性脊柱疼痛的诊断和治疗措施进行了系统评价，旨在制定结论并陈述临床干预措施与结果之间关系。指南的准备过程包括：文献检索，文献综合，系统评价，共识评估，公开论坛报告，美国介入疼痛医师协会（ASIPP）董事会的正式认可，以及盲法同行评审。使用的方法学质量评估标准，包括 AHRQ 标准、QUADAS 标准和 Cochrane 评价标准。证据级别的指定，从Ⅰ级（结论性）、Ⅱ级（强）、Ⅲ级（中等）、Ⅳ级（有限）到Ⅴ级（不确定）。委员会成员认为，当用于治疗慢性椎间盘源性腰痛时，椎间盘内电热疗法（IDET）的证据级别为短期缓解的“强”和长期缓解的“中等”。相比之下，髓核成形术的证据级别为“有限”。IDET 的操作步骤与内镜下可视化纤维环成形术中使用的激光消融有本质上的不同，IDET 被认为具有纤维环成形的效果。

该团队成员在 2009 年发布了循证实践指南的更新版本，使用美国预防服务工作组（USPSTF）标准评估证据的强度，采用 5 个级别的证据（Ⅰ～Ⅲ级，其中Ⅱ级包含 3 个亚级别）。治疗结果分为短期（<6 个月）疼痛缓解和长期（>6 个月）疼痛缓解，少数行椎间盘内治疗的患者，1 年内的疼痛缓解仍属于短期疼痛缓解。作者研究发现，IDET、自动经皮腰椎间盘切除术（APLD）和经皮腰椎激光椎间盘切除术（PLDD）的证据级别强烈（Ⅱ -2 级）支持这些手术方式。同一研究小组在 2013 年发表了慢性脊柱疼痛治疗的介入技术综合循证指南的另一个更新版本，改变了对椎间盘内手术的证据分级，IDET 和双侧成形术被下调为“一般”，而基于射频应用而非电热过程的 discTRODE 技术被调整为“有限级”。其他椎间盘内手术，包括经皮椎间盘减压术、APLD、经皮腰椎激光椎间盘减压术和 Dekompressor 旋切减压术，被评为仅有有限的证据支持其临床应用，作者将髓核成形术的临床证据归类为“有限到一般”。

（三）Ⅲ级证据

Cheng 等于 2014 年发表了一项 3 年随访的前瞻性研究，该研究纳入 113 例经椎间盘造影证实为椎间盘源性腰痛的患者，并对其行经椎间孔内镜下椎间盘切除术和纤维环热凝成形术。96 例患者行单节段手术，17 例患者行多节段手术。101 例（89.4%）病例随访 3 年。随访期间未发现严重并发症。成功率（分类为“优秀”和“良好”）为 73.8%。与术前相比，VAS 疼痛评分、日本骨科协会（JOA）评分和 ODI 在术后每年均显著改善（$P<0.01$）。单节段手术患者的成功率明显高于多节段手术患者（78.2%vs50.0%，$P=0.041$），作者因此得出结论：内镜下椎间盘切除术和纤维环热凝成形术是一种安全有效的治疗方法，适用于严格筛选的椎间盘源性腰痛患者，尤其是单节段受累的患者。

Choi 等在 2011 年发表了一项前瞻性研究，该研究纳入 58 例因腰腿痛症状行经皮内镜下椎间盘切除和纤维环成形术（PELDA）的患者。随机分为两组：“不良组”和“良好组”。术后 24 个月腰痛改善率 <50% 或术后 ODI>20%，则患者被定义为有不良结果。每组的术前人口统计学、临床和放射学因素均行统计学分析。52 例患者最终获得随访。经过两年随访，VAS 疼痛评分从术前的 6.6 分降低到 2.5 分，ODI 从术前的 55.9% 降至术后的 12.7%。手术的总体满意度为 78.4%，重度退变性椎间盘疾病患者比轻度椎间盘突出症患者满意度差 [比值比

（OR）6.316，95% 可信区间（CI）1.25~31.86，P<0.051，18 例（34.6%）患者有不良结果]。术后腰痛的严重程度与手术满意度呈负相关（相关系数 0.564，P=0.00）。作者得出结论，PELDA 可以通过直接减压和纤维环热消融来缓解腰痛和腿痛症状，椎间盘退变可能会影响 PELDA 的临床结果。

（四）Ⅳ级和Ⅴ级证据

Lee 等于 2016 年发表了经皮内镜下腰椎纤维环成形和髓核成形术（PELAN）治疗 47 例椎间盘源性腰痛患者临床疗效的文章，每 2~3 周使用数字评定表评估患者的疼痛值、ODI 和改良的 Macnab 评定标准，持续至术后 12 个月以上。最终 33 例患者（70%）成功地减轻了疼痛，且同样比例的患者成功地缓解了活动受限的症状。所有患者在 PELAN 治疗前均口服止痛药，随访结束时 53% 的患者已停止服药。23 例患者（49%，95%CT=35%~63%）取得了成功的临床结果，判断标准为：减轻了 50% 以上的疼痛，减少了 40% 以上的 ODI，良好的 Macnab 评分，以及不再需要服用止痛药物。作者认为，应用 PELAN 治疗椎间盘源性腰痛患者的临床效果与做融合手术的临床效果相当。

在 Sairyo 等于 2013 年发表的另一项研究中，也证实了 Lee 等的研究结果。该小组将经皮内镜下椎间盘切除术（PED）和射频热凝纤维环成形术（TA），应用于患椎间盘源性腰痛的职业运动员并观察其疗效。研究人员对年龄分别对 35 岁、35 岁、34 岁和 28 岁的 4 名运动员，在使用局麻和镇静药的情况下进行手术。所有患者在椎间盘造影后均出现了与症状一致的疼痛，并且经过 1 年的保守治疗后症状无改善。手术的操作经由 7mm 的皮肤切口，通过工作套管到达纤维环的后外侧，在直视下摘除退变的髓核组织，同时使用双极射频探头对纤维环的后方行射频消融。所有患者在体能教练或理疗师的帮助下行术后康复锻炼，腰痛均完全得到解决并且继续回到了体育比赛中。这些研究结果也同样被 Hurr 等证实，他们经一侧单切口对同时患有 L3~L4 和 L4~L5，或 L4~L5 和 L5~S1 双节段包容性，或非包容性腰椎间盘突出（LDH）的患者行 PELDA 手术，取得了良好的临床效果。

Lee 等于 2010 年的研究通过 PELA 手术证实，用 Ho：YAG 激光凝固伴有纤维环破裂的椎间盘炎性肉芽组织，具有良好的安全性和有效性。研究人员评估了 PELA 手术治疗纤维环破裂型椎间盘退变，或包容性椎间盘突出导致的腰痛患者的临床疗效。共有 30 例患者进行了单节段手术，平均随访 9.7 个月，最终结果显示，VAS 疼痛评分平均从 8.0 分减少到 2.4 分，韩国 ODI 从 79.0 分降低到 22.4

分（P<0.001）。改良 Macnab 评定标准显示，手术成功率为 90%，并且在随访中并没有出现严重的并发症。作者认为，对伴有纤维环损伤的包容性椎间盘突出引起的腰痛，Ho：YAG 激光 PELA 手术具有良好的疗效。

研究结果同样被 Ahn 等证实，他们发表了连续 87 例患者行 PELA 手术的临床研究结果。该研究 2 年随访率为 90.8%（79 例患者），术后 6 个月和术后 2 年 VAS 疼痛评分和 ODI 均有显著改善（P<0.001）。根据改良的 Macnab 评定标准，整体的临床效果显示：在 79 例患者中有 39 例（49.4%）为优秀，17 例（21.5%）为良好，10 例（12.7%）为一般，13 例（16.5%）为较差。整体的症状改善率为 83.5%，手术成功率（优秀或良好）为 70.9%。在单变量和多变量分析中，椎间盘源性腰痛同时合并有椎间盘突出是最重要的预测因子 [OR3.207，95%CI1.02~10.06，P=0.046]。作者还指出，PELA 对中央型椎间盘突出引起的慢性椎间盘源性腰痛具有较好的疗效，中央型椎间盘突出亦是手术成功与否最重要的预测因子。

在 2007 年，Yeung 报道了他本人经椎间孔椎间盘切除术治疗 3000 例患者的相关经验。在他标志性的文章《椎间孔镜手术的演变和发展：一位外科医生在辅助技术治疗方面的经验》中，描述了将热凝纤维环成形术作为椎间盘切除术的辅助手段。Tsou 等在 2003 年发表了一项来自同一治疗组的 113 例患者的回顾性研究。作者报道了应用后外侧经椎间孔椎间盘切除术和射频热凝纤维环成形术治疗患有慢性椎间盘源性腰痛，并且经椎间盘造影诱发出一致性疼痛的患者，取得了良好的疗效。在 113 例患者中有 73.5% 的患者获得随访，根据改良的 Macnab 评定标准，17 例患者（15%）为优秀，32 例（28.3%）为良好，34 例（30.1%）为一般，30 例（26.5%）为较差。在这 30 例效果较差的患者中，有 12 例患者自觉症状既没有改善也没有加重，并且拒绝进一步的手术治疗。其余 18 例效果较差的患者，8 例进行了椎体融合术，3 例进行了椎板切除术，还有 7 例再次行脊柱内镜手术。

六、讨论

椎间盘源性腰痛的病理机制、鉴别诊断以及治疗方案一直存在较多争议。虽然 HIZ 的真正临床意义尚不清楚，但其被认定为椎间盘源性腰痛的敏感标志。HIZ 通常被认为是长入破裂纤维环的肉芽组织。在正常的椎间盘中，只有纤维环的外 1/3 是有神经分布的，并且在青春期以后髓核组织内是没有血管的。损伤的椎间盘一旦出现纤维环的破裂，血管就会顺着破损的纤维环长入突出的髓核。新形成的肉芽组织便会生成更为广泛的神经分布，这可能就是椎间盘源性腰痛患者的疼痛来源。

对保守治疗无效的椎间盘源性腰痛患者的手术治疗仍存在争议，椎体融合术或人工椎间盘置换术的应用已取得一定进展。椎体融合术或人工椎间盘置换术治疗椎间盘源性腰痛患者的结果和临床证据不在本章节讨论范围之内。然而，热凝纤维环成形术治疗慢性椎间盘源性腰痛的临床效果，无论是应用激光还是射频消融，都值得肯定，在某些研究中其甚至成为更为激进的融合术或椎间盘置换术的竞争对手。当然这样的比较有一定局限性，至少对基于Ⅲ级临床研究和短期随访的热凝纤维环成形术来说更是如此。然而本章提到的几个早期 Meta 分析表明，有大量的Ⅱ级文献支持应用热凝纤维环成形术治疗慢性椎间盘源性腰痛。

文献作者们以及他们的同事发表了许多Ⅲ级和Ⅳ级证据的文章，表明热凝纤维环成形术具有良好的安全性和有效性。研究人员还证明，由于积极的微创介入手术对患者具有较高的吸引力，尤其是对具有强烈的职业抱负和个人目标的年轻人，因此无论疼痛彻底改善与否，都具有较高的术后满意度。显然，对仅有少量椎间盘退变或有 HIZ 的包容性椎间盘突出的年轻患者来说，经皮内镜下热凝纤维环成形术无疑是一种能够替代融合术或椎间盘置换术的颇具吸引力的首选手术方式。患者满意度分析表明，疼痛的不完全缓解对于年轻患者来说是次要的，因为该治疗不仅明显减少了慢性椎间盘源性疼痛，同时也避免了融合手术或椎间盘置换术所带来的缺点。已有大量证据表明，后两种手术会发生邻近节段的病变以及术后 2 年内较高的再手术率。这些患者可考虑行 PELA 手术。

第三节　经皮内镜纤维环内韧带下椎间盘切除术

一、概述

2002 年，Yeung 和 Tsou 报道了使用杨氏脊柱内镜系统（YESS）治疗继发于椎管内腰椎间盘突出的神经根压迫症的手术效果。这项研究主要涉及破裂型腰椎间盘突出患者，研究结果显示，在 219 例患者中，88.1% 效果为“优秀”或“良好”，在问卷小组中，这个比例达到 91.2%。这些初步结果表明，内镜手术可以获得与开放性微创手术同等的结果。Ahn 等在 2004 年报道了内镜下椎间盘切除术治疗复发性椎间盘突出症的手术方式和疗效。报告显示，81.4% 的患者的疗效“优秀”或“良好”。因此作者推断，经皮内镜下腰椎间盘切除术对于某些复发性椎间盘突出的病例是有效的。目前，内镜下椎间盘切除术正在应用于治疗几乎所有类型的 LDHs。此外，许多作者报道，LDH 的内镜手术与开放性腰椎间盘切除术的疗效相似。

由于髓核组织的大量流失和突出部位纤维环组织的大块缺损，大椎间盘突出的患者在术后可能会出现慢性腰痛和脊柱不稳定。行双侧椎板切除的椎间盘切除术可能会损伤后方支撑结构，如小关节、韧带、肌肉和纤维环等。这些患者进行脊柱融合的必要性也是备受争议的话题。

经皮内镜下腰椎间盘切除术是一种微创脊柱技术，与开放性腰椎间盘切除术相比，具有许多优点：如术后恢复迅速，手术引起的组织损伤减少，简化了翻修手术以及相对保留椎间盘高度。由于这种手术方式不需要全身麻醉或住院治疗，故得到介入性疼痛治疗医生以及脊柱外科医生的广泛应用。

从本质上来说，大椎间盘突出症是一种更为不利的情况，因为它导致大的椎间盘组织脱垂和严重的纤维环缺损的可能性更大。临床前研究和临床研究已经提供了具有足够说服力的证据，证明了包括医源性损伤在内的正常的椎间盘组织切除可能会导致椎间盘高度的降低、节段不稳定和腰椎的后滑脱，从而导致慢性术后疼痛。

在本节中，作者阐述了单侧纤维环内韧带下入路经皮内镜椎间盘切除术，该技术通过使用纤维环内韧带下入路，进行内镜下椎间盘切除术治疗较大的中央型椎间盘突出。这种术式的基本原理，是通过避免切除椎间盘内正常髓核组织和纤维环组织，从而保留非病理性的椎间盘组织。

二、外科手术技术

手术在局麻下进行，患者以俯卧位被置于放射治疗床上，麻醉师采用清醒镇静的方式使患者在整个手术过程中能够不断地反馈信息。

为了确定合适的进针点，应进行术前影像学检查和术中透视。术前使用轴位磁共振成像（MRI）检查或计算机断层扫描（CT）来确定从中线到皮肤入口点的距离，以便以最佳路径推进工作套管。皮肤入口距离中线 12~13cm。进针角度与轴位截面上的水平面呈 15° 左右（图 6-4a），远小于传统的经皮椎间孔镜入路的角度（图 6-4b）。患者局麻后，插入一根 18 号脊髓针，以识别出神经根和硬膜外间隙，并使用适当的造影剂进行椎体造影。此时，推荐经椎间孔硬膜外阻滞以减少与手术入路相关的疼痛，针的正确位置正好在上关节突的表面下方通过。针尖的位置在正位片上位于椎弓根中线上，在侧位片上应位于纤维环后面。

将针插入椎间盘后，用靛蓝和造影剂混合进行椎间盘造影术，这种造影剂能够选择性的将退化的髓核组织染成蓝色，以识别病理性的椎间盘碎片。然后通过针管将导丝插入椎间隙，将针撤出后，使用连续扩张系统来扩大通道，并且如在正位（AP）视图上所观察到的那样，将扩张器沿导丝推进，直到其尖端而到达中线位置，然后将 8mm 的工作套管穿过通道。取出扩张器和导丝后，将内镜（YESS Ⅱ系统；Richard Wolf，Knittlingen，Germany）置于纤维环缺损部位。在内镜下，外科医生可以识别出蓝染的纤维环和硬膜外脂肪的交界面。在去除突出的椎间盘之前，可采用侧射钬激光—YAG 激光（Lumenis Inc.NY）释放被纤维环禁锢的突出碎片。外科医生可以在纤维环下区域进行椎间盘突出切除术，手术通道平行于纤维环的后外层，用激光或双极射频选择性地切除突出椎间盘的碎片（ElliquenceInternational，Hewlett，NY）。扩大后纵韧带切口后，工作套管可在内侧向前推进，在硬膜外间隙向下进入椎管，即可以看到突出的椎间盘碎片。通过拉动碎块的尖端，可将碎块拉至椎管内区域。然后用双极射频热凝纤维环裂口。通过识别硬膜外游离脂肪的搏动，可以实现完全减压。

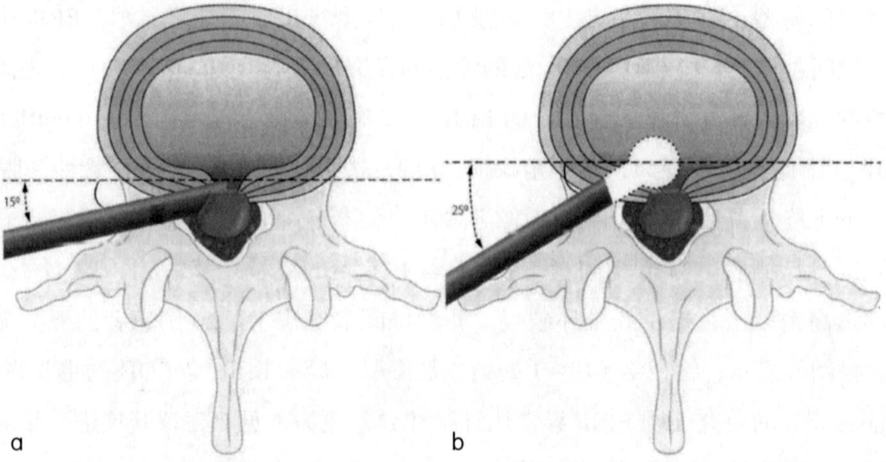

图 6–4 经皮内镜下纤维环内韧带下椎间盘切除术

注：a. 进针角度在轴位片上与水平面约呈 15° 角。b. 传统经皮椎间孔镜入路。进针角度明显大于纤维环内韧带下椎间盘切除术的进针角度。

三、临床证据

越来越多的文献表明，髓核内持续的流体静压有助于维持椎间盘的完整性。椎间盘退行性病变已被证实，可通过超负荷和损伤纤维环而导致椎间盘内压力降低，进而增加椎间盘突出症的风险，而椎间盘突出切除术的治疗可能会因进一步降低流体静压而加重椎间盘退变。因此，临床研究已经调查了在椎间盘切除术中各种纤维环切开和纤维环修复技术的影响。

（一）Ⅰ级证据

目前，尚没有Ⅰ级临床数据对椎间盘切除术中纤维环内椎间盘切除术和其他的纤维环切开以及纤维环修复技术进行比较。

（二）Ⅱ级证据

2013 年，Rajasekaran 等发布了一项前瞻性多模态研究的结果，包括临床发现、放射学发现（MRI 增强扫描）、术中发现以及一项组织病理学研究，目的是在体内记录 LDH 解剖结构异常的部位。作者研究了 181 例接受单节段腰椎间盘切除术（LMD）的患者。采用 X 线片、薄层 CT 扫描、MRI（增强扫描或非增强）、术中检查及组织学检查对手术节段（实验组椎间盘）及其他邻近椎间盘（对照组椎间盘）的终板和纤维环进行形态学评估。作者将椎间盘突出分为Ⅰ型，端板连接障碍型（EPJF）突出Ⅰ和Ⅱ型（纤维环型突出）。结果显示，EPJF引起的腰椎间盘突出较纤维环损伤引起的腰椎间盘突出更为常见，有117例，占患者总数的65%。此外，椎间盘突出的EPJF发生率明显高于对照组（P<0.0001）。EPJF在影像学上表现为，椎体角缺损30例，边缘撕脱46例，直接骨性撕脱24例，上下终板撕脱4例。13例影像学显示，终板正常的椎间盘在术中发现软骨撕脱或骨性撕脱。64例椎间盘（35%）具有完整的终板，其中21例（11%）存在环形高密度区，提示纤维环破裂（Ⅱ型椎间盘突出）。20例患者的磁共振增强扫描图像显示，终板结（EPJ）处染色剂渗漏，提示EPJF是LDH的主要原因。Rajasekaran的研究表明EPJF异常比纤维环异常更为常见，建议开展进一步的临床研究来评估其对纤维环修复的影响。

Choi等，对经皮内镜下腰椎间盘摘除成形术术后和瓣膜成形术术后（PELDA）出现腰背痛的诱发因素进行了评估。作者指出，PELDA术后下肢疼痛减轻很常见，但其是否能缓解腰背部疼痛却很难预测。在针对58例LDH具有下肢痛和背痛患者的前瞻性研究中，作者将患者分为两组：“不利组和有利组”，并分析了PELDA术后结果。如果视觉模拟疼痛量表（VAS）评估的术后腰背痛疼痛改善百分比小于50%，或者Oswestry功能障碍指数（ODI）在术后24个月为大于20%，则判定患者预后不良。作者对各组术前的人口学、临床和影像学因素进行统计学分析，最终让52例患者参与了他们的研究。在24个月的随访中，腰背痛的平均VAS和OD1评分，从术前的6.6%和55.9%显著改善到2.5%和12.7%。最终随访显示，手术满意率为78.4%，18例（34.6%）疗效不佳。中度椎间盘退变的患者手术效果明显比轻度椎间盘退变的患者差[优势比（OR）=6.316，95%置信区间（CI）=1.25~31.86，P<0.05]。术后腰背痛严重程度与手术满意度呈负相关（相关系数=0.564，P=0.00）。作者推断，PELDA能够改善由于直接减压和对纤维环缺损的热消融而导致的腰背部疼痛和下肢疼痛，但同时也应注意，在重度退行性椎间盘疾病患者中，由于持续性腰背痛导致患者满意度降低的情况很常见。

Chang等最近发表了一篇关于微创椎间盘切除术（MID）和标准开放显微椎间盘切除术的临床结果的meta分析。此外，作者还研究了MID手术是否能降低

LDH 的复发率。作者在 PubMed、EMBASE、Web of Science、Cochrane Library 和中国生物医学数据库中进行了全面的文献检索，日期截至 2014 年 2 月。他们仅纳入随机对照试验（RCT），以比较 MID 和显微椎间盘切除术治疗 LDH 的疗效。根据 Cochrane 协作指南，两位作者各自独立提取数据并评估了这些试验的质量。作者搜集和汇总了患者的年龄、切口大小、手术时间、术后 VAS 评分、住院时间、椎间盘突出复发情况、X 射线暴露情况和手术费用等数据，用 RevMan5.2. 软件进行 meta 分析。用 Statal2.0 分析文献主要结果（术后 VAS 评分和椎间盘突出复发率）的偏倚。作者共找出 16 组临床实验，患者总数为 2139 例。他们的分析显示，行 MID 手术的患者 LDH 复发率更高 [相对危险度（RR）=1.95，95%CI=1.19~3.19，P=0.008]。但是，MID 的手术切口总体上较小 [平均差值（MD）=-1.91，95%CA=-3.33~0.50，P=0.008]。此外，MID 手术的住院时间较短而手术时间较长（MD=11.03，95%CI=6.62~15.44，P<0.00001），术中出血量较少（MD=-13.56，95%Cl=-22.26~4.87，P=0.002）。Chang 等在患者年龄、术后 VAS、术中 X 线暴露、手术费用等方面，均未发现统计学差异。作者推断，MID 更容易让患者接受，术后恢复运动更快，同时具有相似的临床结果，他们建议进一步研究 LDH 复发增加的问题。

Dasenbrock 等，对最近发表的大型随机对照试验研究进行了类似的 meta 分析，比较了开放椎间盘切除术（OD）和 MID 手术的术后并发症和下肢痛的缓解情况。作者使用 Medline 和 EMBASE 搜索了 1990 年 1 月至 2011 年 1 月之间发表的研究。只选择在 MID 术中使用 tubuler 牵开系统，最小随访时间为 1 年，且使用 VAS 评分量化疼痛的研究。并排除了仅针对复发性椎间盘突出患者进行评估的临床试验。两名研究人员提取了手术参数、并发症和 VAS 评分的数据。作者共纳入 6 个试验，涉及 837 例患者，其中 388 例被随机分配到 MID 手术组，449 例被分配到 OD 手术组。患者的平均手术时间无统计学差异（MID 手术 49 分钟，OD 手术 44 分钟），但是 MID 手术意外开放硬膜的概率明显大于 OD 手术（MID 手术 5.67%，OD 手术 2.90%，RR=2.05，95%CI=1.05~3.98）。作者发现，术中并发症（意外的硬膜开放和神经根损伤）的发生率在 MID 组患者中也显著增加（RR=2.01；95%CI=1.07~3.77）。术前患者下肢疼痛的平均 VAS 评分为 6.9 分，其中 MID 组为 6.9 分，OD 组为 7.2 分。经长期随访（术后 1~2 年），术后平均 VAS 评分在 MID 组和 OD 组均改善到 1.6 分。无论是短期随访（术后 2~3 个月

VAS 评分为 0.81 分，95%CI=-4.71~6.32），还是长期随访（VAS 评分为 2.64 分，95%CI=-2.15~7.43），两种方法对下肢痛的缓解均无显著差异。MID 组因椎间盘突出复发再手术的概率更高（MID 组 8.50%，OD 组 5.35%），但两组数据之间无统计学意义（RR=1.56，95%CI=0.92~2.66）。总的并发症发生率在两组手术中没有明显差异（RR=1.50，95%CI=0.97~2.33）。在这些研究发现的基础上，作者得出结论，OD 和 MID 都可以长期有效地改善下肢疼痛。作者指出，不管椎间盘摘除术是采用 OD 还是 MID 技术进行，下肢疼痛的缓解与充分减压是直接相关的。虽然术中意外的硬膜开放与 MID 的相关性更明显，但并发症总数在这两种不同的技术之间并无差异。

Parker 等进行了一项前瞻性队列研究，用以评估纤维环闭合装置的安全性和有效性，目的是减少同节段的椎间盘突出复发、减少椎间盘切除术后的椎体塌陷，或以任何方式改善 LMD 后的临床效果。他们在两家机构对 46 例连续的椎间盘突出患者进行了单节段椎间盘切除术，其中对照组患者在术后 6 周、3 个月、6 个月、12 个月、24 个月后，分别进行临床和影像学评估。第二组患者为 30 例连续的患者，他们接受了总共 31 个节段的腰椎间盘切除术，并植入了纤维环闭合装置，同时以相同的方式随访。作者在每次随访中评估了椎间盘突出复发情况，椎间盘高度下降情况，下肢和背部疼痛情况（根据 VAS 评分）和 ODI 的发生率。在对照组中，3 例（6.5%）患者出现了同节段的复发性椎间盘突出，而纤维环修复组椎间盘突出复发率为 0%（P=0.27）。作者在随访中还发现纤维环修复组较对照组能够更好地保留椎间盘高度，分别为术后 3 个月（修复组 7.9mm，对照组 7.27mm，P=0.08），6 个月（修复组 7.81mm，对照组 7.18mm，P=0.09），12 个月（修复组 7.63mm，对照组 6.9mm，P=0.06）。术后 1 年的随访显示，纤维环修复组的下肢疼痛评分较低（下肢 VAS 评分：修复组 5 分，对照组 16 分，P<0.01），腰背痛较轻（腰背 VAS 评分：修复组 13 分，对照组 22 分，P<0.05），残障程度较轻（ODI 评分：修复组 16 分，对照组 22 分）。作者推断纤维环的修复与椎间盘高度的维持和术后 1 年下肢痛、背痛和腰痛的改善程度有关。更重要的是，纤维环修复组没有出现椎间盘突出复发，这表明腰椎间盘切除术后修复纤维环缺损可能有助于维持椎间盘的生理功能，防止椎间盘高度的丢失和与之相关的腰背部和下肢疼痛。

（三）Ⅲ级证据

Manchikanti 等研究了与传统显微椎间盘切除术相比，自体和激光切除术发生非破裂型腰椎间盘突出的情况。作者使用 Pubmed 和 EMBASE 检索了 1966 年至 2012 年 9 月间的文献，并手动搜索了经皮腰椎间盘切除术对慢性腰痛和下肢疼痛的治疗效果。基于 Cochrane 肌肉骨骼检查组为介入性治疗随机对照试验制定质量评估和临床相关性标准，以及为观察性研究制定了纽卡斯尔渥太华测量指标，作者根据美国预防服务工作组（USPSTF）开发的证据质量量表，将证据水平分为优秀、良好、一般或差 4 个等级，主要的结果评价指标是疼痛缓解、功能改善、心理状况改善、阿片类药物摄入水平和重返工作的速度。短期有效性定义为持续≤1 年，长期有效性定义为持续≥1 年。作者纳入了 19 项随机试验和观察性研究，均满足了方法质量评估的纳入标准。这些研究共包括 5515 例患者，其中 4412 例（80%）患者在 1 年或更长时间内获得临床改善，作者还报道了基于 USPSTF 标准的经皮腰椎间盘切除术的短期和长期疼痛缓解的部分证据。Manchikanti 等提出，由于缺乏对照随机试验，目前经自体皮腰椎间盘切除术治疗的相关证据有限。然而，这种术式确实使疼痛缓解明显，这与常规开放技术观察到的相似。作者使用类似的文献综述中的技术，通过对 Dekompressor 系统的回顾也得出了类似的结论。

四、讨论

作者通过采用纤维环内的同心圆环工作通道来保留非病变的椎间盘内髓核。正常的椎间盘组织的切除可能导致节段不稳，所以在此过程中，应尽可能避免对椎间盘内空间的侵犯。随访显示，无术后脊柱不稳病例，盘内空间维持良好，对腰背部和下肢疼痛均有良好的临床疗效。

目前的手术操作是，将椎间盘碎片的尖端通过纤维环隧道拉出，以切除位于椎管内的椎间盘组织。在纤维环通道内，可以将套管直接放置在纤维环的切口上，识别并找出病理椎间盘组织。特别指出的是，在纤维环的纤维之间的突出碎片可能是导致随后与伤害感受器致敏相关的疼痛残留的一个原因。

当前的这种技术几乎不会损伤神经结构。针尖指向侧位影像上椎体线的后缘，而硬膜外间隙、硬膜囊、神经根则因椎间盘的突出而处在背侧。这种技术可以应用于被后纵韧带所包围的半月形的中央型椎间盘突出患者，作者不推荐将这种技术用于被挤压的椎间盘碎片已穿破后纵韧带、大块游离于椎间盘空间之外，或者伴有椎间孔及盘内空间狭窄的椎间盘突出患者。这种手术的目的，是在切除非破裂型中央型椎间盘病变组织的同时，保持椎间盘结构的完整性，避免术后脊柱不稳定、椎间盘塌陷、硬膜外血肿和神经根损伤发生的可能性，而这些风险都被其他的研究者报道过。正如本章所讨论的，文献中有充分的证据表明，将纤维环损伤最小化并在椎间盘切除后进行纤维环修复的技术，优于传统的显微椎间盘切除技术。纤维环内椎间盘切除术治疗巨大中央非破裂型腰椎间盘突出的主要优势，是能够维持椎间盘的生理功能，防止长期的椎间盘高度损失和与之相关的腰背部和下肢疼痛。

五、结论

本节的病例研究显示，经皮内镜下单侧纤维环内韧带下椎间盘切除技术是一种安全有效的微创治疗较大的中央型椎间盘突出的方法。作者建议在一项随机对照前瞻性长期临床试验中，将该技术的临床结果与开放手术的临床结果进行比较，以进一步分析临床证据对该技术的支持程度。

第四节 内镜辅助下与开放后路经椎间孔腰椎椎体间融合术

一、引言

腰椎减压与固定融合术的临床引入已有70余年，并已成为症状性脊柱不稳定、腰椎管狭窄症、腰椎滑脱和退行性脊柱侧弯的有效治疗方式。随着时代发展，该术式的适应证不断扩大，现已用于复发性腰椎间盘突出症、创伤和退变性椎间盘疾病的治疗。对于有证据表明的腰椎畸形或不稳的患者，仅仅应用椎板切除翻修手术时，其症状可能加重。这类患者行后路减压步骤后常常需要行腰椎固定融合。

1982年，Harms和Rolinger提出了经椎间孔腰椎椎间融合术（TLIF），通过后外侧入路到达椎间盘，减少了对硬膜囊和神经根的牵拉干扰。此外，TLIF可以仅通过单侧入路完成手术，对侧椎板表面的结构和关节突关节得以保留。

Foley等是率先阐述这项新技术的领军人物之一，其在透视引导下将管状牵开器逐级插入肌肉扩张入路，因此减少了肌肉和软组织的医源性损伤。随后，在术中对中线处进行减压时，TLIF的应用可以避免造成硬膜囊瘢痕组织形成，从而减少了在翻修手术中遇到硬膜囊瘢痕的风险。根据文献报道，微创经椎间孔腰椎椎间融合术（MIS-TLIF）可以减少术中出血，减少术后镇痛的需求，加快术后早期活动，并减少住院时长。作为一种受欢迎的治疗方式，MIS-TLIF现已广泛应用于退行性腰椎疾病的治疗。

Morgenstern于2000年提出了一种椎间融合器，通过椎间孔入路植入一种子弹型可扩张融合器。这种融合器随后被中止使用，且未再得到美国FDA的批准。作者对该融合器持正面态度，然而，良好的临床预后更多取决于在椎间融合器的前方增加植骨量，从而获得更好的节段稳定性，减少椎间融合器的移动。

这种圆柱形的椎间融合器表面具有大量尖齿，可以通过内螺纹机制缩短椎间融合器，并呈放射状扩张，具有多种优势。最重要的是，此融合器可以通过很小的固定通道置入，减少完整切除关节突关节的需要，减少手术时间和术中出血。此外，在内镜辅助下置入椎间融合器时，处理椎间隙和终板时的视野将极大提高。

本节将阐述内镜辅助下 TLIF 与开放 TLIF 的优缺点，作者也将结合自身临床经验进一步讨论该技术的临床证据。

二、解剖

在计划内镜手术时，掌握腰椎的正常解剖及变异十分重要。Kambin 三角是一个重要的解剖标志，其常见解剖变异见表 6-1。

表 6-1　Kambin 三角的解剖变异

解剖变异	考虑
高髂嵴	与 L5~S1 椎间盘的角度一起考虑
关节突关节	关节突螺钉的角度，MRI/TAC 的轴位
椎弓根变异	椎弓根螺钉的角度，MRI/TAC 的轴位
L5~S1 椎间盘的倾斜度	水平或倾斜

第五腰椎的解剖变异对于腰椎的活动范围的影响具有重要的临床意义。因此，该椎体的解剖变异不仅会影响腰椎的活动范围，同时也是引起下腰痛的一项重要因素。

第六腰椎（移行椎）的存在，表明其可能较正常脊柱薄弱，在这种情况下，肌肉的柔韧性不足以保持腰椎的前凸形态，维持负重。当肌肉的平衡发生改变时，生理曲线增加了韧带所受的张力，更容易造成腰椎不稳。

腰神经呈节段性排列，其解剖变异对于腰椎椎间融合技术来说很重要。联合神经根是一种常见的解剖变异，通常于常规性矢状或轴位磁共振（MRI）扫描时被意外发现。有些患者甚至直到术中才发现联合神经根的存在。在这种情况下，两个神经根共同出现在同一水平节段，并可以寻找到其共同的来源。

对于只有 4 节腰椎的患者，他们的症状并不典型，临床相关性较低。相比之下，作为最末一节的功能运动节段，第四腰椎和第五腰椎之间通常具有正常的活动范围。

一般来说，在高髂嵴的患者中，直接通过外侧入路到达 L5~S1 水平是很困难的，因此可以使用其他入路来完成手术，如经髂骨入路或椎旁后斜位经椎间孔入路。后者常用于内镜辅助下“由外到内”的椎间孔成形减压术和显微椎间盘切除术。在透视及内镜辅助下，可以使用一种新型内镜工作套管，从而在直视下严格地对 L5 出口根行椎间孔成形。此外，高髂嵴很少会阻挡 L4~L5 节段的外侧入路，可以通过类似的技术来完成椎间融合。

三、手术技巧

作为作者偏好的一项手术技术，内镜技术常于置入椎间融合器之前使用。其在椎间孔的可视化、经椎间孔椎间盘切除和椎间孔成形的过程中起到了至关重要的作用。作者认为，作为一项重要技术，内镜技术可以更好地在直视下松解出口根和行走根，尤其是处理联合神经根或分叉神经（神经走行至椎间孔时发出分支并覆盖于椎间盘之上）时。同时，应使用标准的手术无菌技术来保护患者。

术中透视可用于定位脊柱的节段。拍摄前后位和侧位的 X 线片来确定导针的最佳位置，并通过一个 1.5cm 的切口放入扩张器，随后放置 7mm 工作套筒，以创造足够的空间放入 20° 内镜，无须剥离肌肉。在此节段进行椎间孔成形术，松解出口根，充分减压，以便将融合器植入椎间隙。正如上文所述，在操作过程中，患者处于清醒状态下，可以感受到任何对神经根的激惹，并及时进行交流。椎间孔成形应用的是“从外到内”技术，从小关节突开始减压，朝向关节突峡部，最后止于下位椎弓根。这种内镜下减压技术成形范围广，极大改善了显露椎间盘的入路。现在内镜和椎间融合的器械可以在轴位和矢状位平面上广泛移动。

椎间孔成形结束以及神经根减压松解完成后，用抓钳摘除残余的椎间盘碎片，并用 4mm 磨钻处理终板。随后使用双极射频操作，抗生素盐水冲洗术区，并使用内镜再次探查。在椎间隙的前部和两侧部位植入同种异体骨松质，将椎间融合器填满同种异体骨并放入预留的空间。在透视下通过置入椎间隙的导丝将椎间融合器置入正确位置，并拍摄前后位和侧位影像检查融合器的位置是否位于中线。

植入椎间融合器后，可视化下仔细清理椎间孔，确认该区域无残留的植骨块，并再次确认融合器的位置。

术前根据 CT 和 MRI 制定手术计划，确定有临床症状的椎间孔区或中央区狭窄的精准病变部位，确定最佳手术入路，这种标准化的术前计划可以显著减少手术时间。不同手术技术的总结详见表 6-2。

表 6-2　不同 TLIF 技术的比较

手术步骤	开放 TLIF	内镜辅助下 TLIF
每个节段的切口	8~12cm，位于中线处	经椎间孔入路 1.5cm 后方减压 1.5cm
组织损伤	肌肉剥离，脂肪变性	无肌肉剥离
工作套管（需先行关节突部分切除）	—	直到 13cm 工作套管，逐级扩张导管
关节突关节	切除	保留（切除不超过 50%）
后柱	同棘间韧带部分或全部切除	保留棘突和棘间韧带
稳定性	失去关节突关节的稳定	保留关节突关节
椎间盘的处理	透视下，非直视下	透视下及内镜直视下
椎间融合器的植入	切除单侧关节突关节	后外侧经椎间孔植入（需先行椎间孔成形）
可视化，牵开器	直视、放大镜、显微镜，中线处的双侧牵开器	高清视频内镜，单侧逐级扩张套管（用于后方和椎间孔减压）
麻醉	全麻	清醒状态下，局麻
电凝	传统双极电凝	激光或射频双极电凝
骨质切除	磨钻，2mm Kerrison 咬骨钳	磨钻，2mm Keirison 咬骨钳不超过 2cm
出血	可能大量出血，需自体血回输	少量出血，无法计量

（一）椎板切除减压

在作者的经验中，对于脊柱不稳、严重中央管狭窄的患者，后路椎板切除减压术可以显著改善临床症状，且更加可靠。有些时候，仅仅植入椎间融合器虽然可以通过牵引黄韧带来增加椎间孔和侧隐窝的容积，然而术中难以对其进行评估，且在并发椎间融合器下沉的患者中，可能预后欠佳。因此，从远期效果来看，联合椎板切除减压术可以带来更可靠的预后。

在中央椎管狭窄的病例中，术中植入逐级扩张套管和管状牵开器至 13mm，并先从中间部位开始减压。此时可考虑植入下文提到的椎弓根螺钉，获得椎弓根之间的适当活动性，并辅助减压。此外，管状牵开器可以从上方直接越过中线，到达对侧神经根，避免在对侧另取切口。

对于一些并不严重的中央型椎管狭窄的患者，其出口根和行走根有时与硬膜粘连，且借椎间孔韧带与椎间盘或关节突关节黏附，此时“由外到内”入路的椎间孔成形术可以完成减压并松解粘连的神经根。在植入椎间融合器之前，椎间盘应完整显露，使任何解剖变异均处于直视状态下，并准备好植入的位点和椎间隙的处理。

（二）椎间隙的处理

在准备显露椎间隙之前，需使用 1% 利多卡因局部麻醉，皮肤、工作通道所通过的肌肉及关节突关节复合体均需进行麻醉。一般来说，10ml 的剂量足以达到麻醉效果。笔者倾向于常规行椎间盘造影，使椎间盘突出的部位、纤维环撕裂的部位及突出的碎片变得可视化。处于监护麻醉管理的静脉麻醉和局部麻醉的患者，可通过记录开放压力和充盈度的方式，对病变腰椎节段进行椎间盘压力测量。

通过标准的扩张系统，置入 7mm 的工作套管，行椎间孔成形，并松解出口根和行走根。尤其要注意的是，出口根应彻底松解，以保持其良好活动性，从而减少术后神经失用和激惹背根神经节的风险。

在高分辨率内镜的可视化下，使用动力磨钻系统来完成椎间孔扩大成形，并为植入椎间融合器做准备。磨钻也可用于处理终板和为横突间植骨融合开槽。

对于处于麻醉监护管理下的意识清醒的患者，应该检查其神经根的活动性，确保在牵拉神经根时，不会引起疼痛。由于植入椎间融合器的过程中，需要牵拉部分神经根。因此，该操作可确保术后神经根的安全。

（三）椎间融合器

术前计划的目的是为确保椎间融合器能够植入椎间隙，并与后方的纤维环呈 45°，以获得最佳的稳定性。一旦椎间孔扩大完成，就需要开始处理椎间盘，为植入椎间融合器和植骨块创造空间。

使用 7mm 钻头、铰刀和刮刀进一步处理终板。将咬骨钳向上位终板和下位终板倾斜，摘除残余的椎间盘组织。最后用抗生素溶液冲洗操作区域。

作者倾向于在椎间融合器中填满同种异体骨松质和浓缩骨髓的混合物。椎间隙也用相同材料填满，其中于椎间融合器的前方填充 4~7mL。临床经验表明，此手术技巧可以提高重建运动节段的生物力学稳定性，降低融合器下沉的发生率。

植入椎间融合器后，行正侧位术中透视，并通过钽标记线评估并确定融合器的最终位置。如果使用了可扩张型椎间融合器，只要椎间融合器处于椎体间合适的位置上，椎间隙的高度就会增加，这个过程可以对神经根起到间接减压的作用。

（四）椎弓根螺钉

术前，通过手术节段的 CT 或 MRI 的轴位片来确定椎弓根螺钉植入的方向及深度。为了避免损伤神经根或硬膜囊，应慎重考虑钉道在内外方向及头尾方向上的选择。

微创椎弓根钉棒系统的植入可以在术中透视下完成，通常会在此区域内行额外的横突间植骨。这里同样推荐使用富含骨髓的同种异体骨混合物。

（五）关节突螺钉

通过 CT 或 MRI 对关节突螺钉的植入进行计划，以确定关节突关节的方位和预计穿过关节突关节和椎弓根的钉道。

此外，患者的骨质条件必须良好，重度骨质疏松、重度关节突关节畸形及椎弓峡部裂应视为禁忌。

关于关节突关节螺钉系统，作者倾向于在合并复杂内科疾病的患者中使用，因其可以减少手术时间。此外，应用关节突螺钉可减少术后疼痛。在行 TLIF 手术时，手术操作的对侧常植入关节突螺钉或关节突椎弓根螺钉。这种 360° 的融合不需要另取对侧切口和入路，同时其减少了对肌肉的损伤，减少了植入椎弓根螺钉本身所带来的风险。

四、开放与内镜辅助下 TLIF 的适应证与禁忌证

（一）适应证

内镜辅助下 TLIF 与开放 TLIF 的外科适应证的详细比较，更多取决于术者的经验和这些手术的舒适程度。建议初学者在开始尝试做内镜辅助下 TLIF 之前，先从一些简单的微创手术做起，比如 L4~L5 椎间盘切除术或椎间孔减压术。术者需积累丰富的开放手术经验，方可尝试内镜手术。

内镜辅助下 TLIF 最相关的适应证之一，是治疗腰椎滑脱引起的机械性下腰痛和神经根痛。Ⅰ度或Ⅱ度的滑脱适用于该技术，严重滑脱的患者对手术技术要求较高，对于大多数外科医生来说，选择开放手术更为适宜。

对于双侧神经根病变的患者，植骨后椎间孔的高度即可恢复，达到对侧减压的目的。对于严重的对侧侧隐窝狭窄的患者，需于对侧另取切口并通过管状牵开器行微创手术来完成减压。

该手术也很适用于治疗复发性腰椎间盘突出症的患者。伴或不伴有下腰痛的多次复发的腰椎间盘突出症患者，均可用该手术作为根治性治疗。该技术也适用于翻修手术，因为除了经椎间孔的入路比原切口更加靠外，还可以避免遇

到瘢痕组织。

其他的适应证，包括退变性椎间盘疾病引起的严重的椎间盘源性下腰痛，椎板切除术后不稳，脊柱外伤，以及假关节形成。

（二）禁忌证

若椎间孔内存在联合神经根，通常很难经椎间孔植入椎间融合器。因此术前应仔细评估 MRI 资料，因为术中尝试牵拉联合神经根通常会造成不可接受的神经损伤风险。若术中发现联合神经根的存在，通常考虑行对侧 TLIF。

不建议对超过 2 个节段的患者行内镜辅助下 TLIF，高髂嵴和处于水平位的 L5~S1 椎间盘的病例也视为相对禁忌证，建议对此类患者行传统 MIS-TLIF。

内镜辅助下或开放 TLIF 的适应证与禁忌证详见表 6-3。

表 6-3　开放 TLIF 与内镜辅助下 TLIF 适应证和禁忌证的总结

	适应证	禁忌证
内镜辅助下 TLIF	退变性椎间盘疾病	4 个节段或更多节段的椎
	椎弓峡部裂（保守治疗 6 个月无效）	管狭窄
	腰椎滑脱（保守治疗 3 个月无效）	脊髓栓系综合征
	影像学及临床表现证明腰椎不稳	先天性畸形
	复发性椎间盘突出（Ⅲ期）	重度骨质疏松（相对禁忌）
开放 TUF	具有不稳及腰痛的椎间盘突出	脊髓栓系综合征
	椎间孔区的椎间盘突出，需行椎间孔扩大术治疗	先天性畸形
	突出的椎间盘需行双侧关节突关节切除以完成减压	联合神经根
	与腰痛相关的复发性椎间盘突出	重度骨质疏松
	保守治疗无效	
	影像学及临床表现证明腰椎不稳	

腰椎椎体间融合术的相对禁忌证与开放腰椎融合手术类似。正因如此，对于手术治疗，患者的心理因素应考虑在内。如抑郁症、癔症、敌对与焦虑等负面的预后因素都应考虑在内。此外，在获得工伤补助的患者中，有些患者手术效果并不理想，这种二次获益因素也应考虑在内。

五、并发症

将作者研究的内镜下辅助 TLIF 的并发症，与 MIS-TLIF 和开放 TLIF 的并发症进行比较分析，其结果详见表 6-4。1 例患者出现了神经系统并发症，表现为 L5 神经失用和足下垂。其功能于术后 3 个月恢复，预后良好。另一患者由于内固定松动，因此将关节突关节螺钉改为非节段性的椎弓根螺钉固定。此外还有一例患者，术后 CT 扫描显示其椎弓根螺钉位置过于偏内，但并无明显症状。在术后 24 小时内对其进行了翻修手术，修正椎弓根螺钉的位置。1 例患者发生硬膜撕裂，予以胶原蛋白补片（胶原基质）修复，于 24 小时后出院，并告知回家后卧床 5 天，注意观察。其恢复良好，无并发头痛及脑脊液漏。

一些并发症患者需行翻修手术处理。翻修手术中可以使用微创椎弓根螺钉器械，通过撑开叶片和管状牵开器完成经皮重置椎弓根螺钉。然而，重置撑开叶片，并将工具送至椎弓根螺钉处这一操作可能有些难度，需要一定时间的练习。

表 6-4 相关报道的 MIS-TLIF 与开放 TLIF 的并发症发生率与作者的内镜辅助下 TLIF 并发症发生率的比较

并发症	MIS-TUF*	开放 TLIP	内镜辅助 KTLIF（作者目前的数据）
感染	6.9%	23.5%	0%
尿路感染	3.4%	11.8%	0%
神经功能损伤	20.7%	11.8%	4.5%
螺钉 / 融合器并发症	44.8%	11.8%	9%
脑脊液漏	10.3%	5.9%	0%
输血	3.4%	11.8%	0%
其他	10.5%	23.4%	0%

在重置椎弓根螺钉的过程中，可在内镜下通过逐级扩张管道到达工作区域，从而在直视下将工具置入椎弓根螺钉。重新调整椎弓根钉棒系统会显著增加手术时长，即便对一个经验丰富的外科医生来说也是如此。

六、开放 TLIF 与 MIS-TLIF 临床预后的比较

（一）Ⅰ级证据

目前尚无针对该内容的Ⅰ级证据。

（二）Ⅱ级证据

目前尚无针对该内容的Ⅱ级证据。

（三）Ⅲ级证据

Sulaiman 和 Singh 于 2009~2012 年进行了一项研究，将 66 例患者纳入研究并分成两组，比较开放 TLIF 与 MIS-TUF。开放组与 MIS 组的平均年龄分别为 56 岁、61 岁。所有患者均具有下腰痛与腿痛，影像学发现均为Ⅰ ~ Ⅱ度滑脱，两组患者术后的 ODI 与 VAS 评分均有显著改善。

开放组的平均 ODI 评分从术前的 57.8 分改善至术后 6 周的 37.9 分，术后 6 个月的 41.2 分及术后 1 年的 46.1 分；MIS 组的平均 ODI 评分从术前的 53.7 分改善至术后 6 周的 30.8 分，术后 6 个月的 26.4 分和术后 1 年的 26.4 分。两组的功能恢复方面无明显差异（P=0.46），但开放组的医疗成本要比 MIS 组显著更高（P=0.0002）。

Peng 等的一项前瞻性对照研究显示，开放 TLIF 和 MIS-TUF 在术后两年的临床症状改善并无明显差异性，Dhall 等的对照研究也得出了类似的结果。

Cheng 等于 2013 年发表的一项研究表明，尽管 MIS-TLIF 的术后 VAS 评分较开放 TLIF 有一些改善，但并无显著统计学差异。

（四）Ⅳ级证据

Park 等于 2014 年对 124 例患者实施了 MIS-TLIF，用于治疗腰椎滑脱和其他退行性腰椎疾病。其中对 85 例患者进行了为期 5 年的随访。平均 ODI 评分从术前 60 分改善至术后 24 分，其中 83 例中的 79 例（95%）改善大于 10 分。在这 5 年中，83 例中的 67 例（81%）影像学显示腰椎已融合，包括 72 例单节段手术中的 64 例（89%）。124 例中的 11 例（9%）出现围术期并发症，8 例（6.5%）于原节段再次手术，7 例（5.6%）于邻近节段再次手术。

七、讨论

在开放 TLIF 中，为了显露椎弓根并完整切除关节突关节，椎旁肌群结构会因剥离及牵拉而严重破坏，从而增加术后疼痛，并延长康复时间。此外，其对邻椎运动节段的生物力学功能也会产生负面影响。

MIS-TLIF 可以减少对椎旁肌结构的损伤，加快术后康复，缩短住院时间并减少感染的风险。其切口更小，出血更少。MIS-TLIF 与开放 TLIF 相比，围术期、术后及患者服务花费更少。应用这些新技术后，患者经常不到 24 小时便可出院。相比之下，一篇研究报道传统的开放 TLIF 的平均住院日为（9.3 ± 2.6）天。

与监护麻醉管理相比，全静脉内诱导的全身麻醉或联合少量气体麻醉的全身麻醉更具优势，包括减少术后恶心和更快的唤醒。然而，局麻清醒状态下的监护麻醉管理可以在术中与患者更好的交流。预防神经损伤极为重要，术中快速的唤醒试验，较术中依赖持续 EMG 监测或感觉运动的诱发电位更为有效，尤其是对初学者而言。作者认为，全麻下行内镜辅助 MIS-TLIF 较为危险。然而，每个外科医生均应根据患者和麻醉团队的自身标准和指南来讨论并选择适合的麻醉方式。

根据笔者的经验，内镜辅助下手术最适用于 L5/S1 节段，其可以减少组织损伤，在直视下提高神经根松解的效果。后方减压常通过逐级套管置入的管状牵开器完成。

到目前为止，作者已完成 50 余例 MIS-TLIF，通过这些经验，作者推荐在处理 L4~L5 和 L5~S1 节段的过程中使用内镜技术，得以在直视下完成对神经根的松解和减压。

通过 Kambin 三角显露椎间盘，切除间盘、处理终板并植入椎体融合器。这是一项新颖的技术，因为其可以直接到达椎间隙，且减少术后瘢痕，尤其是在神经组织周围和侧隐窝区域。

作者认为，在椎间孔扩大成形，并将 L5 神经根从粘连的椎间孔韧带和椎间静脉丛松解开来的时候，神经根的直视化是显露椎间隙并植入融合器的重要环节。该节段显露较为困难，在椎间孔成形时，进行神经根的暴露和松解可以降低神经根损伤的风险。在椎间盘切除和终板处理的过程中，内镜辅助下 TLIF 可以使神经组织和终板处于直视状态下。与传统 TLIF 等非可视化的操作相比，其具有明显优势。

在 L5~S1 节段，由于增生肥大的关节突、横突和骶骨翼等存在，Kambin 三角常常变小甚至消失，入点变得十分狭窄，因此在此节段常规行椎间孔成形非常重要。在使用“由外到内”技术进入椎间孔时，移行椎的解剖变异也会增加手术难度。刺激背根神经节常常引起术后神经失用症、神经损伤和神经痛，行椎间孔成形可以很大程度上减少这些风险。

此外，椎间孔成形可以使终板更容易得到处理，从而得到更好的椎体融合。作者建议在行椎体融合术时，除了使用椎间融合器外，也应使用额外的植骨，如同种异体骨等，于融合器的前方和侧方植骨。后方单侧关节突螺钉固定可以减少手术时间和术后疼痛。

在操作 L5~S1 或 L4~L5 节段时，评估髂嵴的形态尤为重要。尤其是 L4~L5 节段，高髂嵴会影响手术的操作。在侧位 X 线片上，如果髂骨翼的投影高于 L4~L5 椎间盘平面，术者应慎重考虑行椎间孔入路的可行性。同样对于骨盆后倾的患者，L4~L5 椎间盘接近水平面，也应慎重考虑行椎间孔入路的可行性。此时传统 TLIF 入路更适合这些患者。而当选择行内镜辅助下 TLIF 时，应考虑到学习曲线的影响。

作者吸取了很多传统 TLIF 的经验，再结合更小的切口、更少的术后疼痛、更少的出血和麻醉监护管理，患者可以在 24 小时之内出院。早期出院和活动可以降低深静脉血栓形成和其他并发症的风险，尤其对于老年患者来说更为重要。

一篇文献综述曾提到，与开放 TLIF 相比，包括作者所使用的内镜辅助下 TLIF 在内的微创脊柱融合技术，在手术并发症、术后用药、住院时长具有明显优越性，其他研究者也证实了这一观点。

八、结论

结合作者的经验，建议使用内镜辅助 TLIF 结合经皮椎弓根螺钉作为开放 TLIF 的替代手术。作者的临床发现也得到了其他作者的证实，同时他们也报道了 MIS-TLIF 可以缩短住院时长，减少手术并发症，减少术后药物使用，减少住院费用。

在文献中，作者大量阐述了椎间融合器和经椎弓根螺钉固定系统的应用。内镜辅助下 TLIF 通过后外侧入路经椎间孔来完成，其对椎旁肌的干扰小，切除骨量也很少。相比之下，在传统 TLIF 中，椎板的下部、上关节突、下关节突以及一些变异的部分均随黄韧带一并切除，而切除黄韧带会导致硬膜纤维化形成。

总之，作为一项先进的、损伤更小的手术技术，内镜辅助下 TLIF 在大多数病例中只切除部分腰椎关节突关节，也就是说它的前部将直接面对椎间盘。患者的整体负担显著减少，使手术得以适合老年人或有严重基础疾病的患者。因此，TLIF 的适应证将进一步扩大，尤其对于一些因慢性疾病风险无法耐受开放手术的患者，选择 TLIF 手术将更为适合。

第五节　微创脊柱手术治疗腰椎退行性疾病

微创脊柱手术（MISS）在过去十年中经历了指数式增长，并且许多曾经需要使用传统手术方法大面积显露来治疗的病变现在也适用。随着手术选项的不断增多，MISS 技术正在改变整个脊柱外科领域的治疗模式。虽然 MISS 的治疗目的与传统的开放式方法没有差异，但是该方法对预防周围正常肌肉和韧带组织的附带损伤的同时，以病变位置为靶点仍是 MISS 技术背后的理念。由于减少了对肌肉和软组织的损伤（与开放术式相比），MISS 理念的益处可以概括如下：

1）更少的术后疼痛和更少的术后镇痛药物依赖。

2）更小的皮肤切口带来更好的美容效果。

3）更少的手术失血。

4）由于更少或不需要切割肌肉而降低的肌肉损伤风险。

5）感染风险的降低和术后疼痛的减少。

6）更快的术后恢复和更少的康复需求。

7）手术时间和住院时间的减少及随之而来的总花费降低。

另一种目前流行的概念是“循证医学”，可以将其定义为在对患者个体的治疗做决定时，认真、明确和明智地使用的当前的最佳证据。尽管 MISS 的最初应用仅限于椎间盘切除术和减压术等情况，但现在这些技术可用于治疗诸如脊柱和脊髓恶性肿瘤、脊柱创伤和脊柱侧凸等复杂病变。

一、MISS 的基本原理

MISS 的主要目标是减少相关手术方法造成的组织损伤和并发症，从而减少术后疼痛、失血和恢复时间，同时仍实现相同的临床效果。组织学、血清学、放射学和临床结果数据均显示，严重的医源性组织损伤与典型的开放式脊柱后路入路相关。进一步的证据表明，与开放性腰椎融合术相比，MISS 技术的肌肉损伤、疼痛和残疾率显著减少。传统的开放式后路中线腰椎减压术对棘旁软组织的广泛损伤很常见，而中线的韧带则完全被切除。对患者正常解剖结构造成的这些伤害会导致严重的疼痛和肌肉萎缩。正如研究证明，椎旁肌肉损伤的不良影响包括无力、残疾和疼痛。与开放式方法相比，对脊柱旁肌肉破坏较小的 MISS 有可能带来更好的临床结果。虽然对于医疗团队，特别是微创经皮操作的外科医生的有效辐射暴露剂量会提高，但是，应用更广泛适用的术中三维锥形束计算机断层扫描（美敦力 O 型臂系统，Stealth Navigation，Medtronic，Minneapolis，MN）用于放置微创脊柱器械可以抵消这种风险。Tabaraee 等在尸体研究中显示了使用 O-ARM 来降低外科医生辐射暴露的风险的益处。本章总结和评价支持 MISS 技术治疗常见退行性脊柱病变的最佳证据，包括腰椎显微椎间盘切除术、腰椎椎板切除术、腰椎间融合术和成人畸形。

二、腰椎间盘切除术

坐骨神经痛是全球性的主要发病因素。手术干预是解决该问题的一种非常成功的治疗方法，其中最常见的是小切口腰椎间盘切除术。最近一项前瞻性随机对照试验（RCT）报道了手术对腰椎间盘突出症患者的益处。这可能是一个事实的解释，即仅在美国，每年就会进行近 30 万次的椎间盘切除术，虽然使用 / 不使用手术显微镜（称为显微椎间盘切除术）的开放椎间盘切除术（OD）仍然是处理腰椎间盘的标准方法，但管状牵开器正变得越来越流行。这种技术的潜在收益包括更少的肌肉损伤，减少术后疼痛和更快的手术后恢复。鉴于很多研究比较了开放与微创显微间盘切除术，本章的讨论仅限于较高质量的研究。

Ⅰ级证据

Righesso 等对 40 例保守治疗无效的腰椎间盘突出引起坐骨神经痛的患者进行了前瞻性随机对照研究，患者接受了 OD 或腰椎间盘镜下间盘切除术（MED）并随访 24 个月。他们发现，尽管经 MED 治疗的患者与 OD 组的患者在统计学上有些指标存在显著差异（切口较小、住院时间较短等），但两组的最终临床和神经学上的结果同样令人满意。

Ruetten 等进行了一项前瞻性随机对照研究，对腰椎间盘突出症患者进行了全内镜或显微外科手术手术后，82% 的患者不再有腿痛，14% 有偶尔疼痛两组的临床结果相同。

Ryang 等进行了一项前瞻性随机研究，比较标准开放显微外科椎间盘摘除术与使用 11.5mm 套管针系统来实现脊柱微创的显微外科椎间盘切除术治疗腰椎间盘突出症的疗效、安全性和结果。60 例患者被随机分为两组，每组 30 例。组 1 采用 OD 治疗，组 2 采用微创技术治疗。术后通过视觉模拟量表（VAS），Oswestry 功能障碍指数（ODI）和健康调查简表（SF-36）评分测量，两组患者神经症状和疼痛均达到显著改善。微创组的手术时间、术中失血量和并发症发生率略低一些。

值得注意的是，在 Arts 等对微创椎间盘切除术（MID）与 OD 进行比较的最大的一个实验中，无改善的现象出现在微创技术而不是开放技术治疗的患者中，其结论支持开放手术优于微创。使用 Roland-Morris 残疾问卷对随机分配到 OD 的患者的调查结果显示，其腿部疼痛缓解显著。同组的 2 年观察结果与第一项研究的结果相呼应，根据 Roland-Morris 残疾问卷调查显示，坐骨神经痛评分在管状通道下椎间盘切除与传统椎间盘摘除术无显著差异。随访 2 年时，71% 的管状椎间盘切除术患者恢复良好，而传统微切除术患者中有 77%（OR=0.76，95%CI0.45~1.28，P=0.35）。Teli 等报道了腰椎显微内镜椎间盘切除术后有较高的硬膜撕裂和突出复发的风险。240 例年龄在 18~65 岁，受腰椎间盘突出症困扰，且保守治疗 6 周以上的患者被随机分配到显微内镜，显微或开放式椎间盘切除术组。在 24 个月的随访中，各组在临床和统计学上都显著改善。虽然背部和腿部的 VAS 评分、ODI 和 SF-36 评分组间没有差异，但硬膜撕裂、神经根损伤和突出复发在显微内镜组中明显更普遍。作者的结论是，虽然每种技术的观测指标 2 年后相近，但是微创内镜的并发症可能更严重，成本更高。

同样的，Dakenbrock 等最近的一项 meta 分析研究包括了 837 例患者（其中 388 例随机分配至 MID 组，449 例随机分配至 OD 组）的 6 项随机试验的结果，27 例 MID 组的患者与 OD 组相比未能显示 MID 的任何优势，并报道到术中并发症（偶发的硬膜损伤和神经根损伤）在接受 MID 治疗的患者中更为常见（RR2.01，95%CI1.07~3.77），两种方法在减轻腿痛方面无论是短期还是长期随访均无显著差异。

Huang 等在一项随机试验中发现，与开放性腰椎间盘切除术相比，显微内镜下椎间盘切除术（MED）后患者的全身细胞因子反应较少。在两组中，C- 反应蛋白（CRP）水平在 24 小时达到峰值，并且 OD 患者术后血清 CRP 明显更高 [平均（27.78 ± 15.02）mg/L 与（13.84 ± 6.25）mg/L，P=0.026]。MED 术后血清白介素-6（IL-6）水平的增加显著低于 OD 术后，且 IL-6 和 CRP 值之间具有显著的统计学相关性（r=0.79），系统性细胞因子反应的差异可能可以支持 MED 术式对患者创伤更小的理论。

与这些结论相反，最近 Cochrane 系统评价提示 MID 在减轻腿痛、下腰痛和再住院方面可能较差。并且，疼痛缓解的差异似乎很小，可能在临床上并不重要。虽然，MID 具有手术部位和其他感染风险较低，以及住院时间较短方面的潜在优势，但证据并不一致，从而得出的结论是，如果要作为标准 OD 的替代，MID 还需要更多的研究来确定其适应证。

总之，这些矛盾的随照试验和 meta 分析表明，即使为了产生高水平的数据付出了艰辛的努力，结果可能仍会令人困惑且难以解释。迄今为止进行的随机对照试验缺乏共识，原因是多方面的。大多数研究得出结论认为，这两种手术可获得相同的术后腿部疼痛改善，但这些研究样本量相对较小（n=22~200 例），他们的效力不足以检测两种手术之间潜在的临床相关性差异。最终，MISS 技术的真正益处不太可能在已具有低发病率和快速恢复率的手术领域实现。了解 MID 的真实影响需要考虑外科医生的经验、患者的个体差异（如肥胖、并发症），以及所施行的手术的类型。只有这样才能设计出恰当的研究来解决最实际的临床问题。作者的团队常规通过微创术进行腰椎显微椎间盘切除术，所有患者均在手术当天出院并取得良好的临床效果，没有出现并发症增加的情况。同时，有资深作者发表了微创管状通道下显微椎间盘切除术（4 级）的临床经验。从 2005—2010 年，对 109 例行选择性腰椎间盘切除术的患者进行了中央型或旁中央型椎间盘突出症的分析。在这项研究中，管状通道下椎间盘切除术与硬膜破裂、神经根损伤、伤口并发症，或需要额外手术的复发性椎间盘突出的发生率增加无关。与传统的开放式显微椎间盘切除术相比，腰椎管状通道下微创椎间盘切除术带来了微小却有统计学意义的住院时间（LOS）缩短。当考虑到美国和全世界患者接受椎间盘切除术的总例数时，随着总时间的延长，少量但实质性的经济节约是不容忽视的。

三、腰椎椎间融合

30 多年来，经椎间孔腰椎椎间融合术（TLIF）已被用于各种退行性腰椎疾病。虽然临床研究证明了传统开放式 TLIF 的疗效，但仍有人担心住院时间过长，失血过多以及术后并发症。Foley 等和 Khoo 等分别描述了微创单节段腰椎椎体间融合术作为传统开放手术的替代方案，它利用连续插入的管状牵开器通过一个肌肉分裂方法来减少软组织损伤，尽管许多研究显示了与微创经椎间孔腰椎椎体间融合术（mTLIF）相似的长期疼痛缓解、功能改善、融合率术后并发症，且疼痛少、出血少、住院时间短。但是没有Ⅰ级证据比较 mTLIF 和开放 TLIF 手术之间的患者结局、并发症或影像学融合率。下面提及的研究总结了 mTLIF 与传统开放手术进行比较的最佳证据。

（一）Ⅰ级和Ⅱ级证据

没有比较开放与 mTLIF 的Ⅰ级或Ⅱ级研究。

（二）Ⅲ级证据

Dhall 等在 42 例长期随访的患者中比较微型开放 TLIF 与开放 TLIF。平均 EBL（194ml 与 505ml，$P<0.01$）和平均 LOS（3 天与 5.5 天，$P<0.01$）之间有统计学显著差异，mTLIF 更优，两组用平均 Prolo 评分测量的临床改善是相似的，与微型开放 TLIF 的器械相关并发症发生率更高。Archavlis 和 Carvi63 在治疗椎管严重狭窄的 DS 中将 mTLIF 与开放 TLIF 进行比较，使用 mTLIF 或开放 TLIF 治疗 49 例患者。比较 mTLIF 和开放 TLIF 的结果表明，mTLIF 组出血少、输血需求明显减少（$P=0.02$）、前 6 周随访术后背痛改善更快、医院 LOS 更短。平均随访 2 年后，术后的 ODI（$P=0.841$）、VAS（腿）（$P=0.943$）和 VAS（背部）（$P=0.735$）评分与之前相似。两组并发症的总体比例无显著差异（mTLIF 组为 29%，开放组为 28%，$P=0.999$）。

mTLIF 和开放 TLIF 间的比较也是许多 meta 分析和系统评价的主题。Goldstein 等进行了一项系统评价，比较微创和开放后路腰椎融合的结果，特别是关于：①手术终点（包括失血、手术时间和透视时间）。②临床结果（ODI 和 VAS 疼痛评分）。③不良事件。26 项低质量或极低质量的研究（建议评估、发展和评估协议分级）符合作者的纳入标准。

虽然在术后 12~36 个月，MISS 组和开放组间包括 VAS 疼痛评分和 ODI 值在内的患者报告结果在临床是几乎等效的，但微创融合倾向于使得出血减少和住院时间缩短，并趋于更低的手术和医疗不良事件率。虽然该结果有利于 mTLIF，但这项评价的结果受到了只能获得低质量研究用于分析的限制。缺少了随机化，且无法消除选择偏倚的机会。

Tian 等比较微创和开放性 TLIF 进行了一项 meta 分析。这项研究表明，与开放技术相比，mTLIF 显著降低术中和术后的出血量、缩短住院时间。尽管在所包含的研究中检测到了统计学上显著的异质性，但结果是一致的。对于临床结果，更多研究报告了 mTLIP 后更有利改善的趋势。

比较有效性的研究也表明了与开放 TLIF 相比，mTLIF 与两年期间的成本降低相关，同时产生同等的质量校正生命年的改善。Parker 等研究了微创技术对经椎间孔腰椎椎间融合术后恢复工作和麻醉药使用上的影响。虽然很少有研究直接记录术后恢复工作的时间或麻醉药使用时间（或两者），但回顾性的文献表明，与开放性 TLIF 相比，mTLIF 可能与加快麻醉苏醒和重返工作相关。无论采用何种类型和方法，MISS 都与手术部位感染（SSI）率显著降低有关。较高的感染率可能会导致医疗费用增加、手术后住院时间延长、恢复时间延长，以及患者术后恢复工作的时间更长。

Parker 等进行了文献回顾以确定 mTLIF 和开放 TLIF 术后感染的发生率，并确定 mTLIF 的平均感染发生率为 0.6%，而开放 TLIF 组为 4.0%。开放 TLIF 后 SSI 的发生率与他们 120 例的一组患者相似，该组患者开放 TLIF 后的发生率为 5%，TLIF 后 SSI 的照料成本为 29110 美元。同样，McGirt 等发现开放后路腰椎椎间融合术（PLIF）/TLIF 后 SSI 治疗成本较高，显示单节段融合的成本差异为 5.52%，两节段融合的差异为 33.68%。这两项研究均报道了开放手术 SSI 的发生率较高，以及进一步治疗和护理并发症的成本更高。

Terman 等比较了肥胖患者行 mTLIF 与开放 TLIF 的临床结果，符合条件的患者 BMI ≥30kg/m^2。共对 74 例患者进行了研究，其中开放组 21 例、mTLIF 组 53 例。经 BMI 分层（<35kg/m^2 和≥35kg/m^2）后，两种方法的 VAS 或 ODI 改善仍无差异（无论未校正或校正，$P>0.05$）。开放组的并发症和 EBL 高于微创组（$P<0.05$）。正如在这些研究中所证实的，mTLIF 已被证明可以降低并发症发生率而不影响肥胖患者的临床结果，并且对于传统的开放方法提出了重大挑战。因此，在该组患者中，它比开放手术具有明显的优势。

（三）Ⅳ级和Ⅴ级证据

据报道，肥胖患者腰椎减压和融合术后并发症的发生率可能高达 44%。Rosen 等研究了微创腰椎融合手术后肥胖症患者与术前自身对照比较的结果。

共有 110 例行 mTLIF 的患者被选做研究对象。他们的平均年龄为 56 岁、平均身高 169cm、平均体重 82.2kg。平均 BMI 为 28.7kg/m^2：其中 31% 的患者超重（BMI=25~29.9kg/m2），32% 的患者肥胖（BMI>30kg/m^2）。线性回归分析没有发现体重或 BMI 与术前和术后变化的任何结果指标之间存在相关性。

Smith 等通过文献回顾对比 mTLIF 和开放 TLIF，揭示了两种方法之间的临床结局存在显著差异微创组患者的 EBL 和 LOS 一直较低（分别为 282ml 与 693ml 和 5.6 天与 8.1 天），而两组患者的手术持续时间相似。并发症发生率也不同，在开放组中手术部位感染、尿路感染和其他未分类并发症的发生率更高，而在微创组中出现更多新的短暂性神经缺陷、意外的硬膜破裂和器械并发症，可以认为后一个观察结果是与 MIS 相关的初始学习曲线的结果（Ⅴ级）。

尽管越来越多的数据支持在腰椎退变性腰椎滑脱症的治疗上，MIS 优于开放技术，但整体证据基础很大程度上依赖于回顾性研究，参与的患者和外科医生也相对较少。应该理解的是，尽管需要更多更高质量的研究来提供更高水平的证据，但脊柱外科的研究设计是高度复杂的，并且传统研究的“金标准”RCT 或 RCT 的应用有明显的局限性。所研究人群的内在异质性、所遇到的病变，以及在脊柱手术中使用的方法使得典型 RCT 的严格限制不切实际，并且最终缺乏外部效度。尽管如此，大量研究大多是回顾性研究，在组间 VAS 评分、ODI 评分和骨融合率的长期改善方面一直表现出统计上的相似性，并且在几年内这种临床改善持续存在。此外，mTLIF 的围手术期结果似乎优于开放 TLIF，许多研究显示其住院时间、术中失血量和围手术期麻醉药使用量有所下降。与传统的开放式方法相比，老年人和肥胖患者群体似乎从 mTLIF 相关的低并发症的有利一面中受益。

四、结论

MISS 技术的发展在脊柱外科领域产生了巨大的影响。MISS 经受住了时间的考验，显示出明显的远非理论的好处。尽管证明 MISS 的证据主要是回顾性的，且大部分证据均为Ⅲ级和Ⅳ级，但如本文所述，各种研究结果和各种病变的发展结果非常一致，表明感染率下降、出血少、住院时间缩短。虽然 RCT 是非常可取的研究方法，但外科 RCT 非常复杂，并非没有其自身的局限性，Ⅰ级证据不足，各种准国家数据库，诸如国家神经外科质量和结果数据库（N2QOD）等的数据注册可以提供大型数据库，从而得到更强大和更普遍的研究结论。辐射暴露是另一个可研究的领域，MISS 导致外科医生辐射暴露的风险增加，这与术中透视时间延长导致的辐射暴露增加有关。诸如术中神经导航等的技术在某种程度上可能有助于解决这个问题。研究表明，使用术中三维锥形束计算机断层扫描（美敦力 O-ARM 系统，Stealth Navigation System，Medtronic，Minneapolis，MN）可以减少外科医生的整体辐射照射，但仍然需要进一步建立、维护和发展 MISS 的研究。虽然外科医生在提供微创方法方面有很大的热情，但如果可行的话，也要基于合理的科学原理，患者同样要求临床医生采用不太激进的方法，更美观可接受的切口，以及需要更短的住院时间。

第六节　椎间盘热凝成形术的临床结局

一、概述

腰椎间盘源性疼痛是目前全世界范围内医疗咨询的主要原因之一，也是导致丧失工作能力的首要因素之一,也是导致全世界范围内医疗花费最多的疾病之一。在导致腰背痛的病因中最常见的就是椎间盘相关源性的，但到目前为止，退变性椎间盘疾病（DDD）的病理生理机制仍然不是十分明确，而且其治疗手段仍存在争议。

目前，椎间盘后缘的神经长入是最受认可的理论之一，新形成的神经细胞或新的神经支配与脊神经根机械压迫效应可能是导致腰背痛的重要原因。根据此理论，新的治疗手段应该集中于毁损这些新长入的神经末端，以达到消灭疼痛根源的目的，且同时具备微创和更高经济效益的优势。因此，椎间盘热凝成形术（TDP）应运而生。

腰椎微创手术的出现极大改变了传统的脊柱临床治疗手段。通过使用高科技设备可实现椎间盘直接靶向热疗，同时具备可替代、创伤更小、安全、临床结局满意以及相关并发症更少的优势。椎间盘热凝成形术的工作原理是通过高温收缩内在胶原蛋白，以达到椎间盘的间接减压。另外，治疗是基于针对椎间盘核心热疗可能缓解疼痛，而几乎不影响椎间盘复合体正常解剖为前提进行的。

在现代外科医疗中，TDP 是疼痛治疗医师最常用的非内镜治疗椎间盘源性疼痛手段之一，其中有两种技术值得注意：①激光。②射频（RF）。

笔者及其团队早在 20 年前开始通过微创经皮途径实施 TDP 治疗腰背痛。前 12 年使用激光作为热能，随后 8 年主要使用射频作为热能，本章将主要介绍 TDP 的生物学效应以及使用激光和射频进行 TDP 的临床结局。

二、TDP 治疗退变性椎间盘疾病

TDP 即通过热能收缩椎间盘胶原蛋白和消融纤维环上的神经末端。总体上，TDP 是通过经皮手段置入光纤，产生足够热能使椎间盘组织（例如胶原、神经和蛋白质）变性。第一例报道的 TDP 技术是椎间盘内电热疗法（IDET）和经皮激光腰椎间盘切除术，推测热能能够治疗椎间盘放射状撕裂，从而治疗腰痛。他们对 25 例患有椎间盘源性腰痛且保守治疗效果欠佳的患者使用该技术，其中 80% 患者疼痛评分（1~10 分）下降 2 分，72% 患者可以接受镇痛药物减量。探针可以进行小范围烧灼，但是范围主要局限于纤维环后方，无法完成间盘内热调制及撕裂修补。为了解决这个问题，下一步又开发了可弯曲和消毒的探针，但却导致了高达 20% 的感觉异常这一并发症的发生，从而导致该设备退市。

另外，使用激光作为热疗能量源，Choy 等早在 1986 年就报道该技术，但直到 1991 年美国食品药品监督管理局（FDA）才允许其上市。将 1998 年的高达 518 例患者的病例报道作为第一次报道算起，到 2001 年共有超过 30000 例患者使用过该技术：激光的缺点之一在于很难控制穿透组织的能量分布范围，因而难以控制热疗的范围。

使用双极射频系统的优势之一在于能够精确地控制能量分布范围，能量仅仅在光纤尖端两极之间运行，不影响周围组织。此技术可避免高温损伤神经结构，如硬膜囊和神经根，使它相较于前期产品更为安全。

（一）TDP 的生物学效应

使用高温治疗肌肉骨骼疼痛障碍的历史起源，于治疗肩关节囊和肌腱相关疾病上所获得的满意临床效果。在应用高温治疗 90~180 天后，可观察到细胞数量增加、成纤维细胞再激活以及血管化。胶原纤维的降解和更新同样可被观察到。

同样，高温在治疗退变性椎间盘疾病导致的腰背痛上也获得了满意的临床结果，但是在生物学观点上仍然存在争议。高温对椎间盘显微解剖可能产生两种效应：①胶原调节及后续体积回缩，间接减压。②破坏和抑制纤维环上神经再生，减轻疼痛。

组织学在体研究发现：双极射频产生的热效应可诱发胶原纤维热转化，椎间盘靶组织消融和神经热凝，而没有证据表明会损害间盘周围的神经组织。另外，Wang 等（2005）发现，热能可导致胶原纤维逐渐失去个体轮廓。最后，体外解剖学研究发现，双极射频可减少间盘容量。同样的，动物学研究发现 Ho：YAG 激光可导致椎间盘组织稳定蒸发。相反的，体内和体外研究均发现，IDET 并不能达到使胶原纤维降解的温度，组织学检查也并未发现纤维环的变化以及标本纤维环后方病变的去神经支配。

作为辅助效应，热疗可减少造成伤害性刺激的新生血管形成和神经再生。早在 1981 年，Smith 等在动物模型组织学研究中就发现了 RF 的神经热凝能力。TDP 可能可帮助封闭纤维环裂口，而纤维环撕裂被广泛认为是导致疼痛的原因。

上述生物学效应的大小与纤维环神经纤维产生细胞毒性的温度水平相关，大概在 42℃ ~50℃。不同研究发现，激光和射频均可达到使神经消融和疼痛缓解的温度。Ramirez 等（2001）采用激光使温度达到平均约 49℃，持续 48 秒，距离 15mm。使用 Disc-FX 系统在人体标本行射频使温度达到 40℃和 44℃。这些研究发现，纤维环均显著收缩，椎管容量增加。相似的临床结果由 Houpt 在 1996 年报道，但使用的是不同类型的射频，温度高达 70℃。

显然，TDP 技术被设计用来降解胶原纤维以及烧灼纤维环后部的肉芽组织。电热凝需经皮向椎间盘内置入可弯曲电极实现。这些操作不仅可减轻椎间盘压力，也可通过热凝消融神经末端以减轻疼痛。

（二）TDP 的适应证

在作者看来，TDP 适用于：超过 6 周病史的无根性表现的轴性疼痛而综合治疗（抗炎药物、镇痛药物、腰骶支撑带、脊柱注射以及理疗超过 3 个月）效果欠佳的患者。

腰椎 X 线片（包括腰椎动态屈伸位），以及其他更高级放射学检查，例如腰椎 MRI 发现 DDD，主要表现为黑间盘，且与椎间盘膨出、包容性椎间盘突出或纤维环撕裂相关。

（三）TDP 的禁忌证

作者不推荐为椎间盘高度丢失达 50% 以上、节段不稳定、椎间盘脱出、马尾综合征、合并感染、未控制的凝血病或出血障碍、椎间盘造影结果不一致或腰椎根性症状的患者实施 TDP。

（四）椎间盘造影术

在作者看来，具有一定争议的椎间盘造影术在实施 TOP 时是十分必要的诊断测试。尽管一些脊柱外科医生认为椎间盘造影术的适应证以及结果解读具有争议，而详细讨论椎间盘造影术的利弊已经超出了本章节需要探讨的范围。但是，作者更愿意把它当作询问病史、体格检查以及其他检查之外的辅助诊断手段，有助于制定临床决策。

在 TDP 背景下，椎间盘造影术允许外科医生通过造影剂在椎间盘内扩散形态来强化椎间盘内在紊乱而评估间盘内在结构的完整性。除此之外，还可以显示椎间盘中心髓核破裂及纤维环裂缝、裂隙，以及撕裂情况。如果椎间盘压力在超过 100mmHg 时，患者无明显疼痛反应则认为椎间盘造影正常。

Dallas 椎间盘造影分级法首先由 Bogduk 改良，随后又被 Schellhas 等再次改良，其纤维环撕裂分级方法如下：

1）0 级，正常椎间盘，无造影从纤维环泄露。

2）1 级，造影剂泄露局限于纤维环的内 1/3。

3）2 级，造影剂泄露延伸到纤维环的内 2/3。

4）3 级，造影剂泄露延伸到纤维环全层。

5）4 级，造影剂泄露延伸范围超过纤维环周径的 30°，像船锚形状。

6）5 级，在 3 级和 4 级的基础上，纤维环全层撕裂，造影剂外溢至硬膜外腔。

3 级和 4 级纤维环撕裂被认为可诱发疼痛，因为纤维环外 1/3 有神经支配。5 级撕裂是在 3 级或 4 级放射状撕裂的基础上，造影剂外溢指硬膜外。5 级撕裂可能会诱发严重的炎症反应，导致化学性神经根炎，造成没有神经根压迫情况下的坐骨神经痛症状。

作者及其团队认为，如果能够诱发出一致的疼痛，并且视觉模拟量表（VAS）增加 5 分及以上，则可认为椎间盘造影“阳性”。另外，外科大夫可记录椎间盘开放压力、填充容量及终端压力作为辅助信息。

三、手术技术

应用激光或射频的经皮 TDP 技术，是基于微创后外侧入路进入病变椎间盘的手段。患者取俯卧位，穿刺点为两条线的交点，其中一条线平行于病变椎间盘，另外一条线垂直于病变椎间盘，旁开脊柱中线大概 8~10cm。

局部麻醉后，采用硬膜外穿刺针呈 45° 朝椎间孔方向进针，针尖应该进入椎间隙后 1/3。通过 X 线确认在前后位以及侧位的穿刺针在合适位置后，实施椎间盘造影及椎间盘测试。

在确认测试节段是否复制出患者熟悉的、一致的疼痛（阳性结果）后，作者喜欢进一步通过扩张器支架、套管和环银系统评估间盘情况。这些器械在 X 线引导下逐一按顺序放置，直到切开纤维环，进入髓核。

如果 MRI 或者椎间盘造影结果提示为 DDD，而无椎间盘膨出、突出或脱出，笔者会直接放入射频装置，行 TDP 治疗。如果发现了椎间盘疾病，则建立进入椎间盘内区域的通道，以便实施椎间盘机械减压以及允许 RF 光纤进入。然后实施髓核切除，主要通过咬钳实现机械椎间盘切除术。为了避免切除正常椎间盘组织，作者常常先注射亚甲蓝，亚甲蓝优先染色病变的椎间盘组织，有助于鉴别。

正如前面所描述的，作者在之前 12 年主要实施 PDL，后 8 年逐渐改为 RF 治疗。椎间盘内产生的热能能够完成髓核消融和纤维环成形。

基于适应证和病理学，上述操作可通过内镜完成，内镜可实现对造成神经根压迫而产生根性疼痛的结构的可视化。

四、TDP 临床证据

（一）Ⅰ级和Ⅱ级证据

关于 TDP，目前仍缺乏强有力的证据。近期，Singh 等（2013 年）系统性回顾了关于 PDL 的相关文献，结果发现证据级别有限，仍需要进一步研究。而关于热凝行髓核成形椎间盘减压术，Manchikanti 等（2013 年）、Boswel 等（2007 年）和 Urrutia 等（2007 年）的研究表明，目前仍缺乏有质量的随机对照研究。

（二）Ⅲ级证据

在这一级别，有 2 篇关于 PDL 的研究需要特别强调。首先，Tassi（2006 年）比较了 500 例微创椎间盘切除术和 500 例 PDL，结果阳性结果分别为 85.6% 和 84%。Zhao 等（2005 年）发表的病例对照研究中发现，在 173 例行 PDL 患者中有 82% 症状得到改善。

有一项研究比较了 RF 和 IDET，结果发现，对于积极非手术治疗无效的慢性腰椎间盘源性腰痛患者，RF 是一种安全、微创、可替代 IDET 的治疗手段。

（三）Ⅳ级证据

大部分关于 TDP 的临床证据都是以病例报道形式发表，不过报道发现 TDP

术后临床症状得到改善。

关于 PDL，Quarte 等（2012 年）发表的前瞻性观察研究发现，在 205 例患者中有 67% 取得较好的临床疗效。Menchetti 等（2011 年）发表的纳入 900 例患者的回顾性多中心研究发现，70% 患者取得满意临床结果。其他一些研究也证实，PDL 具有较高的症状改善率和超过 80% 手术成功率（Casper 等，1996；Gronemeyer 等，2003；Iwatsuki 等，2007；Tassi，2006）。最后，Choy（2004 年）发表的其 17 年多达 1275 例患者关于 PDL 的手术经验发现，手术成功率为 89%（Macnab 评分标准），并发症率仅为 0.4%。

作者所用的 RF 技术，目前报道有限。但值得注意的是，Hellinger（2011、2014 年）报道高达 85% 的临床成功率。同样，Kumar（2014 年）发现 RF 术后 12 个月随访时 VAS 评分由 6.5 分降至 3.9 分。

第七章　颅脑创伤

第一节　颅脑创伤患者的院前急救

一、引言

在全球范围内，每年发生约1000万例创伤性脑损伤（TBI），是造成发病及死亡的重要原因。在美国，每年有170万人受伤，29万人入院接受治疗，5万人因此而死亡。多种因素与TBI患者远期预后不佳有关，包括年龄，较高的损伤严重程度评分（ISS）、高血糖、凝血病、低氧血症、休克及瞳孔散大。

对创伤患者的救护应就地进行，早期实施医疗干预可降低致残率和致死率。对患者的初始评估可能被事故发生地点所限制，但仍应当尽快实施撤离、复苏，转运至合适的医疗中心。Berlot等发现，即便将患者转运至医院耗时增加，如在现场即实施早期医疗干预仍可改善其预后。这些医疗措施旨在稳定患者的全身情况，避免继发损伤加重。

全美创伤救治体系整合了不同医疗水准和资源的医学中心。美国外科医师协会（ACS）将各大创伤中心分为Ⅰ～Ⅴ级。其中，Ⅰ级中心提供24小时全覆盖的紧急和专业服务，而Ⅴ级中心应具备急诊高级创伤生命支持（ATLS）服务和将患者转运至更高级别医疗中心的能力。具备ATLS资格需要所有向创伤患者常规提供救治服务的医疗人员，掌握相关基础知识并能够在入院或外科干预前给予程序化处置从而稳定创伤患者的能力。

院前急救对于TBI至关重要，包括ACS及脑创伤基金会（BTF）等在内的全国性组织均已发布了关于实施院前急救的相关指南。最新一版BTF指南，对现场生命体征评估、神经功能检查如Glasgow昏迷量表（GCS）评分、院前处置、可疑脑疝的治疗及转运决策的制订均做出了相应推荐。

二、转运至医院

美国目前急诊处置体系从当地紧急调度中心接到“911”电话开始。对于某些治疗时间对预后有直接影响的疾病如心肌梗死，调度中心已可通过标准化问询指引将患者直接转运至该类疾病专科中心，有利于改善预后。此外，调度中心人员也可在紧急医疗服务（EMS）人员到达现场之前通过电话给予患者身边的人员一些基本的处置建议。但目前尚无针对 TBI 的标准化问询或处置建议。

对患者的救护过程从首批 EMS 反应人员到达现场开始。一些研究发现，患者由医师团队进行处置和转运与由其他团队如护士或 EMS 人员完成这一急救过程的转归并无明显差别。这些研究可能存在一定偏倚，原因可能是医师团队往往被调度去处理受伤更为严重的患者，当然这些特殊需要医师团队直接进行干预的院前 TBI 情况较少。但对于其他一些疾病如非创伤性、非完全停搏患者，如由医师首先进行处置则其存活出院的可能性更大。

急救转运模式在 EMS 系统中影响甚大。一些研究对创伤及 TBI 患者实施救护车或直升机转运的效果进行了比较，发现尽管显示通过直升机转运病死率出现降低，且在病例系列中生存可能更高，但 2015 年 Cochrane 对 5 项关于直升机转运成人 TBI 患者的 EMS 研究回顾后发现，这一方式与改善生存率之间并无显著相关性。其中一项最大规模的研究纳入了 10314 名患者，在去除了潜在混杂因素后出现直升机转运可改善生存率。在初始 GCS3~8 分的患者中也可观察到这类患者生存率的显著改善。

一旦 TBI 患者情况稳定满足转运要求，则需要确定合适的转运目的地，将 TBI 患者直接转运至Ⅰ级创伤中心可降低病死率。此外，与Ⅱ级中心相比，严重多发伤患者在Ⅰ级创伤中心进行治疗其预后更好。

Ⅰ级创伤中心出现这种预后显著改善部分，可能归因于创伤发生至神经外科干预时间较短。创伤导致颅内出血患者，如在创伤发生后 2 小时内接受开颅手术其预后更好。另外，如昏迷至开颅手术间隔超过 2 小时，病死率将增加 40%。另一项研究发现，在双侧瞳孔散大、对光反射消失发生后 3 小时内实施手术，其生存率可达 70%，而在 6 小时以上再实施手术其生存率则为 0。因此，建立能够筛选并转运适合患者的区域性创伤救治体系显得尤为重要推荐意见 1：对于怀疑 TBI 患者，应当由具备资质的急救团队将其直接快速转运至开设神经外科的创伤救治中心。

三、患者评估：早期评估与生命体征

在到达创伤现场后，无论神经功能检查结果如何，早期创伤评估均应从 ABC（气道、呼吸及循环）开始，保证患者的气道通畅及生命体征平稳与其长期预后息息相关。因此，应当重复测量血压并严密持续监测血氧饱和度。是否对患者行气管插管取决于包括神经功能状态在内的众多考量因素，但对于气道情况不稳定的患者无论其神经功能检查结果如何均应当插管。对于 GCS 评分 <9 分、存在脑疝征象、严重颌面部骨折、机械性梗阻以及存在误吸风险的患者也应当考虑气管插管。

然而，一些研究也发现由于某些原因院前气管插管也可能造成病死率的明显增高。Bossers 等人的一项 meta 分析显示，现场救护人员的技术能力决定了院前插管后的转归。因此，在缺少相应资质人员在场的情况下，如通气尚能保证则应尽可能选择采用无创手段。而在成功实施插管后，需进行呼气末二氧化碳（ETCO2）的监测，以减少不恰当的过度通气。过度通气及低氧血症均可增加病死率，在快速序贯性插管过程中需避免此类情况发生。

此外，低血压及低氧血症也可影响脑灌注压，并最终阻碍大脑氧供，从而造成继发性神经系统（CNS）损伤。Yan 等人研究显示，TBI 患者出现低氧血症可引起炎性反应并导致神经毒性，是其转归不良的重要预测因素。Chesnut 等人认为，在低血压 [收缩压（SBP）<90mmHg] 及低氧血症（PaO2 ≤60mmHg）的患者中，其致残率和致死率可大幅上升。另一些近期研究证据表明，在 SBP<110mmHg 甚至 <120mmHg 的患者中病死率可显著上升。但与此同时高血压（SBP>150mmHg）在 TBI 患者中也是高病死率的预测因素。

识别低血压的原因，对于制订合适的治疗方案得当并避免继发性脑损伤十分关键。在多发伤患者中，休克原因可包括出血、张力性气胸或心脏压塞。对所有休克昏迷或合并有神经功能障碍的患者，还应考虑到脊髓损伤的可能。而在老年人群或以往发生过类似情况的患者中，院前救治阶段还应考虑到心源性休克的可能性（表 7-1）。

表 7-1 创伤患者休克的原因

出血性休克	出血过多引起血管内容量大量减少，从而导致低血容量状态
心源性休克	由于心功能不全或功能障碍而导致心排出功能障碍
神经源性休克	因中枢神经系统自主调节功能障碍而导致的休克

推荐意见 2：对所有气道不稳定的患者均应进行气管插管，而对 TBI 患者如 GCS 评分 <9 分或存在脑疝证据时均需要实行气管插管，在缺少具备相应资质人员在场时，如通气功能尚可维持则应采用无创手段。

推荐意见 3：为尽可能降低继发性脑损伤，在 TBI 患者中需避免低血压（SBP<100mmHg）及低氧血症（PaO2 ≤60mmHg）。

四、患者评估：神经功能评估

早期神经功能评估可采用 GCS 评分量表。这一评分系统由语言、运动及睁眼反应组成，为 TBI 评估的标准方式（表 7-2）。首先到达现场的应急救护人员应尽快进行 GCS 评分，据此观察其变化趋势。Winkler 等人认为，相比于 GCS 评分不变而言，患者在被送至急诊室时如 GCS 评分较初始时上升，其预后更好。此外，GCS 评分量表中的运动部分以及瞳孔反射与远期转归相关，然而 GCS 评分的判定往往受制于多重因素，如中毒、脑震荡及癫痫发作，而 GCS 评分的改变则容易受到气管插管及镇静药物的影响。

表 7-2 格拉斯哥昏迷评分量表（GCS）

GCS 评分	睁眼反应	语言功能评估	运动功能评估
1	不睁眼	不能发音	刺激无反应
2	刺痛睁眼	可发音但无意义	刺激后四肢强直
3	呼唤睁眼	用词错乱	刺激后肢体屈曲
4	自发睁眼	答非所问	刺痛后可躲避
5	—	应答切题	对疼痛能够定位
6	—	—	按指示运动

在 TBI 患者中，瞳孔检查应当联合 GCS 评分进行，并也需要进行动态观察。瞳孔反射消失可能源于多方面原因，包括脑疝、直接眼部损伤、药物及既往手术史。但在昏迷患者中，瞳孔反射消失应被视为紧急神经功能变化进行处理。另外，多项研究显示，由于瞳孔检查在气管插管过程或镇静药物使用过程中更为可靠，因此其对于早期评估以及远期预后具有重要意义。

在轻度 TBI 患者中，应当进行更为全面的神经系统检查，包括定向力、语言流利及准确程度、肌力及感觉功能。相反，对于重度 TBI 患者应在早期稳定后再对包括角膜反射、呛咳反射、头眼反射、呼吸驱动力等脑干反射进行评估。

在现场评估过程中，不能忽视对头部及头皮的全面检查，以免漏诊任何撕裂伤、脑脊液漏征象或开放性颅骨损伤。头皮撕裂伤可导致大量失血并可能导致低血压。在有条件进行处理前应使用敷料压迫。脑脊液耳漏或鼻漏、鼓室积血或脑神经麻痹表现，均可能提示潜在的颅底骨折。另一些颅底骨折征象还包括熊猫眼（双侧眼眶周瘀斑）及 Battle 征（乳突瘀斑）。

颅内损伤患者经常合并有颈椎损伤，后者也可影响神经功能检查结果。Fujii 等在包括 187709 例 TBI 患者的创伤数据库中发现，约 8.5% 的患者合并有另外的颈椎损伤。因此，颈椎的稳定性及脊柱整体预防保护措施是早期评估中的重要组成部分。对于配合患者应进行简要的脊柱检查以查明有无神经功能缺损，在脊髓损伤的急性处理中可采用美国脊柱损伤协会（ASIA）量表评估运动及感觉功能（表 7-3）。尽管进行全面的 ASIA 运动及感觉功能评估已超过了院前评估的范畴，但对于存在明显神经功能障碍如感觉缺失平面或偏瘫情况下仍应对运动及感觉功能做出初步评估。

推荐意见 4：对所有创伤患者在现场均应进行 GCS 评分及瞳孔检查。对于清醒患者，可进行简要的运动及感觉功能检查以评估脊髓损伤。

表 7-3　美国脊柱损伤协会（ASIA）损伤分级

A	完全性损伤，在损伤平面以下感觉、运动功能无保留
B	不完全性损伤，损伤平面以下感觉功能保留，但无运动功能
C	不完全性损伤，损伤平面以下 ≥ 50% 的关键肌肌力 <3 级
D	不完全性损伤，损伤平面以下 ≥ 50% 的关键肌肌力 ≥ 3 级
E	感觉运动检查正常

五、治疗：液体复苏

创伤后出血在机体代偿机制出现障碍时，可导致低血压，脑灌注压及脑血流随之减少，继而可发生继发性神经功能损害。因此，低血压已被证实为 TBI 发生后预后不良的独立危险因素，液体复苏的目的正是在于通过补充前负荷提高血输出量，并向脑及重要器官维持输送足够的氧气。

目前，高级创伤生命支持指南推荐，将乳酸林格液（LR）或生理盐水（NS）作为复苏过程中使用的基础液体。但在 TBI 患者进行院前复苏时，使用 LR 与使用 NS 相比，前者的 30 日病死率却高于后者，其原因可能是 NS 的渗透压相对高于 LR，可在血管内腔与脑组织之间建立渗透压梯度，从而使得水分从水肿脑组织中净流入血管内，最终减轻了脑水肿。

胶体同样被研究是否可作为液体复苏的选择之一。在一项前瞻性随机对照研究中，492 例患者在住院期间被给予白蛋白或生理盐水以进行复苏治疗。比较显示，GCS3~8 分的白蛋白治疗组患者 24 个月时的病死率及预后不良发生显著增加，进一步分析显示，白蛋白组在住院首周内的平均颅内压（ICP）更高，并需要针对高 ICP 的更多干预，从而可能导致了预后不良。

此外，在创伤患者院前阶段还可采用输血、血小板及血浆进行液体复苏。Holcomb 等，对创伤患者现场分别给予血浆和（或）红细胞和给予晶体液进行复苏并进行比较研究发现，使用血制品进行复苏能够改善酸碱状态，减少 24 小时后血制品的使用，并在前 6 小时内降低死亡风险，但在 24 小时或 30 日的病死率并无显著差别。在 2016 年发表的一篇综述中提及，通过对有关院前使用血制品的文献复习发现，这一方式对创伤患者的远期预后并无明显改善证据。但对于表现为出血性休克的患者而言，使用血制品进行复苏仍不失为一种合理的选择。

推荐意见 5：在 TBI 患者中应当避免低血压，推荐对于出血患者使用 NS 或输血来进行复苏以维持脑灌注，并避免使用胶体。

六、治疗：神经功能复苏

对于可能的脑水肿及 ICP 升高进行院前急救，目前也有所研究。有些研究比较了 NS 与高渗溶液 3% 盐水，结果不一。但一项大随机试验在严重 TBI 患者中比较了分别使用高渗盐水或普通生理盐水进行院前复苏，结果显示两者在 6 个月时的神经功能转归或病死率方面并无差别。目前，BTF 指南在有关 TBI 患者院前治疗方面，推荐对低血压患者应使用等渗液体进行治疗，并将高渗复苏作为 GCS 评分低于 9 分的 TBI 患者的治疗选择之一。

脑疝的临床体征包括瞳孔反射的改变、瞳孔不对称、屈曲和强直姿态，或 GCS 评分下降 2 分或以上在脑疝发生时，可采用许多干预措施，如过度通气、甘露醇及高渗盐水。

过度通气可引起脑血管收缩，从而降低 ICP，减少脑血流。此外，过度通气还可诱导组织碱中毒，缓冲细胞损伤后的酸中毒发生。但长时间过度通气患者已被证实短期预后更差，因此这种干预措施一般仅在急性期采取以降低 ICP。在院前阶段，如存在脑疝的客观证据，过度通气是另一可选择的手段之一。这一干预措施的终点目标，应使得 ETCO2 降至 30~35，而更低的 ETCO2 值（20~25）已被证实对预后存在不利影响。在成人中，过度通气应从呼吸频率每分钟 20 次开始，并根据 ETCO2 测量结果调整呼吸频率。

甘露醇及不同浓度的高渗盐水是重症监护病房及手术室中用于治疗高 ICP 患者的常规药物。这些药物也被研究用于院前阶段。如前所述，高渗盐水在被评估用于 TBI 患者的特殊液体复苏时，与普通生理盐水相比其神经功能预后并无明显优势。一项在小样本中重度 TBI 患者中对比使用甘露醇及安慰剂溶液的研究发现，前者在预后或病死率方面并无明显改善。迄今尚无证据支持在院前阶段使用甘露醇及高渗盐水治疗。

癫痫作为 TBI 中的一种独特表现，也应得到及时而有效的处理。尽管在院前阶段对此治疗可能受限，但早期仍应从 ABC 开始，以确保气道得到保护（必要时可插管）、血压维持稳定。可考虑使用苯二氮䓬类药物治疗未自行缓解的癫痫发作，但应对其在 TBI 阶段具有镇静作用的特点有所预见。目前，苯妥英钠及左乙拉西坦是在 TBI 患者中抗惊厥治疗的最常用药物。

推荐意见 6：对一般 TBI 患者应避免院前使用甘露醇或高渗盐水，如存在脑疝征象可采用这类药物及过度通气措施。

七、院前使用“神经保护剂”的系列试验

尽管院前复苏对于改善预后十分重要，但仍有许多研究着眼于干预保护受损脑组织并防止进一步损伤。目前有众多相关药物已进行了研究，但至今尚无一种药物在随机对照试验中显示在院前或在院期间使用有效。其中一些以往及正在进行的试验性治疗包括糖皮质激素、孕酮、氨甲环酸（TXA）及低温治疗。

糖皮质激素曾被作为 TBI 患者早期干预治疗开展了广泛研究。由于炎性反应引起继发性脑损伤被认为在神经元损害中起到重要作用，因此糖皮质激素曾被作为标准化治疗药物之一。但在一项对超过 10000 例 TBI 患者使用甲泼尼龙治疗 48 小时的随机对照研究中发现，使用糖皮质激素的患者在前 2 周内病死率显著升高。鉴于此项结果及其他因素，糖皮质激素在 TBI 的治疗中已成为禁忌。

如同甲泼尼龙一样，孕酮也曾被认为在 CNS 中具有神经活性，引起神经甾体反应。动物实验研究表明，在 TBI 后使用孕酮可减轻脑水肿，减少神经元死亡。

但一些针对在 TBI 患者中使用该类激素的随机对照研究结果及一项 meta 分析结果，却显示并无证据支持孕酮治疗可降低 TBI 患者的病死率风险。其中最大规模的一项随机、双盲研究共纳入了超过 800 例 TBI 患者，并在伤后 4 小时内通过静脉使用孕酮；但鉴于与安慰剂组相比孕酮使用组患者的转归并无明显差别，研究者提前终止了实验。

氨甲环酸（TXA）也被研究用于 TBI 的院前药物治疗。TXA 可抑制纤溶酶原活性及纤溶酶介导的血栓溶解，TXA 还被认为可抑制组织纤溶酶原激活物的活性，后者与血肿周围水肿的发生有关。在一项共纳入超过 20000 例创伤患者的随机对照 CRASH-2 研究中，使用 TXA 被发现与各种因素引起的病死率降低及出血相关的死亡风险下降，有关在这一研究及其他关于 TXA 治疗的随机对照研究中，均发现降低颅内出血进展的趋势。TXA 的良好安全性及成本效益性特点使得其成为院前药物治疗的选择之一，目前仍有其他相关研究正在进行。

已知低温治疗具有神经保护作用，这种作用是通过在缺血发生时及发生后抑制生物合成，减少某些分子如谷氨酸盐的释放及摄取，维持血脑屏障，降低 ICP 而得以实现。目前，控制性低温治疗院外心脏停搏是其最佳的临床实践，并被明确推荐具有改善神经功能结局的作用。2016 年发表的一篇汇总 6 项对随机对照研究的 Cochrane 综述表明，通过降温方法诱导轻度低温可改善心脏停搏后的神经功能转归。然而有不少验证院外阶段启动低温治疗效果的研究认为，并无可确切证据显示其具有有利或有害效果，两项针对成人 TBI 人群使用低温治疗的随机对照研究显示其并无明确益处。但亚组分析显示，TBI 患者在接受外科手术清除创伤性颅内血肿后采用低温治疗的确可从中获益，针对这部分患者的研究仍在进行中。

推荐意见 7：不建议在 TBI 中使用糖皮质激素。

八、推荐意见汇总

对 TBI 患者的救护应从现场评估 ABC 及患者的基础神经功能状态开始。通过维持血压、血氧充分保证脑部供氧最有可能改善 TBI 患者的预后。应完善院前气道管理、充分复苏，并尽快就近转运至具备处理 TBI 能力的医疗中心，从而改善患者预后。尽管目前尚无任何药物证明在院前阶段使用可改善 TBI 的转归，但对于明确存在脑疝的患者可选择给予过度通气、甘露醇或高渗盐水。糖皮质激素不应当用于 TBI 人群。表 7-4 汇总了全部推荐意见。

表 7-4　推荐意见汇总

推荐意见	救治措施要点
推荐意见 1	对于怀疑 TBI 患者，应当由具备资质的急救反应团队将其直接快速转运至具备神经外科的创伤救治中心
推荐意见 2	对所有气道不稳定的患者均应进行气管插管，而对 TBI 患者如 GCS 评分 <9 分或存在脑疝证据时均需要行气管插管。在缺少具备相应资质人员在场时，如通气功能尚可维持则应采用无创手段
推荐意见 3	为尽可能降低继发性脑损伤，在 TBI 患者中应避免低血压（SBP<100mmHg）及低氧血症（PaO2 ≤60mmHg）
推荐意见 4	对所有创伤患者在现场均应进行 GCS 评分及瞳孔检查。对于清醒患者，可进行简要的运动及感觉功能检查以评估脊髓损伤
推荐意见 5	在 TBI 患者中应当避免低血压；推荐对于出血患者使用生理盐水或输血来进行复苏以维持脑灌注，并避免使用胶体
推荐意见 6	对一般 TBI 患者应避免院前使用甘露醇或高渗盐水，如存在脑疝征象可采用这类药物及过度通气措施
推荐意见 7	不建议在 TBI 中使用糖皮质激素

第二节 轻度颅脑创伤

一、引言

（一）流行病学

据报道，每年大约有380万次与体育活动有关的脑震荡。由于最近公众越来越关注和认识，这一数字继续上升，促使更多运动员参加评估并最终增加诊断出的脑震荡的数量。虽然数字惊人，但由于严重漏报，对脑震荡总数的估量严重低估约50%。由于病情的性质（延迟性或阴性症状、社会压力、收入损失、羞耻心等），许多人未能就医。

（二）定义

轻度颅脑创伤（轻度TBI）和脑震荡这两个术语可互换通用。这两个术语通常用来表示同一种类似的伤害。这最初是通过格拉斯哥昏迷量表（GCS）的分类方案发展来的，这是一种快速的临床指标，由睁眼、言语反应和运动活动决定，总分为3~15分，其中13~15分表示轻度TBI。人们已经认识到，该量表对于脑震荡诊断并不令人满意，并且还包括具有结构性损伤（即血肿）的患者。出于这个原因，后来设计了许多分级量表，根据意识丧失（LOC）和（或）创伤后遗忘，进一步将轻度TBI患者分类为亚组。随着时间的推移，人们观察到>90%的脑震荡没有LOC时期，并且存在或持续时间与损伤严重程度无关，因此突显以前的分类方案缺乏临床应用。这一观点得到了2012年的体育运动脑震荡组织的认可，随着Zurich指南的发布将脑震荡定义为：

1）由头部、面部、颈部或身体其他部位直接受到冲击引起的“冲力”传递给脑部。

2）脑震荡通常导致神经功能的短暂损害迅速发作，自发消退。但是，在某些情况下，症状和体征可能会持续数分钟到数小时。

3）脑震荡可能导致神经病理改变，但急性临床症状主要反映功能性紊乱而非结构性损伤，因此标准结构神经影像学研究未见异常。

4）脑震荡导致一系列临床症状，可能会或不会导致意识丧失。临床和认知症状的解决方案通常遵循循序渐进的过程。但是，重要的是要注意在某些情况下症状持续时间可能会延长。

从那时起，美国神经病学学会和国家运动训练师协会的指导意见强调脑震荡是一个功能性过程，根据定义，它不需要 LOC 的存在。有些人甚至提倡，如果存在结构性过程（颅内血肿），这应该被称为“复杂的脑震荡”。

二、生物力学和病理生理学

（一）生物力学

脑震荡，是由加速—减速运动引起的相对固定在颅骨内的大脑的一个线性或者旋转力所导致脑的类流体力学，被称为“晃荡”，导致初始的、不可逆的原发性损伤，随后是迟发的继发性损伤通过使用头盔加速度计，人们已经努力量化发生脑震荡的程度，但这个仪器显示出明显的可变性，缺乏可靠性。

（二）病理生理学

当对颅骨施加力时，轴突的剪切会引起神经元细胞膜损伤，从而引发细胞内和细胞外反应。细胞外兴奋性神经递质，特别是谷氨酸的增加和轴突通透性的增加导致细胞内阳离子的流入，导致大量的神经元去极化 / 过度兴奋，随后是反应性兴奋性降低、轴突肿胀、轴突运输的破坏、蛋白酶、脂肪酶和钙蛋白酶的激活、自由基释放、线粒体破坏，最终神经元裂解该过程还提示有血脑屏障破坏、大量炎症反应，其特征在于小胶质细胞激活、抗炎、促炎细胞因子和趋化因子的释放，以及脑血流减少。这个代谢紊乱、促炎症状态和能量解偶联的窗口，将神经元置于易受重复侵犯的状态。对这一证据的了解已被用于指导康复（RTA）建议，以尽量减少更有害结果的风险，如二次冲击综合征（SIS）或慢性创伤性脑病（CTE）。

三、急性评估和管理

（一）初步评估

初步评估的基本步骤是首先确定脑震荡发生（可能存在或不存在头部创伤），

及时有效地评估运动员，使其从运动中退场，以完成更彻底的评估（病史、身体条件、辅助评估工具），并确定推荐的处置(包括可能转运到更高级别的诊疗中心)。初步评估应该是一项快速而有针对性的评估，以确定受伤程度，包括呼吸/心脏状态，查体中发现的严重不对称的神经系统症状（精神状态不佳、偏瘫、瞳孔不等大等），其他明显的创伤，或严重或恶化的头痛。如果存在任何这些情况，应通知紧急医疗服务，并将患者转移到最近的创伤中心进行评估，此外，如果出现颈部疼痛、神经系统症状或精神状态改变，必须在运输前进行脊柱固定。在完成初始评估并且确定运动员在状态稳定之后，应该将他（或她）从现场转移并且完成进一步的更复杂的评估。

进一步评估将在更衣室、急诊室或门诊办公室进行，包括病史采集、彻底的神经系统检查、标准化评估，包括症状检查表、神经认知/神经心理测试和平衡/体位评估。其他形式如眼球检查、评估和反应时间也可以很容易地在这个过程完成。

关于脑震荡评估的另一个常见讨论是神经影像学在急性环境中的作用。神经影像学的唯一作用是如果担心结构异常，如硬膜下出血、硬膜外出血、创伤性蛛网膜下腔出血和（或）弥漫性脑水肿。回顾性研究显示，有5%的GCS评分15分的患者中有异常的计算机断层扫描（CT）头部发现，但实际上只有0%~1%需要手术干预。已经出版了许多指南，所有这些指南中最一致的标准是要求在神经系统检查异常的患者中获得头颅成像。进一步的成像技术，如扩散张量成像、功能磁共振成像（MRI）和磁共振光谱，开始揭示功能改变甚至微结构损伤，但目前正在研究，仅在特定情况下使用，并不适用于急性评估。

（二）急性诊断/辅助评估工具

已经开发了多种工具来帮助初步评估和诊断脑震荡，其中包括Sideline脑震荡评估工具3(SCAT3)、急性脑震荡评估(ACE)和军事急性脑震荡评估(MACE)。这些测试是有利的，因为它们是多模式的，可以进行基线测试以提高准确性，在急性环境中敏感（<48小时），并且可以重复以评估恢复过程。已发现这些试验受疲劳影响，因此应在体力消耗后休息时使用，一般休息10分钟。

最全面和最新的工具是SCAT。该测试对年龄敏感，因此Child-SCAT3和SCAT3分别推荐用于5~12岁和>13岁的患者。SCAT3由7个主要部分组成：

GCS、Maddocks 评分（测试记忆和注意力）、10 个分级症状检查表、标准化的脑震荡评估（测试方向、记忆和注意力、发现 48 小时后恢复到基线）、颈部检查（以排除颈部病变）、平衡测试（其中平衡缺陷甚至存在于无症状的、发生脑震荡的运动员中）和上肢协调性评估。经确定，SCAT2 减少 3.5 分，对于震荡性损伤的敏感性为 96%，特异度为 81%。

（三）症状

由于脑震荡的异质性，其症候群的症状多样，与其他疾病（脱水、运动引起的症状等）症状大量重叠，并且可能延迟或表现轻微。因此，如果创伤发生了必然会引起脑震荡。平均而言，症状会持续 7~10 日，83.4% 的高中运动员在 1 周内会缓解，只有 1.5% 的症状持续时间超过 1 个月。最常见的症状是头痛（发生率为 83%~86%），头痛、疲劳、嗜睡和睡眠障碍是最持久的症状。有关震荡症状的详细列表，请参阅表 7-5。早期症状量化很重要，因为创伤后偏头痛和“头晕”分别与长期康复的风险有 2 倍和 6 倍相关。

（四）辅助工具

反应时间已经显示出对损伤非常敏感，症状消退后反应时间缺陷仍可存在，不受运动影响，并且具有良好的测试可靠性。同样，King-Devick 测试是一项快速简便的眼球移动性辅助测试，在一群混合橄榄球运动员中具有 100% 的灵敏度和 94% 的特异性。这涉及患者从左到右阅读一系列数字，并且基于速度和错误确定分数。这是一个节省时间的准确测试，可以补充辅助评估量表。如果没有，可以应用具有更多基本技术的全面临床检查，包括测试全范围的眼球运动、眼睛反射、眼睛会聚和适当地来回眼球扫视运动。

（五）处理

所有患者应在学校/大学或急诊室的医疗服务提供者受伤后进行连续评估（体检和临床症状）监测数小时。其位置取决于患者的剧烈程度和更高水平的护理需求。如果患者在影像学检查发现颅内血肿或症状长期存在，建议进行夜间留院观察。一旦被视为病情稳定便可以出院（无论是来自学校、急诊室还是住院医院），严格的口头和书面指示必须指明以下内容。

1）任何遭受脑震荡的运动员将立即从运动中退出，并且 RTA（学术或身体健康）不符合的话便不予准入，直到按照分级 RTA 流程完成休息时间。

表 7-5 脑震荡的症状

躯体	头痛
	对周围事物的健忘症
	头晕、眩晕、并济失调
	恶心、呕吐
	对光和声音敏感
	耳鸣
	视野模糊
	癫痫发作
	意识丧失
认知	缓慢的反应时间和精神状态
	感觉"迷糊"
	注意力集中困难
	记忆困难
	顺行 / 逆行性遗忘（通常在数小时内改善）
	定向力障碍
情感	易怒
	情绪不稳定
	人格改变
	焦虑
	沮丧
	影响食欲
睡眠相关性	睡眠障碍
	失眠
	疲劳、嗜睡

2）避免恶化症状的活动（压力、学术活动、短信、电脑等）。

3）建议在急性期使用对乙酰氨基酚镇痛（由于潜在的出血风险，不要服用阿司匹林或非甾体抗炎药）。

4）避免使用乙醇或非法药物等神经毒性物质。

5）如果出现神经系统状态改变、症状急剧发作或脑脊液鼻漏，则进行紧急评估。

6）一旦症状基本消失，患者应该在初级保健机构或专门的脑震荡诊所进行复查。这不会超过伤后 1~2 周，因为最近文献都表明长期休息会有不利的影响。

四、长期管理

（一）脑震荡管理的多模式方法

脑震荡患者的门诊管理应涉及多模式方法，包括神经认知和神经心理测试、反复症状评估和临床访谈、前庭功能 / 动眼功能 / 全身状况评估、精神病学干预和康复，以便测量康复和安全加快 RTA。由于每种模态的敏感性和特殊性各不相同，因此通过使用多种工具可以提高测量恢复的准确性。具体而言，建议对患有长期症状或危险因素的患者增加神经心理学测试以帮助确定 RTA。如果容易获得神经心理学测试，所有运动员都将受益于使用这种模式来确定正确的回归运动（return to play RTP）。由 Meehan 等人证实，神经心理学测试暴露了持续性缺陷，尽管患者无症状，导致 RTP 进展延长。神经心理学测试可以采用书面或基于计算机的测试形式，如立即后脑震荡评估和认知测试（CogSport、Head Minder、Impact）和自动神经心理学评估（ANAM），当单独使用时，不能完成对于脑震荡的诊断，但是特别评估脑震荡后的微妙认知变化，即使是详细的神经系统检查也会被忽视虽然神经心理学测试在急性期间（<48 小时）是敏感的，一旦患者无症状或症状轻微就很重要，神经心理学家必须了解每个特定测试的益处和缺陷，以便最大限度地获得一致和可靠的结果。根据年龄，神经心理测试通常的时间在高中为 10~14 日，大学为 5~7 日，职业运动员为 2~5 日。

（二）脑震荡后综合征

10%~15% 的脑震荡导致持续症状，每年有 32 万至 76 万运动员患病。我们将脑震荡综合征（PCS）定义为超过 3 个持续超过 1 个月的脑震荡症状，并且如果症状持续超过 3 个月则被认为是延长的 PCS。注意，这些时间框架与文献不一致并且不统一公认。

脑震荡后持续恢复的危险因素是两极年龄组（老年人和年轻人）、女性、受伤意识改变、症状延迟或早期症状严重、先前脑震荡史和病前精神病史（抑郁、焦虑、创伤后应激障碍、注意力缺陷多动障碍、学习障碍、情绪障碍和偏头痛病史）。这些发现的全过程将需要更加谨慎的方法来管理他们的恢复和使用多模式方法与神经心理学测试。同样重要的是要注意到症状恢复时间长于 1~2 年的患者已经证明几乎没有完全康复的机会。

对于 PCS 没有特定的治疗方法，但只针对每种特定疾病进行针对性治疗，无论是前庭功能、精神病（抑郁、焦虑、创伤后应激）、眼部症状、颈部疼痛、头痛、疲劳或认知问题。最常见的长期症状是头痛。

各种治疗方法包括生物反馈、针灸、物理治疗、前庭运动；抗抑郁药和精神疾病患者的认知行为疗法注射、按摩疗法，颈部/枕部疼痛的肌肉松弛剂；止吐药、镇痛药，阿米替林（5-羟色胺、去甲肾上腺素再摄取抑制剂）、曲坦类，治疗头痛的抗惊厥药；或循序渐进锻炼计划、睡眠卫生训练和处方药物治疗疲劳问题。

（三）重返活动

目前的共识指南建议所有运动员在受伤当日停止比赛，规定休息几日直到症状消失，并进行分级的“恢复学习”（RTL），然后进行 RTP 过程（表 7-6）。在过去的 10 年中，研究表明，不仅在急性窗口期间早期的身体和认知活动，而且长期缺乏活动对恢复是不利的。目前的休息时间应为几日但不超过 1~2 周，因为在临床前研究中发现了长期休息时间的不良后果。诊所就诊应在规定的休息时间后进行（一旦患者在休息时症状消失或达到 1~2 周的时间范围），以重新评估患者及其症状，考虑转诊进行神经心理学测试或进行额外评估，或建立和启动个性化和增量 RTL。RTL 过程进展的关键组成部分是应根据症状的存在与否来量身定制。这涉及特定的学术安排，以防止过度的认知压力，但也防止离开学校过长时间。

表 7-6　返回运动过程的顺序阶段

康复阶段	康复的每个阶段的功能锻炼	每个阶段的目标
1. 没有活动	受症状限制的躯体和认知休息	恢复
2. 轻度有氧运动	步行、游泳或静止骑行，保持强度 <70% 最大允许心率。没有抗阻力训练	增加心率
3. 专项运动	冰上曲棍球的滑冰练习，在足球比赛中进行练习。没有头部影响活动	增加活动
4. 非对抗性训练	进入更复杂的训练演习，例如通过足球和冰球训练。可以开始进行抗阻力训练	锻炼，协调和认知负荷
5. 全面对抗性训练	体检后，参加正常的培训活动	通过辅导人员恢复信心并评估功能技能
6. 重返比赛	正常的比赛	

一旦患者进步到完成正常的学习计划后无症状，应该重复进行量表评估（例如 SCAT）以及神经心理学测试以确定运动员是否已经恢复到基线测试水平。如果是这样，启动 RTP 过程是合理的。RTP 再次是一种逐步的方法，其中每次应该花费大约 24 小时，并且包括越来越多的身体活动。如果有不良症状，运动员应该停止活动，休息 24 小时直到症状消退，然后回到他（或她）无症状的上一步。

五、并发症

（一）癫痫发作活动

在震荡性损伤后可能发生单次，短暂的强直—阵挛性运动状态。这被认为是良性事件，并不需要抗惊厥药。如果癫痫发作再次发生或在受伤后几日发生，那么应该使用抗癫痫药物。

（二）二次冲击综合征

二次冲击综合征（SIS）是指运动员在从第一次震荡性损伤中恢复之前再次受伤（甚至是非常轻微的创伤），在几分钟内大脑进入血管失调、大量血管舒张和脑水肿、脑疝和死亡的充血状态。到目前为止，共有 41 例已发表的病例，在初始伤害后 0~32 日，这种情况青少年比青年人更常见。神经影像学发现严重的脑水肿（脑沟消失、脑池受压、脑疝）和通常很小的（与大脑移位无关的）硬脑膜下出血意义重大。

SIS 的管理需要稳定呼吸和循环，其次是药物（高渗盐水、甘露醇等）和（或）手术措施（放置颅内压监测器、去骨瓣减压）以减少 ICP 升高，由于这一过程进展快速和高度致命性（50%），重点是确定适当的 RTP 指南，以通过减少发病率来对抗 SIS。

值得注意的是，SIS 是一种非常罕见的现象，由于缺乏合理的临床证据而很难理解：在一个由 50 名球员组成的球队中，4100 个赛季才发生 1 例。虽然没有彻底驳斥 SIS，但作者强调了进行 SIS 诊断的注意事项以及完整记录运动员初始脑震荡的重要性。通过回顾我们自己的病例和缺乏记录的初次脑震荡，考虑该病理生理过程在初次损伤后即可发生，即不需要作为诱因的初次脑震荡可能是恰当的。

六、亚临床脑震荡的慢性后遗症

（一）亚临床脑震荡

亚临床脑震荡与脑震荡的生物力学相同，这些轻微的局部症状可能并不等同于任何重要的事件，但是多年运动损伤的累积效应已经显示出与慢性创伤性脑病（CTE）的发展相关。有大量的行为，组织学和影像学证据显示，动物模型中重复性、亚临床脑震荡性损伤的负面影响，以及与运动员流行病学研究中神经认知能力降低的相关性，关于脑震荡的有害影响的最有说服力的数据，通过 MRI 扩散张量成像的实质性内质变化来说明，其与非脑震荡运动员一赛季的表现的认知功能障碍相关。在更先进的神经影像学技术中，以及临床无症状患者的尸检阳性 CTE 仍然有更多的证据，这些患者具有累积性亚临床脑震荡的前期病史。据推测，在神经元的继发性损伤阶段，重复的损伤 / 亚临床脑震荡导致永久性代谢紊乱和神经炎症，最终导致神经退行性疾病 CTE。

（二）慢性创伤性脑病

2005 年，Bennet Omalu 博士发表了一篇开创性的论文，描述了死亡的 NFL 球员中所有的 CTE 的病理证据，该球员表现出大量认知、行为和情绪症状。现在，经过 Bennet Omalu 博士和 Ann Mckee 博士领导的 10 年研究，1954—2013 年，共有 153 例病理诊断的 CTE 病例。这些运动员之间的一致联系是多年来重复性头部受伤。出于这个原因，CTE 已被发现在任何有这种危险因素的人：美式足球、拳击、摔跤、混合武术、冰球、足球、橄榄球、军事人员、癫痫患者、有头部撞击史的精神残疾人，以及身体虐待受害者。

目前，CTE 的诊断只能在事后进行。这种神经退行性疾病以皮质和皮质下多灶性神经纤维缠结和神经纤维网线为特征的 Tau 蛋白病，尤其好发于脑沟、表浅皮质层的第Ⅱ / Ⅲ层，并最常见于血管周围（血管周围）。2015 年，McKee 等人开发了一个基于 Tau 沉积总体严重程度的四阶段 CTE 分期系统，有趣的是，这与接触运动的年数相关（表 7-7）。该分类方案尚未经过彻底验证，并假设 CTE 病理学与临床表现类似，是逐步进展的病变。

出现临床表现的平均年龄在 35~45 岁（范围在 24~65 岁）退休后约 8 年。CTE 的症状可分为 3 个主要特征：认知（受损的记忆 / 注意力集中 / 注意力、痴呆）、行为（自杀倾向、性格变化）和情绪障碍（抑郁、愤怒、不稳定情绪）。已经尝试制定诊断的临床标准，但尚未通过前瞻性研究进行验证。应用正电子发射断层扫描（PET）技术检测放射性核苷酸标记的淀粉样蛋白和 Tau 蛋白，表明非尸检的 CTE 诊断工具有更好的前景，已经说明了 CTE 的预先诊断工具的更大前景，但是这种技术目前仅仅是研究性的，而不是标准临床实践的一部分。

表 7-7 慢性创伤性脑病的 4 个阶段

阶段	有肉眼可见的异常（脑室扩张、脑和乳头体萎缩、黑质区苍白）	间隔缺损的病例（透明隔间腔、透明隔穿通）	存在 β 淀粉样蛋白的病例	神经原纤维缠结和神经纤维网线
1	最小的	无	无	局灶区，主要是脑室周围和脑沟深部
2	50%	50%	无	多个病灶，表面扩展
3	100%，轻微的	50%	13%	弥漫性扩散，涉及内侧颞叶结构，33% 伴有小脑受累。除去中央沟和扣带回
4	100%，严重的	66%		密集，广泛的沉积

（三）预防措施

虽然围绕 CTE 存在许多问题并且缺乏前瞻性试验，但所提供的证据确实强调了不仅需要对 RTA 相关推荐进行更多研究，还需要对预防措施进行更多研究。

预防伤害的重点是减少过度危险因素暴露、预防危险运动，具体而言，在竞技足球、足球和曲棍球的各个层面，规则减少了实践中的头与头间对抗，并消除了危险的比赛风格，如头部接触，“用曲棍球棒戳入”“马颈脚”攻击，以及从身后接触。

迄今尚未有成功的预防措施来减轻施加于大脑的震荡加速—减速力。头盔非常适合降低颅骨骨折的风险，但已显示出改变暴露于大脑的总能量的能力有限，因此预防脑震荡有局限性。一种新的震荡管理方法是通过“减缓晃动”，认为通过颈圈装置的颈内静脉压迫和近端静脉充血，使大脑变硬并因此减少固定头骨内的相对运动。此前，两项临床前研究显示 TBI 的组织学标志物显著减少，并且正在进行进一步的临床前和临床研究以解决安全性和临床疗效问题。

第三节 中度颅脑创伤

一、流行病学

每年美国 TBI 的发病率为 506/10 万根据 TBI 患者受伤的严重程度和神经功能状态分为轻度、中度和重度，中度 TBI 是指颅脑外伤后患者 GCS 评分 9~12 分，占美国 TBI 患者的 10%~20%。由于目前缺乏专门针对中度 TBI 的研究，因此很多的经验源于其他类型 TBI 患者的推断。

一般来说，TBI 多见于年龄 <25 岁或 >75 岁人群 <2 岁儿童。对于年轻人群，受伤原因通常为机动车交通事故，然而高龄患者通常是由于跌倒。更进一步来说，TBI 患者中男性居多，研究统计表明男性发病率为女性的 4.6 倍。非洲裔美国人和美国当地居民的 TBI 发病率较其他种群高，包括中度 TBI。在一项调查研究中发现，中度 TBI 患者多见于社会经济地位低、失业人群、有酗酒史和既往有颅脑外伤病史人群。

二、病理生理

外伤导致的神经损害分为两个方面。初始机械损伤导致直接神经损伤，这种类型损伤往往是即刻发生并永久存在。该损伤来源于撞击颅骨后对脑实质的直接影响和对神经组织、血管的机械损伤。旋转暴力产生剪切力损伤神经元，从而导致弥漫性轴索损伤，阻止原发损伤的唯一途径是防止初始不良事件的发生。

TBI 后继发脑损害往往是迟发的，并可以通过及时恰当的医疗手段得以减轻。该类型损伤是缘于低氧血症、缺血、炎症反应和初始受伤部位周围兴奋性神经递质的释放。神经递质的释放与皮质广泛去极化（CSD）相关。目前研究已证明，CSD 可以加剧脑缺血和消耗受伤部位周围脑组织的葡萄糖。这些继发脑损害可通过避免低血压、控制 ICP、预防癫痫来阻止其发生，这些方面目前已成为中度、重度 TBI 患者治疗的焦点。

三、临床表现

按照目前定义，通常认为 GCS9~12 分者为中度 TBI，但目前对于是否将 GCS 评分作为 TBI 分类的唯一标准尚存争议。部分学者认为，应综合创伤后遗忘、意识丧失、CT 影像和 GCS 评分进行 TBI 分类。还有部分学者认为，应将 GCS13 分患者纳入中度 TBI，因为该类患者通常存在神经系统功能恶化和颅内创伤性病变。

大部分中度 TBI 患者可以遵嘱动作，但通常在就诊时存在多发伤。患者可表现出进行性加重的头痛、恶心和呕吐，也可存在局灶的神经功能障碍。近一半患者在初始 CT 扫描中有异常，从细微的创伤性蛛网膜下腔出血至脑实质或轴外血肿，这些出血可能需要外科手术。1/4 患者存在颅骨骨折，其中 1/3 是开放性的。通常在受伤最初 24 小时内可以观察到 GCS 评分的改善，但是这种改善在高 GCS 评分组更为常见。因此，部分专家认为中度 TBI 应分为两组，GCS9~10 分为一组，通常更容易出现病情恶化，而 GCS11~12 分为另外一组，预后结局相对良好。

部分中度 TBI 患者存在中间清醒期，当时患者似乎神经思路清楚，但随着病情进展出现快速的神经系统功能恶化。近乎 3/4 存在中间清醒期患者表现为脑内血肿、硬膜外或硬膜下出血，此类患者需要及时进行神经外科手术评估。

四、临床管理

（一）初始评估

正如 TBI 患者常规处理，在到达急诊室时，应当启动高级创伤生命支持措施（ATLS），并且优先进行气道管理和血流动力学稳定。然而根据定义，中度 TBI 患者 GCS 评分 >8 分，通常不需要气管插管进行气道保护，但也可能由于其他原因而进行插管，比如急诊多发伤患者的紧急处理、呼吸窘迫等。在这种情况下进行准确的神经功能评估通常是困难的，因为该类患者需要进行麻醉和肌松，但是仍应在气管插管前尽可能进行完善的神经功能评估。同时，如果患者未行颈托固定，必须在插管前进行颈托固定后再行插管，这是因为在急诊室内，2%~6%TBI 患者存在颈椎骨折。因此，为防止出现进一步神经损伤，TBI 患者必须被假设其存在颈椎损伤，直至通过准确的临床评估或影像学检查排除。在患者经过创伤单元内最初的稳定之后，应立即行头颅和颈椎 CT 扫描。

作为评估的一部分，基本生化检查、血常规、凝血功能、血型、毒理学检测应该尽快进行，因为它们可以彻底改变患者的治疗方案。比如，凝血功能异常合并最初 CT 影像学出血病变可能是非常令人担心的，并且需要及时纠正。TBI 患者合并乙醇或其他药物中毒并不少见。在一项研究中，73%TBI 患者存在血清乙醇水平升高，乙醇可能会降低患者的初始 GCS 评分。随着乙醇作用的去除，临床评分可能升高，该患者可能从中度 TBI 患者演变为轻度 TBI。如果怀疑存在阿片类药物中毒，可以通过纳洛酮进行拮抗。患者救治过程中应避免低血压和低氧血症。根据美国颅脑创伤协会制定的第 4 版重度颅脑创伤指南，年龄 50~79 岁患者收缩压应维持≥100mmHg，而 15~49 岁或者 70 岁以上患者收缩压应维持≥110mmHg。第 3 版指南推荐血氧饱和度处于 90% 以上（表 7-8、表 7-9）。

表 7–8　中度 TBI 患者临床和影像学表现

GCS<12 分合并 CT 异常	12%~40%
乙醇中毒	24%~73%
最常见受伤机制	机动车事故（年轻人），摔伤（老年人）
合并颈椎损伤	2%~6%
需手术病变	8%
创伤后早期癫痫	高达 23%
创伤后晚期癫痫	12%~50%

表 7–9　院前处理原则

采取高级生命支持（ATLS）措施
必要时进行气管插管
转入符合下列条件的医院：
具有重症监护能力
全天候 CT 检查
神经外科专科水平
全天候手术室

（二）住院治疗

与轻度或重度 TBI 患者相比，针对中度 TBI 患者的临床指南有限。根据来自北欧神经创伤协会指南制定的中度 TBI 患者初始治疗流程，GCS9~13 分患者应强制性行头颅 CT 扫描。前期研究已经发现，12%~40% 中度 TBI 患者存在头颅 CT 异常，8% 需行神经外科手术处理。不考虑头颅 CT 情况，该类患者应至少留观 24 小时，同时应该请神经外科会诊，特别是 CT 检查提示存在颅内损伤。如果该医院不包括神经外科，患者应当被转运至具有神经外科专科资质的医院。

在住院观察期间，患者应在 ICU 内每小时评估神经功能状态。如果患者出现意识水平下降，比如 GCS 评分下降≥2 分或出现局灶神经功能障碍，应立即复查头颅 CT。即使患者未出现神经功能恶化，也应间隔 12~24 小时复查 CT 来确认病变范围，因为多达 1/3 患者存在影像学进展。若患者存在位于额叶、颞叶或枕叶邻近骨质突起部位脑挫伤，病灶可能在 24~48 小时内出现进展，出现血肿扩大、神经功能恶化和需要急诊神经外科手术。因此，该类患者需要至少留院密切观察 2 日。

与 TBI 指南明确推荐重度 TBI 患者行 ICP 监测不同，ICP 监测在中度 TBI 患者治疗中的地位尚不明确，尽管如此，在特定情况下 ICP 监测可变成必需和恰当的。例如，神经外科医师可能选择存在颅内创伤病灶或 CT 环池受压，且连续神经功能评估困难的患者置入 ICP 探头，比如该患者由于特殊原因处于持续镇静状态时，比如多发伤患者需要进行颅外病变手术。

TBI 患者易于出现癫痫，创伤后癫痫发生率（PTS）在开放伤中高达 50%，在闭合型颅脑损伤中占 12%。更重要的是，多达 23% 中度、重度 TBI 患者在急性期存在非惊厥性癫痫发作。因此，当影像学检查稳定但出现神经功能评分恶化的患者应考虑连续脑电图监测。PTS 可导致低氧血症、高碳酸血症、ICP 升高、兴奋性神经递质释放，而引起受伤脑组织的继发损伤。因此，预防性抗癫痫药物应当尽早开始。目前，指南推荐创伤后预防性抗癫痫药物应用 1 周来防止早发 PTS（表 7-10）。

该类患者的院内治疗还包括合理的营养支持、静脉血栓预防、电解质和内分泌紊乱的纠正。目前已经明确 TBI 患者，尤其中度、重度 TBI 患者存在代谢需求增加，升高幅度可在 87%~200%。这种高代谢水平可维持至受伤 30 日后。其原因在于伤后皮质激素、儿茶酚胺、细胞因子和其他促炎症因子水平升高，同时多发伤患者的创伤愈合能力也加强。因此，识别中度 TBI 患者存在营养不良的风险非常重要，并应尽早开放饮食。一些研究发现，早期进食不但可以缩短 ICU

滞留和整体住院时间，而且可导致患者整体病死率下降和3个月内GOS评分改善。目前，TBI指南推荐入院24~48小时内开始肠内营养，目标提供至少140%的日常生理需要量。在某些情况下，如果患者需要外科手术，早期进食也许无法实现，一旦外科手术干预结束，应尽早开放饮食（表7-11）。

表7-10 急性期处理原则

ATLS措施
避免低氧血症
避免低血压
尽早进行CT扫描
进行毒理学或乙醇筛查
纠正凝血疾病
系统的进行神经系统检查
收治ICU
神经外科会诊
颈托固定
复查CT
GCS未改善至12分以上
存在占位性病变
考虑ICP监测
非神经外科处理病灶
无法进行神经系统检查
考虑EEG
无法解释的神经评分下降
病灶进行外科评估
其他外科手术
营养支持
DVT预防
癫痫预防
发热处理
垂体功能评估

表7-11 中度TBI患者代谢需求和进食目标

代谢需求增加	87%~200%
开放饮食时间	入院24~48小时
进食目标	140%的基础代谢需求

TBI患者的深静脉血栓或静脉血栓的预防，需提前采取措施来改善静脉血流淤滞状态。应该采用间歇性压力装置，当临床怀疑深静脉血栓时，行静脉超声检查。中度TBI患者中很大一部分存在CT出血病灶，从而使得应用低剂量肝素或依诺肝素钠来预防静脉血栓变得复杂。目前，尚无合并颅内出血病灶的TBI患者

化学性抗凝的指南。但是学者目前认为，在24小时复查CT确认颅内出血稳定后，应用肝素或依诺肝素钠抗凝通常被认为是安全的。我们的经验是在最后一张CT片显示稳定后，24小时开始化学性抗凝，预防静脉血栓形成。对于颅内病变不稳定合并DVT的患者，尤其血栓位于近端静脉，强烈推荐下腔静脉滤器来预防肺栓塞。TBI患者禁忌应用糖皮质激素。糖皮质激素使用明确增加感染和导致代谢紊乱，并且对于ICP控制和患者整体预后没有任何改善。

目前认为，发热可加重中度、重度TBI患者神经损伤从而导致整体预后不良。因此，发热应该被积极处理。对乙酰氨基酚药物作为一线治疗，冰毯则通常用于顽固性体温升高患者。更进一步的，应采取合适的流程来筛选致热源，包括X线、尿液分析、下肢超声、脑脊液检查（如果患者存在脑室引流）和血培养。在很多病例中无法找到明确原因，可能是中枢性发热。目前推测，中枢性发热是由于下丘脑的生理性体温调节能力丧失所致。尽管如此，仍需要应用合适的退热药来处理中枢性发热，从而阻止其进一步神经损害。

中度TBI患者其他方面的院内治疗，包括凝血病的纠正、创伤后血管痉挛和肺炎的预防。应鼓励进行侵袭性肺泡灌洗和患者早期活动，因为已经有资料表明上述措施可以显著降低肺炎发生率，缩短患者ICU和整体住院时间。进行机械通气且没有脱机迹象的患者，应考虑早期气管切开。气管切开使得肺泡灌洗变得容易，可改善肺功能而易于脱机。

已经明确证明高血糖与TBI患者不良预后相关。但是，严格血糖控制可能导致神经微环境中低血糖。因此，极端的血糖水平都应避免，尽可能维持其处于140~180mg/dl。

中度和重度TBI患者可能出现垂体功能减退，这一点在早期经常被忽略。发生创伤后垂体功能减退的风险因素如下：颅骨骨折、GCS<10分、脑水肿、低血压、低氧血症、长时间意识丧失和影像学异常。但在绝大部分病例中，患者这些改变都是暂时的，并且在外伤后12个月内可以恢复正常垂体功能。在急性期推荐行促肾上腺皮质激素（ACTH）缺乏的筛查，并予以恰当的治疗。TBI患者低肾上腺皮质激素水平可导致低血压和使用更高剂量的血管活性药物、更长的ICU滞留时间。应根据患者临床状态对肾上腺皮质激素替代剂量进行滴定。对于稳定期患者，生理剂量（30mg/d）可能是足够的。但对于血流动力学不稳定的TBI患者，

应激剂量的氢化可的松（每 8 小时 50~100mg）可能是必需的。

TBI 后长时间垂体功能低下似乎存在激素种类的特异性。在一项研究中，TBI 患者 5 年后出现生长激素缺乏的发生率为 28%，而 ACTH 或促性腺激素缺乏的发生率为 4%。进一步的研究表明，受伤严重程度与患者出现长时间垂体功能低下直接相关。中度、重度 TBI 患者的垂体功能异常的识别至关重要，因为 TBI 患者的很多症状与低垂体激素水平者临床表现相似，比如认知下降、易疲劳。生长激素缺乏的 TBI 患者较正常者存在更严重的认识功能异常。外伤后患者垂体功能的恢复通常发生在 1 年内。中度、重度 TBI 患者在此之后发生垂体功能恢复的可能性很小。因此，患者 1 年后的持续激素水平低下应采取替代治疗（表 7-12）。

表 7-12 中度 TBI 后发生垂体功能低下的危险因素

颅骨骨折
严重损伤（GCS<10 分）
脑损伤 / 水肿
低血压
低氧血症
长时间昏迷

（三）院后管理

中度 TBI 患者在出院后需要关注认知功能重建。这些患者存在记忆力、信息处理能力、行为、人格、情绪的改变，从而导致其难以融入社会和重返工作岗位。需要指出的是，他们的康复治疗必须包含神经认知功能康复。在此类型康复中，首先对患者进行彻底的神经心理评估，判断其功能障碍的程度，这对于指导康复治疗和鉴别其他方面对认知康复的干扰是必需的。绝大多数 TBI 康复包括缺失—关注途径，以此来设计治疗特定的认知障碍。这一方面包括恢复性和补偿性措施。恢复性策略的目的是通过不同的训练和锻炼来减少特定缺失，而补偿性措施则集中于教育患者如何应用残存的认知功能来补偿功能缺陷。

应用认知康复已经被证明可以改善中度 TBI 患者的认知障碍。Sarajuuri 等人将中度、重度 TBI 患者分为两组。一组接受全面的神经心理康复，另一组接受常规康复，其中不包含神经心理治疗。2 年后随访发现，接受全面神经康复组中 89% 患者可以参与生产性活动（比如，工作、学习等），而接受常规康复中只有 55% 可以从事生产性活动。因此，中度 TBI 患者在出院后接受神经认知干预，作为整个康复过程的一部分是必需的。

五、结局 / 预后

中度 TBI 患者由于其受伤机制和患者特质的多样性，特定的认知或行为结局是非常难以预测的。一般来说，受伤严重程度与认知缺陷的严重程度和持续时间相关。在长期随访中，受伤程度越轻、神经查体快速改善的患者预后良好，但中度、重度 TBI 患者仍然在精神运动能力、非文字记忆、智力和信息处理方面存在明显缺陷。中度、重度 TBI 患者中，需要大脑半球间和大脑半球内处理的功能明显受损，比如语言流畅度、记忆力和信息处理速度。尽管认知功能可能部分恢复，但大部分发生在受伤 1 年内，并且在伤后 2 年进入停滞期。

同样存在一些危险因素不利于中度 TBI 患者恢复。通常来说，高龄患者较年轻患者预后差，表现出认知障碍和情绪异常的比例更高，并且出现神经功能状态下降。目前同样存在证据表明，遗传因素在中度、重度 TBI 患者恢复中发挥作用。在中枢神经系统，载脂蛋白 E（APOE）在 TBI 后突触修复、细胞膜合成、神经再生方面发挥作用。携带 APOE E4 等位基因的人群，在 TBI 后更不容易修复损伤神经组织和再生。因此，携带 APOE E4 基因比 APOE E2 或 E3 基因的人群更可能出现更差的认知和行为结局（表 7-13）。

除了认知功能缺陷，中度 TBI 患者还可能存在其他方面健康问题。比如前面提到的，中度 TBI 患者存在出现晚发癫痫（或者创伤后癫痫）的风险，5 年和 30 年累积发生率分别为 1.2% 和 4.2%。最终导致创伤后癫痫的危险因素包括脑挫伤、硬膜下血肿、贯通伤、颅骨骨折和长时间意识丧失。此类患者中长时间的内分泌异常已经在前面讨论过了，这些异常需要相应的处理（表 7-14）。

表 7-13　成人中度 TBI 不良预后的风险因素

高龄
存在 APOE4 亚型
严重损伤（比如，GCS 评分）

表 7-14　成人出现创伤后癫痫危险因素

存在脑挫伤
贯通伤
颅骨骨折
硬膜下血肿
长时间意识丧失

其他长期后遗症包括创伤后头痛、易疲劳、攻击行为和情绪异常。创伤后头

痛是此类患者中最常见的慢性疼痛问题，发生率为 18%~93%，但是大部分患者可以在外伤 6 个月内出现完全缓解或频率显著下降。易疲劳是另一个常见报道问题，尽管在受伤急性期更加普遍，但是可以持续至伤后数年。患者主观症状和受伤严重程度方面不存在直接联系，比如头痛和疲劳。抑郁和焦虑同样也显著并存折磨着中度 TBI 患者，不利于其最终预后和融入社会（表 7-15）。

表 7-15 成人中度 TBI 长期后遗症

攻击行为
头痛
易疲劳
癫痫
认知下降
精神运动能力异常语言流畅度欠佳
记忆力下降
信息处理能力下降

六、儿童中度 TBI

儿童中度 TBI 的处理与成人有相似之处。急性期处理需要多个部门协作，包括急诊科医师、儿童神经外科医师和儿童重症医师。如同成人一样，需要急诊 CT 检查，并且存在任何创伤病变应保证即刻神经外科评估。另一种针对此人群及时的颅脑影像学选择是快速序列 MRI。这一特殊 MRI 扫描只需大概 1~4 分钟来获取影像，大部分患者无须镇静。该序列可以高度敏感和特异地发现创伤性病变，并且最重要的是避免了年轻、发育中脑组织的放射性暴露。尽管目前不是所有儿童创伤中心可以进行该项检查，但快速 MRI 在儿童 TBI 中发挥着越来越重要作用。如果儿童行 CT 扫描，也是需要通过低剂量射线来获取影像，从而最小限度地降低有害电离辐射。

儿童 TBI 中特殊的一点考虑是对非创伤性损伤的担心。所有 TBI 患者，特别是 <2 岁或离异家庭，应该评估是否存在家庭暴力的可能。这种情况下，需进行全面查体来寻找身体其他部位擦伤、检眼镜检查和骨骼检查（表 7-16）。

表 7-16 儿童非事故性外伤评估

颅脑 CT/MRI
全面系统查体
检眼镜检查
骨骼扫描

中度 TBI 儿童应入住 ICU 进行严密观察。连续动态影像学检查对于评估颅内病变是否稳定可能是必需的，应当避免低血压和低氧血症。这些儿童存在创伤后早发癫痫风险，发病率为 12%~53%。通常来说，低龄儿童较成人更易出现创伤后早期癫痫。其他早期癫痫的危险因素包括非事故性创伤、贯通伤和硬膜下血肿。在该病患者中，大部分创伤后早期癫痫是局灶性发作，发生于创伤 12 小时以内。与成人类似，儿童癫痫可导致代谢增加、神经兴奋性递质释放、低氧和 ICP 增高而加剧脑组织损害。目前存在证据表明，创伤后早期癫痫显著增加儿童创伤性癫痫的风险。因为多项研究显示，创伤后癫痫导致外伤性癫痫的相关风险在 5.5%~9.02%。因此，在急性期患者应预防性使用抗癫痫药物（表 7-17）。

表 7-17　儿童创伤后早期癫痫的危险因素

非事故性创伤
贯通伤
硬膜下血肿
年龄 <2 岁

与成人类似，儿童中度 TBI 远期预后参差不齐，从早期近似完全恢复到死亡不等。在最初外伤后大部分儿童会存活，但在结束康复项目出院时存在明显认知缺陷，这些损害可能长期存在。同时这些儿童易出现癫痫，行为和情绪异常、自主神经功能紊乱和睡眠障碍。这些因素严重影响其社会和职业功能，加重家庭负担。低水平社会经济状态和低水平外伤前适应能力是中度 TBI 患者不良预后的危险因素。反之，家庭和睦、社会支持和受伤前适应能力与良好预后相关（表 7-18）。

表 7-18　儿童中度 TBI 长期后遗症

认知缺陷
癫痫
行为异常，如攻击行为
情绪异常，如抑郁、焦虑等
自主神经功能紊乱
睡眠障碍

与传统观点不同，目前并没有证据显示儿童 TBI 表现出更好的神经结局，这些损伤往往是永久和深入的。事实上，儿童 TBI 预后比成人差，可出现更高的癫痫发生率、攻击性行为和整体不良结局。更重要的一点，康复在其神经损伤修复中发挥着重要但有限的作用，他们应该学习新的方法来弥补其缺陷，使得他们可以重新融入社会（表 7-19）。

表 7-19 儿童中度 TBI 预后预测因素

良好预后	不良预后
家庭和睦	低社会经济地位
可得到社会支持	低水平受伤前适应能力
高水平受伤前适应能力	低年龄

七、结论

中度 TBI 患者仅代表 TBI 中一小部分群体，但其整体预后却千差万别。神经外科医师在该人群治疗中发挥着重要作用。在经过院内初始治疗之后，此类人群可以从神经认知康复中获益。儿童中度 TBI 构成了其中一个特殊亚群，在他们的急性期治疗和后续康复管理中必须给予特殊关注。

第四节 重度颅脑创伤

一、引言

重度 TBI 要达到最佳的预后需要及时和细致的管理。为了增加有意义的康复机会，以及提供预防继发性脑损伤的最佳环境和最好的治疗时机，所有参与 TBI 患者救治的医疗专业人员，都必须详细了解解剖学、生理学和 TBI 的管理原则。本章重点讨论在重症监护治疗阶段，TBI 患者的非手术处理，外科处置将在别处讨论。

二、流行病学

TBI 是美国儿童和年轻人死亡的主要原因，并且是全球性的重大公共卫生问题。据美国 CDC 估计，TBI 每年发生 150 万例。每年约有 52 000 人死于 TBI，每年有 80 000~90 000 名患者因 TBI 导致长期生活残疾。据估计，有超过 500 万美国人生活在 TBI 引起的各种形式残疾中。虽然 TBI 造成的真实损失难以计算，但据估计每年有超过 500 亿 ~600 亿美元的损失。在欧洲，每年约有 160 万例头部外伤接受治疗，年死亡例数约 66 000 人。特别是在低收入国家，随着机动化和工业化的扩大发展，TBI 的发生率呈指数级增长，尤其是使更多的人面临交通事故受伤的风险。

三、损伤和预后的分类

脑损伤的严重程度常由格拉斯哥昏迷评分（GCS）及影像学检查（如 CT 检查）所示的颅内结构性损伤来进行评判。Teasdale 和 Jennett 于 1974 年引入 GCS 作为评估损伤和昏迷程度的“实用量表”，采用标准化术语描述高度可重复的结果（表 7-20）。GCS 迅速成为公认的脑损伤严重程度分级和预后评估的方法。

GCS 评分由 3 个部分组成，分别是睁眼反应（1~4 分）、运动反应（1~6 分）和语言反应（1~5 分）。这些评分需分别计算，并根据总分分为“轻度”“中度”和“重度”（总计 3~15 分）。复苏术后 GCS 评分为 3~8 分，对应于重度 TBI 的初始分型。

表 7-20 GCS 评分

临床表现	评分	刺激反应
睁眼反应（E）	4 分	正常睁眼
	3 分	呼唤睁眼
	2 分	疼痛刺激睁眼
	1 分	无反应
运动反应（M）	6 分	遵嘱动作
	5 分	疼痛定位
	4 分	疼痛刺激肢体回缩
	3 分	疼痛刺激肢体屈曲（去皮质强直）
	2 分	疼痛刺激肢体伸直（去大脑强直）
	1 分	无反应
语言反应（V）	5 分	定向力存在（人、地点、时间）
	4 分	回答错误但连贯
	3 分	回答含糊不清
	2 分	呻吟
	1 分	无反应

注：GCS 评分通过各项检查的最佳分值累加计算而得。最佳运动评分基于上臂反应。

例如：1 例病例能自动睁眼，遵嘱、交流定向良好，则最大分值 E4M5V3=15；1 例病例能在刺痛后睁眼，并定位动作过中轴，发出不可理解的声音，GCS 评分 E2M5V2=9；1 例病例能在足够强的疼痛刺激后无任何反应，则最低分值 E1M1V1=3。当存在明显混淆因素时，GCS 评分应予以注明：T，气管插管患者；S，镇静治疗患者；P，瘫痪患者。例如，插管患者，能自动睁眼，能遵嘱，GCS 评分 E4M6V1=11T。每一反应的最佳分值应记录在册，并如上所述进行交流。

自 GCS 评分首次出现以来，随着现场复苏和转运的快速发展，TBI 的病死率大幅下降。然而，随着越来越多的人在受伤后早期进行麻醉和插管，如无法以可靠的方式获得 GCS 评分，也就降低了 GCS 及运动评分的预后价值。而一些其他的因素如中毒、面部和颈部创伤以及脊髓损伤也会影响评分。

结构性损伤的评估独立于上述各种影响因素，并可以提供额外的评分标准。损伤的形式分为局灶性损伤和弥漫性损伤但大多数患者在一定程度上都合并两种损伤，特别是那些具有明显外伤史的患者。局灶性损伤包括脑挫伤、脑裂伤和颅内出血，而弥漫性损伤包括脑震荡、剪切损伤和弥漫性轴索损伤。

为了通过影像学分类来预测预后，Marshall 及其同事在 1991 年引入了基于 CT 检查的新分类系统。该系统根据不同的 CT 特征，将 TBI 的患者分为 6 组，具体根据有无局灶性血肿、弥漫性损伤中 ICP 是否增高（即基底池受压）及中线是否移位对患者进行分类（表 7-21）。

表 7-21　MarshallCT 分类

损伤类型	损伤程度
弥漫性损伤Ⅰ	CT 检查未见病变
弥漫性损伤Ⅱ	脑池存在，中线移位 0~5mm 和（或）非高密度或混合密度病损 <25ml，可能合并骨片或异物
弥漫性损伤Ⅲ（肿胀）	脑池受压或消失，中线移位 0~5mm，且非高密度或混合密度病损 <25ml
弥漫性损伤Ⅳ（移位）	中线移位 >5mm，且非高密度或混合密度病损 <25ml
血肿（清除）	需外科清除血肿
血肿（未清除）	高密度或混合密度病损 >25ml，未行外科清除血肿

影像学分类的缺陷在于仅能显示出在某一时间点的图像。在 TBI 中，这个问题则表现为 CT 上可见的持续进展的继发性损伤，如出血的进展、脑水肿和占位效应，这些过程往往随着时间的推移不断发展。尽管，早期 CT 可能会低估结构损伤的严重程度，但早期 CT 检查对于快速识别具有血肿清除手术指征的出血，以及通过评估损伤程度来指导神经监测和制定各种治疗方案都至关重要。

虽然 Marshall 分类在判断预后方面很有价值，但在判断个体预后时，结合个体影像学检查结果则可以获得更细致的分类。

当影像学检查结果与某些重要临床数据相结合时，可以作为评判预后的指标，这些已知的会影响 TBI 结果的重要临床数据，包括 GCS、年龄、瞳孔反射、低血压及缺氧（如 IMPACT 的研究）。

为了预测 TBI 的预后，必须对 TBI 的结局有完整的描述。因为检查所见的局限性，评估的主观性，以及患者对于良好预后评价的差异，这是 TBI 研究和临床实践中的一个重要问题。于是 1975 年引入格拉斯哥预后量表（GOS）作为 TBI 预后恢复的评价标准（表 7-22）。临床和科研中也使用了许多其他功能性结果评分，但 GOS 量表在过去的脑损伤研究中仍然是一个有用的标准，GOS 评分满分为 5 分，通常分为两类：预后不良和预后良好，预后不良包括“死亡”和“植物人状态”，预后良好包括“中度残疾”和“良好恢复”，一部分中重度功能障碍的分类一直存有争议。根据 GOS 评分，“严重残疾”的患者实际上可能具有部分功能性的生活。因此，最近的一些研究将一部分严重残疾（高度严重残疾）作为良好预后。此外，这种两分法的使用降低了 GOS 对疗效评估的敏感性，故在临床上的作用有限。

表 7-22 GOS 评分

评分	预后
1	死亡
2	持续植物人生存状态：患者对外界刺激无应答、无言语，持续数周至数月
3	严重伤残（有意识但不能自理）：患者因身心功能受限，依靠日常护理
4	中度伤残（可以自理）：日常生活可以自理一患者可使用公共交通工具出行，能够在残障人士福利场所工作。伤残包括不同程度的失语、偏瘫，共济失调，智力或记忆力障碍、人格改变等
5	恢复良好：重返正常生活。可能遗留轻微的神经或心理障碍。评价结果应包括社会功能

实际上，为了弥补 GOS 评分缺乏敏感性的问题，引入了总分为 8 分的扩展 GOS 评分（GOS-E）（表 7-23）。由于评估过程会在一定程度上带有主观性，建议使用系统问诊法以获得更加可靠的结果。通过深入探索 GOS 评分并建立患者初始危险因素与实际结局的联系，将有助于提高其敏感性。

TBI 的预后受多种因素影响，应该强调 GOS 是一种全球的评价标准：有关 TBI 的各种研究还包括其他评价体系，如功能独立性评定量表（FIM）、残疾评定量表（DRS）、生活质量评估的各种指标、用于“脑卒中”患者的功能测试及神经心理学测试。一些试验采用了包含多种认知和功能测试的综合测量。在解释试验结果时，掌握各种试验的局限性和优势是很重要的。包含所有功能领域的理想量表是不存在的，因此研究人员必须尝试取得一定的平衡，要获得可靠的、离散分布且有意义的数据，可能会牺牲检测更微妙差异所需的敏感性。使用高级数据库，提高数据收集技术将有助于改善这一过程。

表 7-23　扩展 GOS 评分

评分	预后
1	死亡
2	植物生存状态
3	低度严重伤残
4	高度严重伤残
5	低度中度伤残
6	高度中度伤残
7	低度恢复良好
8	高度恢复良好

四、损伤机制及病理生理学

原发性脑损伤的定义为由于撞击瞬间产生的对大脑的损害。虽然没有办法改变这一点，但可以采用许多干预措施来减少继发性脑损伤，并阻止可能导致继发性脑损伤的因素。人们普遍认为，原发性损伤会引发一系列反应并导致持续性细胞损伤。继发性损伤可能包括细胞膜破坏和分解，脑代谢需求改变和线粒体功能障碍，神经递质紊乱和神经毒性，有害离子产生及炎症的级联反应，所有这些都可能导致神经元、神经胶质细胞死亡和组织破坏。减轻继发性脑损伤成为许多重症监护病房（ICU）治疗的基础，如体温和血糖控制。

除了由原发性损伤导致的内在病理生理过程外，全身性或迟发性颅内损伤也可能引发或加重继发性损伤。这些损伤可能通过减少细胞氧或葡萄糖转运，脑代谢的改变、多种复合的炎症反应或其他机制作用，研究最多的可逆的继发性损伤包括低血压、缺氧和 ICP 升高。许多因素可导致低血压和缺氧，如急性失血、伴有神经源性休克的脊髓损伤、肺损伤、静脉血栓栓塞、脂肪栓塞、钝性脑血管损伤（BCVI）、心脏损伤等。因此，有必要针对这些和其他潜在的损伤因素采取积极的监测和治疗方式。其他继发性损伤可能发生在 ICU 治疗期间或者其后，包括营养不良、癫痫发作和感染，或其他炎症反应。通过减轻继发性损伤进而避免二次伤害，可以为患者提供最好的恢复时机。

五、重度 TBI 的管理

（一）院前处理

在大多数病例中，急救与护理人员担负着评估和治疗重度 TBI、预防继发性脑损伤的重任，并最终影响患者的预后。《颅脑创伤院前处理指南》基于循证医学证据编写，强调了 EMS 评估的重要性以及现场分类和其治疗决策的潜在意义。EMS 评估应遵循院前创伤生命支持指南，强调首先关注气道、呼吸和循环（ABCs）。在 TBI 中，维持氧合和灌注（血压）对于预防继发性脑损伤至关重要。准确记录神经系统状态（GCS、瞳孔、局灶性神经异常）对于后续医师和其他转运人员检查神经功能恶化或改善也是必不可少的。

通过气管插管（ETI）建立气道供氧，同时连续脉搏血氧饱和度监测都旨在避免低氧血症，这是重度 TBI 不良预后的重要的独立危险因素，重度脑损伤的患者往往难以维持呼吸道通畅，EMS 急救医疗人员在现场插管的安全性和有效性方面存在相互矛盾的数据只有在情况合适且有插管经验的医疗人员才能做到安全有效的气管插管。虽然建立安全气道可以改善血氧饱和度，但重要的是要避免与多次插管失败相关的潜在的短暂低氧血症。此外，当需要药物来抑制保护性反射（咳嗽和呕吐）时，可能会增加误吸和低氧血症的风险。然而，在尝试插管之前，在重度 TBI 患者受伤时经常发生误吸。所以是否插管应取决于患者脉搏血氧饱和度、GCS 意识水平、急救医疗人员的经验及将患者运送到医院所需的时间和距离。

低血压的定义是成人任意测量收缩压（SBP）<90mmHg，会使重度 TBI 后病死率加倍。院前液体复苏的目标，是纠正低血压并维持心排血量和脑血管血流量（CBF）及脑组织灌注（用于输送氧气和葡萄糖）。最常用的液体是等渗晶体溶液（即生理盐水和乳酸林格液）。近年来，人们开始重新关注使用高渗盐水（HTS）作为 TBI 患者的初始复苏液。对最佳复苏液体的研究受到各种混杂以及不可控因素的影响，因此获得的数据难以预测。然而，一般情况下等渗或高渗溶液甚至血液，是重度 TBI 中优选的复苏液。HTS 已被证明比传统液体（乳酸林格液）在进入医院途中复苏有一定的优势（6 个月病死率和住院时 ICP 的无显著差异）。

当存在神经功能恶化现象（GCS 下降≥2 分）并可能出现脑疝（去大脑强直、瞳孔散大、光反射消失）时，急救人员可以使用一些针对性的治疗措施，如过度通气或使用甘露醇。过度通气是患者出现脑疝前兆时的一线治疗手段，具体通气频率（bpm）为成人 20 次 / 分，儿童 30 次 / 分，1 岁以下婴儿 35~40 次 / 分。然而，更为重要的是要经常检查神经系统状态，如果患者不再需要过度通气，则应立即停止过度通气。过度通气导致脑血管收缩（其降低 ICP 的机制），在维持 CBF 至关重要的时刻，导致 CBF 降低。因此，这种操作实际上可能加剧脑缺血和损伤，所以它用于即将发生的神经系统危象的保守治疗。

甘露醇是降低 ICP 的有效药物。在院前急救中，其作用受到限制，因为它可能导致血压急剧下降，特别是在尚未充分复苏的患者中。另一方面，HTS 已被证明具有降低 ICP 的作用，并具有辅助复苏的作用。

有助于协助患者转运的药物，如镇静剂和麻醉剂，通常用于那些具有攻击性的患者，从而进行安全有效的护理。这些药物可能具有降低 ICP 的效果，但是存在低血压和抑制保护性咳嗽和呕吐反射的风险，使患者易于发生误吸。因此，应始终使用短效的镇静剂，并且只在患者插管（如果需要和固定运输）后重复给药。

低血糖是潜在的可逆性昏迷的原因，但是不推荐常规对具有明显头部创伤的昏迷患者预防性使用葡萄糖，因为高血糖可能具有潜在的有害影响。已有证据证明，院前葡萄糖测量是准确的，特别是在测试静脉样本时。急救人员应该测量血糖，并将葡萄糖用于严重低血糖的患者，因为严重低血糖也可能对大脑有害。在没有血糖监测的情况下，临床高度怀疑低血糖所致昏迷的情况下，可以预防性地给予葡萄糖。

众所周知，转运会延误患者神经外科会诊和治疗，从而导致预后变差。在具有组织创伤应急系统的地区，重度 TBI 患者直接运送到最好的神经外科急救中心，以优化 TBI 的预后。治疗重度 TBI 的急救中心，必须具备即时 CT 检查，迅速神经外科诊疗，ICP 监测和处理 ICP 升高的能力。在美国，指南的落实明显地降低了 TBI 的病死率。欧洲系统的不同之处在于神经创伤治疗资源通常集中在大型医疗中心。患者可能首先被带到区域医疗机构，如果没有能力应对其伤势，将它们快速安全地转移到神经创伤医疗中心，在转运前，首先确保患者已经充分的复苏，并采取适当的措施以防止继发性损伤在转运期间对大脑造成损害。无论何种情况下，在运送患者时都应进行必要的监测（心电图、脉搏血氧饱和度监测、呼气末 CO2 监测等）。

（二）创伤的初步处理

医院对重型脑外伤的患者处理应从 ABCs 开始（气道、呼吸、循环管理）。与世界上大多数国家一样，美国外科协会创伤分会提出，创伤后应进行高级创伤生命支持措施（ATLS）。“创伤治疗团队”通常由外科医师、急诊内科医师、护士、呼吸科专家及其他医院工作人员组成，进行快速识别并治疗威胁生命的创伤。

初步检查：ABCDE 程序。

1. 气道保护

主要外伤检查（表 7-24）从评估和建立通畅气道开始，同时采取预防性保护脊柱措施。所有严重脑外伤患者和大多数中度脑外伤患者，应尽快建立通畅的气道以预防低氧血症。这些严重脑外伤患者的意识不清，无法保证自身气道通畅，有误吸和缺氧的风险。

表 7-24 ABCDE 处理

处理程序	抢救措施
A	保护颈椎，保持气道通畅
B	建立呼吸与通气
C	建立循环，控制出血
D	伤残评估
E	暴露与环境控制

严重脑损伤患者常合并面部相关的损伤，如骨折软组织损伤。因此在插管（或放置胃管）时必须小心，以免加剧软组织损伤、骨骼移位、穿透颅骨或其他的空腔。在重度 TBI 的并发症中颈椎损伤有高发病率，因此还应注意防止颈椎过度活动。在所有昏迷创伤患者中，应使用颈托，并且在排除脊髓损伤之前必须保证颈椎稳定，以防医源性损伤。

硬质喉镜辅助直视下气管插管是建立气道的首选方法。然而，患者的特殊性及维持颈椎稳定的必要性可能造成标准喉镜气管下插管困难。视频辅助插管设备可以在不需要伸展颈部的情况下，为操作者提供更为清晰的图像，即使在缺乏经验的操作者的手中也相对快速和安全，这些新设备有可能最终取代标准喉镜在创伤中的应用。

2. 呼吸和通气

一旦建立了合适的气道，就必须进行呼吸系统检查以确保充分的气体交换，通过肺部听诊、胸壁运动检查、持续氧饱和度监测和呼气末 CO_2 分压来评估呼吸情况。此外，必须对肺部损伤，如肺挫伤、血胸、气胸或其他伤害进行评估，并及时处理。

3. 建立循环和控制出血

出血是创伤后导致死亡的主要的可预防因素。需要对出血进行快速甄别，并通过直接压迫、充气夹板、缝合伤口、急诊血管栓塞术或外科手术治疗控制出血。除非有其他原因，伤后低血压应首先考虑是低血容量。通过皮肤颜色、脉搏和血压，测量快速，评估循环状态，并且通过静滴预温的等渗或高渗液体进行复苏来紧急纠正低血压（低渗补液可引起脑水肿，应避免在 TBI 患者中使用）。

所有昏迷的创伤患者，都应至少开放 2 条外周静脉通道（针头口径 16 号或更大），以便快速输注液体。容量评估和多种液体、血液制品及药物的输注，大多通过中心静脉通道实现，连续血压和脑灌注压（CPP）监测常使用有创动脉通道。重度 TBI 患者的标准实验室检查，包括全血细胞计数、血常规、生化、凝血和毒理学检查（包括乙醇）、血型鉴定和交叉配血，并应在置针时常规完成。所有育龄期妇女都应检查 β-hCG（β-人绒毛膜促性腺激素）以排除妊娠。应在特殊患者中进行个体化的实验室检查评估，如抗癫痫药物浓度测定。应在所有重度 TBI 患者中留置气囊导尿管（Foley 尿管），以监测总体液体平衡和容量状态，测量渗透性疗法后尿量情况，并便于辅助诊断 TBI 中常见的液体失衡和电解质紊乱，如脑性盐耗（CSW）、尿崩症（DI）和抗利尿激素异常分泌综合征（SIADH）。

4. 伤残评估

初步评估的这一部分应包括迅速全面的神经系统检查，包括评估患者的意识水平（GCS 评分）、瞳孔直径和对光反射，以及脑干反射（角膜、咳嗽、呕吐）的存在。尤其是那些怀疑伴有脊髓损伤的患者，应尽可能测试肌力、感觉、深反射、病理反射和肠鸣音。如果可能的话，应该在保护脊髓的基础上检查有无脊髓压痛（只能轴式翻身）。如果急救人员尚未完成评估，则应使用硬质颈托，如 Philadelphia、Aspen 或 Miami-J 颈托，并选择为短期使用而设计的现场颈托。

当全身性损伤严重影响神经系统检查时，简单记录患者的 GCS 评分、瞳孔直径，以及患者在干预前是否能够移动他（或她）的四肢（运动的类型）是很重要的。昏迷创伤受害者的瞳孔散大提示存在颅内血肿占位，从而加速神经外科评估和干预（有关颅内血肿手术治疗的处理指南，请参见表 7-25）。

5. 暴露与环境控制

初步评估的最后，应在完成脊柱保护的基础上，对患者进行从头到脚的全身评估，用创伤剪去除患者所有的衣物。在充分暴露和检查其他的合并伤后，切勿将患者持续暴露于环境中，应当及时用毛毯来维持患者体温以避免体温过低。

表 7-25　TBI 的外科处理指南

名称	手术指征	时机	术式
硬膜外血肿（EDH）	无论 GCS 评分多少，EDH>30ml 患者，应手术清除血肿 GCS>8 分、EDH<30ml、厚度 <15mm，中线移位 <5mm、无局灶性功能异常患者，可在神经外科中心进行非手术治疗，但应进行 CT 复查与严密的神经系统检查	急性 EDH 昏迷患者（GCS<9 分），瞳孔不等大，则应尽快行血肿清除术	开颅手术
硬膜下血肿（SDH）	无论 GCS 评分多少，SDH 厚度 >10mm 或中线移位 >5mm 的患者，应手术 GCS<9 分的所有急性 SDH 昏迷患者均应行 ICP 监测 对于 GCS<9 分、SDH 厚度 <10mm、中线移位 <5mm 的昏迷患者：当 GCS 从受伤至入院下降 ≥2 分和（或）单侧瞳孔散大固定或瞳孔不对称，和（或）ICP>20mmHg，应行手术减压	急性 SDH 与符合指征的患者应尽快手术	开颅手术或颅骨切除术加硬膜成形术
脑实质损伤	脑实质血肿、损伤造成的神经症状进行性恶化、ICP 增高或 CT 检查存在 ICP 增高征象的患者，应手术减压或清除血肿 GCS 为 6~8 分、额颞叶挫裂伤 >20ml、中线移位 ≥5mm，或脑池受压，或任何类型损伤 >50ml 的患者，应手术减压或清除血肿 无神经系统功能缺失，ICP 稳定且 CT 检查无占位效应的脑实质出血患者，可在密切监护与影像学系列复查前提下进行非手术治疗	局灶性病损符合手术指征，应尽快手术 ICP 难以控制，48 小时内应行开颅减压术	局灶性病损符合手术指征，应开颅清除血肿 难治性弥漫性脑实质水肿与颅内高压的患者，应选择双额去骨瓣减压术 出现脑疝临床或影像学征象者，应手术减压
颅后窝血肿占位	CT 检查示颅后窝血肿伴占位效应 a，或患者出现损伤相关的神经功能障碍或加重，应手术干预 患者未见占位效应，或未出现损伤相关的神经功能障碍或加重，可在密切监护与影像学复查前提下进行非手术治疗	符合指征应尽快手术 颅后窝血肿患者的病情可能迅速恶化，预后差	枕下入路开颅清除血肿
颅骨凹陷骨折	开放性（复杂性）颅骨骨折凹陷超过颅骨厚度的患者，应手术以预防感染 开放性（复杂性）颅骨骨折凹陷 <1mm，且无临床或影像学硬膜破损表现、无明显颅内血肿、不累及额窦、无肉眼可见畸形、无伤口感染、无颅内积气、无伤口污染的患者，可进行非手术处理，闭合性（单纯性）颅骨凹陷骨折的患者可进行非手术处理	符合手术指征应早期手术以减少感染概率	清创复位 手术时如无感染证据，原位骨瓣复位可供选择 对所有开放性骨折患者均建议使用抗生素

注：a 占位效应，第四脑室变形，移位或闭塞，基底池受压或消失，或出现梗阻性脑积水。

6. 进一步检查

进一步检查包括更详细的病史采集、体格检查及对患者更细致的重新评估。如果之前尚未完成，应在此时收集有关受伤机制、患者发病前的情况及其他复杂因素（如抗血小板或抗凝药物、乙醇或其他药物摄入）等信息。由于重度脑外伤患者往往无法回答这些问题，因此病史采集将依赖于急救人员、目击者和家属。对于重度脑外伤患者，评估受伤时间至关重要，因为手术和其他决策取决于受伤的时间。获取此类信息的最佳时间是急救人员抵达时。进一步检查最重要的一点是对所有系统进行更详细的系统的重新评估。如果患者病情恶化，医疗团队必须重新开始 ABCDE 程序，并进行针对性的急救措施。

（三）影像学评估

一旦患者情况稳定（或经持续复苏稳定的情况下），应获取影像学资料以确定颅内诊断。CT 检查是诊断重度 TBI 的金标准。对于所有颅内出血，包括硬膜外、硬膜下、蛛网膜下腔、脑实质内和脑室内出血，CT 是一种非常敏感的检测方法。它对检测颅骨、颅底和面部骨折均有高灵敏性，还可用于检查脑脊液（CSF）、脑沟和脑室的状态，测量其大小并显示脑水肿，其成为在评估损伤方面应用最广泛的工具。当血管内存在血栓时，有时可以在 CT 检查中看到钝性脑血管损伤（BCVI），或者针对高度怀疑的患者进行 CT 血管造影（CTA）。对疑似 TBI 的患者应首先进行头部 CT 检查，并且应该在静脉使用造影剂之前进行，以免混淆结果。

除了能检测与昏迷重度 TBI 患者高度相关的 BCVI 外，CTA 还可以帮助区分创伤性出血与潜在动脉瘤，或动脉静脉畸形破裂导致的自发性出血。CTA 适用于那些可疑病例，包括出血位置不典型或在受伤前有发作病史（例如，患者在出事前昏倒在车辆方向盘上面，或者在受伤时诉头痛继续昏倒或者感觉不适）。CT 灌注成像检查也有助于 TBI 诊断，尤其是 CT 检查与神经系统表现不相符或有钝性脑血管损伤的患者。

全新多排 CT 检查的出现，使脊柱扫描的分辨率更高，速度更快、操作更简单。可以快速完成颈椎在矢状面和冠状面重建后的薄层轴位 CT 评估。相比 X 线平片，CT 检查颈椎损伤更灵敏，更具特异性，即使是在体型较大或者上肢和肩部受伤的患者中也适用。在治疗的初始阶段，更精细和耗时的检查很少使用，如磁共振成像（MRI）或数字减影脑血管造影（DSA）。对于急性 TBI 患者，MRI

检查可能是一个相当不安全的环境，其原因在于定位和移动患者很困难，生命体征监测更难以实现，并且检查期间可能影响液体复苏或脑部的治疗。DSA 通常用于 CTA 检查中高度怀疑 BCVI 的患者，或者存在 BCVI 且需要其他诊断信息或需要干预治疗的患者。

（四）神经外科评估与干预

应在受伤后尽快开始神经外科评估，通常在急诊室内进行。在重度 TBI 中，患者的主诉、查体和最初的 CT 发现可以有助于指导处理措施和手术与否。硬膜外血肿、硬膜下血肿、脑实质出血等局灶性损伤，需要急诊手术清除血肿，一些颅骨骨折需要修复。此外，提示 ICP 增高（如基底池压迫和中线移位）的弥漫性损伤，需要紧急手术减压才能提供患者生存和功能恢复的最佳机会。TBI 手术处理指南的关键要素显示在表 7-25 中，并在其他章节进一步详细说明。重度 TBI 的手术目标包括缓解血肿局部压迫，降低 ICP，恢复脑血流，维持脑灌注和氧合，从而保护脑组织。

对于那些尚无手术指征的患者，严重脑损伤的非手术管理，包括在专门的神经外科 ICU、创伤或外科 ICU 中进行特殊的护理。决定患者的去向及其最终护理，应视不同医疗机构情况而定，合并其他创伤和非外科处理程序也将对这一决定产生影响。无论如何，重度 TBI 患者应被视为医院中病情最严重的患者，其医护质量将影响预后。

六、ICU 的处理及预防继发性损伤

（一）神经监测的指征

重度 TBI 患者存在颅内高压（ICH）或 ICP 增高的风险。颅内高压、脑灌注不足和脑氧合不良与不良预后有关。GCS3~8 分的患者和部分 GCS9~12 分的患者，应考虑使用针对 ICP（和 CPP）的神经监测。由于缺乏有效监测数据可能会漏掉某些生理活动并导致持续继发性损伤，针对有异常 CT 影像，存在低氧或低血压，异常姿势，无乙醇或其他药物影响的意识水平下降，以及希望进行积极治疗的患者进行神经监测。扫描结果越有异常，越要选择神经监测。脑血肿、脑挫伤、脑水肿、基底池受压和脑疝，是监测 ICP 和 CPP 的指标。若多发伤（尤其是肺损伤），吸入性肺炎合并头颅 CT 异常，以及其他因素（见下文关于使用过度通气和失去

自动调节的情况）导致脑灌注不足或氧合问题的风险增加的患者，可考虑增加脑氧和脑温的监测。

可以通过多种手段监测 ICP（和衍生的 CPP）值。其中通过与外部压力计连接的脑室置管的监测手段是最准确、最可靠、经济的方式。脑室置管具有通过 CSF 引流从而降低 ICP 的作用。但是与脑实质光纤感受器相比，该方法出血和感染的并发症的概率更高。除了较低的并发症外，实质感受器还具有连续监测的优点，因为在使用 EVD 释放脑脊液时，ICP 数值就会变得不精确。然而最新发布的在尖端带有光纤导管的 EVD 导管，通过整合液压耦合和光纤测量解决了这个问题。

可以通过实质感受器测量血氧和温度。颈静脉球血氧定量法（SajVO2）可用于确定从大脑回流血液的氧合情况。由于可能存在一侧动脉向大脑输氧不足的情况，或者由于高代谢大脑的氧气摄取率很高，该数值可能偏低，因此该数值的解读必须谨慎，并应与其他现有数据相结合分析。在一个严重受损、摄氧不能满足其需求且代谢紊乱的大脑中，该数值可能偏高。

组织微透析是一种更先进的神经监测方法，它可以用来测量大脑组织中乳酸丙酮酸的比值，作为缺血的标志；谷氨酸的含量，作为神经毒性的标志，以及其他代谢产物的测量。这项技术目前主要在研究中心开展，但它可以与其他形式的神经监测手段相结合，用于指导复杂患者的治疗决策。

最后，需要运用整合多模态神经监测和其他生理指标的技术。多模态监测系统的特点是在不同时间彼此分开记录生理指标，并且记录那些有影响的事件，如呼吸机参数改变、翻身和吸痰的护理干预、液体和药物的输注，以及实验室检查结果。出于临床和科研目的，这对于床边快速评估患者各种显示器上的生理参数、事件回顾、治疗及对患者护理的影响均有帮助。

（二）将指南纳入患者的救治

最初于 1996 年发布的《重度脑损伤管理指南》是由美国神经外科医师协会（AANS）、脑创伤基金会（BTF）、AANS 和神经外科医师学会（CNS）下属的神经创伤和重症监护分会联合部联合发起。这些指南在 2000 年被修订，重新命名为《重度颅脑创伤的管理和预后》，作为 3 个组织的联合尝试。第 3 版于 2007 年出版，增加了神经外科医师协会对原有 3 个组织的正式认可，但不包括先前文献中的预后部分。最近，在 2016 年，脑创伤基金会发布了第 4 版的管理指南，并采用了一种改进的文献评估方法，并计划以一种持续的方式来维护未来的建议和证据列表。这些指南为临床医师提供了为重度 TBI 患者做出治疗决定的证据。它们不是规定处理方式，而是为使用者提供当前证据的状态，以支持或反对不同的治疗和目标。无论采用何种分类评判标准，证据质量均不足以产生明确的推荐。

出于伦理、后勤和成本方面的考量，多种疗法无法应用随机、前瞻性、双盲研究评价，进而得到高质量证据，因此鲜有 I 类推荐。这会导致基于证据的严谨系统性回顾在所得结论和实际应用之间存在巨大差距，欧洲脑损伤联合会（EBIC）在 1997 年提出了一套类似的重度 TBI 管理指南，这份文件和美国外科医师创伤质量改进项目重度 TBI 最佳实践文档（2014 年发布）是基于共识和专家意见制定的，而不是在其他结果中使用的更严格的证据分类，可以在缺乏证据的情况下提供实用的指导方案。这两种类型的指南都可以为治疗提供信息。

综上所述，所有这些指南的目标是防止继发性损伤，阻止进一步加重的脑组织功能障碍，为患者恢复提供最佳条件。对指南内容的详尽重申并不是本章的目的，但本文所涉及的许多主题在指南文献中都有对比分析，感兴趣的读者可以自行查阅。

（三）机械通气

应当避免缺氧（定义为任何 PaO2<60mmHg，SaO2<90%，或有发绀的证据），根据较早的研究，当氧分压低于临界水平时，患者病死率有所增加。EBIC 建议调整机械通气，使 PaCO2 达到 30~35mmHg，PaO2>75mmHg 及 SaO2>95%。TQIP（创伤质量改进项目）最佳临床实践（几年后发表的额外研究组织氧化是可用的）包括建议维持 PaCO235~45mmHg，PaO2>100mmHg，SaO2>95%，当监控脑组织氧和（PbtO2）时，将其维持在 15mmHg 以上。许多临床医师的 PbtO2 目标是 >20mmHg，并努力避免低于 15mmHg，同时与护理人员沟通一致，设置常用的 ICP 目标 <20mmHg。由于不同的损伤形式和生理需要，个别患者的治疗目标略微不同，但要避免极端的组织缺氧情况。

近几十年来，在脑出血和 TBI 的治疗过程中，已积极应用过度通气以降低 ICP。过度通气通过化学受体的作用，引起脑血管收缩，降低脑血容量，从而达到降低 ICP 的作用机制。然而，由于长期或极端的过度通气和低碳酸血症，CBF 的减少可能会减少氧气输送到受损的大脑组织。理想情况下，氧气的摄取会随着氧气输送的减少而增加，从而使呼吸的效率最大化，这在受伤的大脑中可能不会发生，从而使组织或多或少地依赖于含氧血液的输送。由于 CBF 在 TBI 后的数小时内已经减少了一段时间，因此 CBF 的进一步减少可能会导致脑组织缺血。

尽管在采取其他措施期间，临时的过度通气可能会防止脑和压迫损伤，临床医师应避免使用预防及长时间的过度通气。预防性使用过度通气来控制 ICP 的患者，其预后不良。如果需要过度通气，最好在受伤后 24 小时内进行，并使用颈静脉氧饱和度（SajvO2）或脑组织氧气分压（PbtO2）等监测技术。

（四）循环、血压和脑灌注压管理

血压和氧合情况是重度脑损伤后的病残率和病死率的重要的独立预测指标，血压 <90mmHg 的单次记录次数是提示重度 TBI 预后五大最有效指标之一。这个低血压的定义是建立在成人的统计范畴基础上的，创伤昏迷数据库证明血压低于这个临界值会增加病残率并导致病死率翻倍。

因此，在初期的护理中，要极力避免低血压的情况（定义为收缩压 <90mmHg）。为了避免低血压的出血，血压的控制为实现治疗目的设置了更高的要求。事实上，有可能存在理想的血压和氧饱和度范围，如果低于临界值则是有害的，临界值以上是有益的（至少在一定程度上，特别高的情况下也可能有负面影响）。换句话说，尽管 90mmHg 的收缩压可能被认为是一个绝对最低临界值，而实际上要选择更高的阈值。EBIC 指南建议尽快实现和维持血压在 120mmHg，而 TQIP 建议将收缩压 100mmHg 和脑灌注压 60mmHg 作为治疗目标。

前瞻性研究尚未确定血压复苏的最终目标。血压影响脑灌注压，从而影响预后。通过维持较高血压，而增加脑灌注压，进而改善预后，但实际上既不知道最佳的治疗时间，也不知道血压的理想上限，很有可能是因为理想血压上限直接受到患者年龄和之前存在的原发性高血压的影响。

机体系统性地调节血压，以持续维持 CBF 和组织灌注在理想的范围内，被称为脑自动调节。在重度 TBI 中，部分患者脑自动调节功能可能会受损，但对于任何一个患者来说，它可能在某些时间点上受到损害。因此，重要的是要对个别患者自我调节能力进行反复评估，并根据这些评估结果不断调整治疗目标，这就需要不断地测量 ICP。当 ICP 波动和血压系统性波动相同时，表明脑的自动调节已经丢失。

在过去几年中，通过扩容和使用血管活性药物（如多巴胺和肾上腺素）提高脑灌注压的方式已经被广泛采用。通常 CPP 应该维持在至少 50mmHg 以上，个别患者最佳的范围可能会有所不同。在一项大型研究中，高容量治疗可导致负面的全身反应，如成人呼吸窘迫综合征（ARDS），这些不良反应更常见于 CPP 需要维持在 >70mmHg 的患者。通常相比与 ICP 增高，ARDS 更难以治疗，发生这些不良反应的患者可能预后不良。

因此，为了避免低于 50mmHg，CPP 的目标通常是 60~70mmHg。那些有完整的自动调节能力的人能接受 CPP 值 >70mmHg，因为他们的 ICP 并不会随之相应增加。只要 ICP 允许，且没有高血压相关的全身不良反应，有时可以允许高血压的存在。

（五）液体和容量管理

一般来说，重度 TBI 患者应该维持正常血容量状态。对于那些最初接受液体复苏的人来说，这可能是一项挑战，尤其是使用大量的晶体扩容同时又需要使用降颅压药物治疗，如使用甘露醇和呋塞米的患者。使用这些药物可能会减少血管内容量，有助于缓解脑水肿。

可以使用多种方法来评估容量状态，但是没有一个方法是足够完善的，仅依靠临床经验来判断容量状况是不准确的。这些评估容量的方法中包括物理方式（皮肤弹性、毛细血管再充盈、皮肤灌注、肢体末端温度和尿量）。在危重重度 TBI 患者，早期治疗阶段留置导尿管监测出入量十分重要。生命体征数据（心率、血压和每日体重）也应该用以评估容量状态。而血细胞比容、尿比重、钠和尿素的代谢、血清乳酸盐、混合静脉氧饱和等实验室结果的变化趋势，可进一步提示容量状态。此外，还可以采用中心静脉压力或肺动脉楔形压来评估，但需要侵入式中心静脉导管。可以通过侵入性或非侵入性的辅助技术来测量每搏输出量或脉冲压力变化，同时必须考虑患者的年龄和并发症情况（即心脏和肾脏情况）。

仔细监测并识别在重度 TBI 中常见的电解质及液体平衡紊乱，并及时纠正。常见的水电解质紊乱，包括 CSW（特征是通过浓缩尿液，低钠血症和血液浓缩引起血容量减少），DI（特征是通过稀释尿液、高钠血症和血液浓缩引起的血容量减少），SIADH（特征是血容量正常、低钠血症和血液稀释）与医源性或特发性电解质紊乱，或其他病因（如原发性肾功能不全）。许多电解质紊乱会降低癫痫发作的阈值，因此应及时处理。

全血、浓缩红细胞、新鲜冷冻血浆、冷沉淀物和凝血因子制剂的输注在重度TBI人群中很常见，通过纠正急性失血或其他损伤引起的低血压，纠正凝血功能障碍，优化携氧能力来避免末端器官缺血。有很多关于某些器官（如大脑和心脏等终末器官缺血）对轻度贫血易感性的文献，应该谨慎解读一般ICU人群中支持限制性输血策略的文献（即不一定符合重度TBI人群）。脑组织氧合监测是确定何时需要输血的有用辅助手段，总体上需要对脑氧合、氧输送和扩散以及受损大脑中的氧代谢进行更多研究，以确定哪些患者最易受到损伤，以及制定最佳治疗策略。已有研究描述了不同解剖结构对局部缺血的易感性的差异，其中海马、尾状核和丘脑的细微结构最易受影响。

（六）颅内压和脑灌注压治疗

成人的正常ICP<10~20mmHg，儿童则更低，儿童ICP的治疗目标值尚未确定。既往研究测试了ICP阈值为20~25mmHg的治疗方案，根据不同患者选择不同的ICP阈值，最常用的阈值是20mmHg。当重度TBI患者ICP升高时，可能会对脑组织产生多种有害影响，包括CPP减少、静脉充血和重要脑结构受压，尤其是脑干受压[由于弥漫性水肿和（或）多发性实质病变]。较早的研究表明，重度TBI患者的ICP长时间超过20mmHg与预后不良直接相关。

通过平均动脉压（MAP）减去ICP来计算CPP。

CPP=MAP－ICP

要进行连续的CPP记录，必须连续监测ICP和BP，需要对两者进行有创监测。鉴于CPP由MAP和ICP确定，因此可以通过调整这些参数中的任意一个（即通过提高MAP或降低ICP）来影响该值。如前所述，脑灌注的减少通过减少脑组织氧合作用导致继发性损伤。CPP降低至50mmHg以下与不良预后也相关。

静脉充血会导致液体进一步渗入脑组织，加重脑水肿。为了减少静脉充血和降低ICP，可以通过确保颈部处于中立位并且床头抬高（通常为30°~45°），来增强静脉回心血量，避免胸内和腹内压力增加。床头过分抬高可能会降低CPP，因此必须达到平衡。呼吸机设置应该最大限度地满足全身氧合和肺泡换气而不增加胸内压，并且需要紧急治疗导致胸内和腹内压力增加的疾病。

发生脑疝的绝对值或“脑疝压”尚未确定。虽然当ICP<20mmHg时患者可能已经发生脑疝，但是当ICP持续高于该水平时，也并不总是会发生脑疝。然而

脑出血长期压迫脑组织可能在临床不良预后中发挥重要作用。

在探讨如何最好地治疗 ICP 升高的重度 TBI 患者的治疗方案时，必须综合考虑多种因素。这些因素包括 ICP 和 CPP 值的趋势、ICP 波形特点、临床检查、影像表现、脑组织氧合和温度值，以及复杂多发伤的存在。如上所述，脑疝可能发生在 ICP<20mmHg 的情况下（如来自大量迅速扩大的硬膜外血肿），因此无论 ICP 如何，必须迅速对 CT 扫描证明有出血且瞳孔散大的患者进行手术。应首先对显示器进行故障排除，以确保测量准确，然后快速评估患者头颈部位置，并快速调查颅外可矫正原因（例如，张力性气胸或长骨骨折引起的疼痛）。

初始治疗包括使用镇痛、镇静、CSF 引流、渗透治疗 [使用甘露醇和（或）襻利尿剂和（或）高渗治疗] 及体温控制。还应考虑对可能的亚临床癫痫发作进行评估和治疗。当 ICP 升高且难以控制时，可以考虑更积极的治疗方式，包括手术减压、戊巴比妥治疗和亚低温治疗。在临床实践中，多种干预通常同时或以叠加的方式进行。虽然治疗通常被分为一级、二级，但在任何给定时间，对于任何给定患者，没有一种适当的逐步连续的治疗方法。在选择哪种疗法可能实现 ICP 降低并持续调整控制 ICP 在正常范围时，有必要采用系统的方法分析患者的状态（例如，评估完整的自动调节、发热、肺炎、容量状态、癫痫发作等）。基于患者的个体临床和影像表现进展、生理和实验室参数，随时调整控制 ICP 的方法。

1. 高渗性治疗

甘露醇已经使用了数十年，并且对 TBI 后 ICP、CPP、CBF、脑代谢和短暂的神经功能具有积极作用。在人体上其作用机制似乎是双重的。最初，甘露醇通过渗透梯度提升血浆容积，从而降低血细胞压积，使红细胞更大的变形，以通过毛细血管来增强 CBF，改善微循环和氧输送，从而起到脱水的作用。除了 CBF 的增加之外，这种效应通常与 ICP 的快速减少有关。在后期作用阶段，甘露醇可作为渗透剂，将液体从肿胀的脑组织吸入循环系统，从而通过减少脑水肿来降低 ICP。

甘露醇降低 ICP 的效果随着时间的推移而降低，并且快速推注似乎优于连续输注。甘露醇常用剂量为 0.25~1.0g/kg，在降低 ICP 方面取得了很好的效果。2007 年的一项研究表明，0.5mg/kg 的甘露醇剂量（输注 20 分钟）可以有效地将 ICP 降低至 30mmHg 而不会损害脑氧合作用。

甘露醇可导致急性肾衰竭，如果血清渗透压超过 320mOsm/L，则应限制其使用。甘露醇还可以导致血压急剧下降，进而降低 CPP。因此，在放置 ICP 监测装置和足量的容量复苏之前，甘露醇的使用仅局限于急性脑疝或不明原因的病情迅速恶化的患者。最后，在血脑屏障被破坏的情况下反复使用甘露醇，会导致其渗入脑组织，降低渗透梯度，将水吸入组织并加剧脑水肿，长时间重复使用甘露醇应慎重。

HTS 可用于降低 ICP 并改善 CPP 和 CBF，此外还观察到改善 PbtO2 的作用，所有这些都可能有助于改善 ICU 住院时间、总体液体需求量和接受 HTS 治疗的重度 TBI 患者的存活率。其作用机制包括，通过在完整的血脑屏障上渗透性转移脑组织水含量来降低血液黏度和减轻脑水肿。此外，HTS 可能通过减少有害的炎症反应而具有潜在的神经保护作用。静脉给药通常是有利的，但尚未确定 HTS 给药的最佳剂量和方案。必须注意监测总体容量状态（器官灌注）、肾功能、血浆渗透压和血清钠，以防止并发症。HTS 是治疗重度 TBI 的有效治疗药物，具有一些优于甘露醇的效果。但是，根据临床情况，两种药物可以同时或先后用于同一患者，或用于不同的患者，并且应避免单独使用“一种或另一种”的心态。

2. 镇痛药和镇静剂

常使用麻醉剂和异丙酚（丙泊酚）来管理重度 TBI 和 ICP 升高的患者。这些药物通过减少疼痛和躁动，降低血压，更好地进行机械通气，同时提高患者安全性，降低 ICP。异丙酚是一种具有镇静和催眠功能的麻醉剂，起效快，持续时间相对较短，可以暂停用药以连续检查神经系统功能，此外异丙酚可降低脑代谢，从而降低大脑的氧利用率，并被认为具有神经保护作用。然而其使用具有一定的风险，并且持续的高剂量异丙酚与并发症和病死率相关，尤其是儿童。异丙酚输注综合征与高钾血症、肝大、高脂血症、代谢性酸中毒、心力衰竭、横纹肌溶解和肾衰竭导致的死亡有关。

芬太尼或吗啡可用于机械通气的重度 TBI 患者，以获得更均一的镇痛效果。在受伤的患者群体中不能忽视疼痛的控制。没有足够镇静和镇痛药，是 ICU 患者心率、血压和 ICP 升高的常见原因，给予足够的镇静和镇痛药可以使这些参数立即正常化，应限制短效苯二氮䓬类药物（如咪达唑仑）的使用范围，因为随着时间的延长不良反应和药物蓄积具有长期影响。盐酸右美托咪定的使用尚未在重度 TBI 患者中进行任何大规模的安全性或有效性的研究，并且其可导致局部 CBF 降低，因此应谨慎使用并且仅在完全不能耐受异丙酚的患者中使用。

巴比妥类药物（通常是戊巴比妥）长期以来一直用于重度 TBI 患者 ICP 管理，但它们的使用越来越少。虽然戊巴比妥在许多患者中有效降低 ICP，降低脑代谢，并提供一定程度的神经保护作用，但它也偶尔会引起相当严重的低血压，并且有可能导致心脏并发症。巴比妥盐诱导的昏迷患者感染发生率较高，易患肺炎、压疮和深静脉血栓。由于患者基本上处于全身麻醉状态，因此肠内营养有一定的禁忌，需要肠外营养，而肠外营养伴随较高的并发症发生率。在那些脑死亡的患者中，直到血清药物浓度水平充分减低之前，可能无法正常确定脑死亡天数。更重要的是，任何被考虑进行连续戊巴比妥治疗的患者，在使用前和使用过程中都必须维持血流动力学稳定。对于戊巴比妥昏迷的诱导和维持，需要连续脑电图（EEG）监测。诸如 Swan-Ganz 导管植入术的有创心脏监测可有助于优化血流动力学参数。在开始戊巴比妥诱导昏迷之前，常给 1~3 倍剂量的药物，观察患者的 ICP 是否能在血压没有降低的情况下得到控制。

3. 其他神经保护剂

基础研究已经确定了许多公认用于 TBI 的治疗药物，但到目前为止还没有大规模的 5 期临床试验证明这些药物可以在重度 TBI 患者群体中获得更好的预后。目前已经完成了几项试验，但是产生了一些可能会阻碍所研究的神经保护药物潜在影响的主要问题：

（1）包含各种结构损伤模式、多发伤损伤模式，以及有生理差异的患者。

（2）在许多试验中包含真实的（非药理学）GCS3 分（生存率明显较差）的患者。

（3）实验所获得的结果不够敏感。TBI 中神经保护的潜力巨大，必须采用替代研究方法来确定最敏感的能从神经保护剂中获益并改善预后的亚群。在确定这些药物之前，治疗的主要方法是预防颅内高压、脑缺氧、凝血功能障碍和一系列全身并发症的负面影响。

4. 癫痫发作与预防

创伤后癫痫发作（PTS）可分为即刻（伤后 24 小时内）、早期（伤后 7 日）或晚期（7 日后发生）。已经在文献中对早期和晚期 PTS 预防性使用抗癫痫药物进行了评估，仅苯妥英钠和丙戊酸钠提示有预防早期（而不是晚期）PTS 的功效。然而，丙戊酸钠与较高的病死率相关并且不常用。近年来，已经逐渐普及将左乙拉西坦作为常规的抗癫痫药，但值得注意的是，支持其用于预防癫痫的数据是模棱两可的，并且最新版的指南指出“没有足够的证据推荐左乙拉西坦在预防创伤后早期癫痫发作的疗效和毒性方面超过苯妥英钠”。

预防创伤后癫痫发作的优点需要与这些药物的潜在有害的全身不良反应进行权衡。减少 TBI 后癫痫发作应减少神经毒性、过度兴奋、临床或亚临床癫痫持续状态、ICP 升高和其他直接的负面生理事件。因此，直接预防早期癫痫发作可以改善最终预后。有趣的是，早期 PTS 尚未被证实与较差的长期预后相关。很可能检测长期有害因素的方法不够敏感。尽管文献中存在这种差距，但广泛认为预防早期 PTS 是可取的。苯妥英钠的使用降低了早期 PTS 的发生率，几乎没有药物不良反应的风险，因此建议在重度 TBI 后使用 1 周预防性抗癫痫药物，持续使用超过 1 周与药物不良反应的发生率显著增加有关。此外，即使使用治疗剂量与降低晚期 PTS 的发生率亦无关。因此，除非患者在某时间点后出现癫痫症状，否则不建议使用超过 1 周的苯妥英钠（或其他抗癫痫药）。

在中重度 TBI 患者中，开始 7 日预防使用抗癫痫药物的适应证，包括硬膜外血肿、硬膜下血肿、脑实质内挫伤 / 血肿、穿透性脑损伤、颅骨骨折、伤后即刻癫痫发作和 GCS<10 分的患者，因为这些患者可能早期发生 PTS。对于 GCS 评分为 10 分或更高的 TBI 患者的适应证是不明确的。此外，考虑到慢性硬脑膜下血肿患者有癫痫发作的倾向，那些有机会转变为慢性的急性硬脑膜下血肿的老年患者可能会因长期使用抗癫痫药物而受益。在 1990 年以前，Temkin 等人的研究中没有特别分析这一部分患者，研究人群也没有代表存在急性或慢性硬脑膜下血肿但 GCS 评分良好的老年人。

静脉推注给予苯妥英钠可能会导致低血压或心律失常，较慢的给药速度可在一定程度上消除这些影响。只有在充分的液体复苏后才可以使用苯妥英钠。也可以改为单次使用苯妥英钠（1 ： 1 当量剂量）。在昏迷患者中，不建议改为肠内给药，肠内给药可能是有害的，因为鼻饲可能影响其吸收，导致功效降低。此外，鼻饲应在给药后进行，因为药物会影响患者的鼻饲营养治疗。苯妥英钠负荷剂量：18mg/kg 静推，速率不超过 50mg/min。苯妥英钠维持剂量：4~6mg/（kg·d），每 8 小时一次静滴。每 8 小时静滴 100mg。

如果监测血药浓度水平，应使用游离苯妥英钠浓度水平（与总量相反）来评估有效范围。有疗效的总血药浓度水平为 10~20μg/ml，游离苯妥英钠有效范围为 1~2μg/ml。越来越多的实验室能够直接测量游离血药浓度，而无须根据血清白蛋白水平进行计算校正。总血药浓度超过 20 μg/ml 时可能发生不良反应，但最常见的血药浓度超过 30 μg/ml，而这一浓度在 7 日内通过上述给药方案难以实现。昏迷患者不会发生包括复视、共济失调、构音障碍、意识模糊和认知减慢的不良反应。此外，药物半衰期在 9~140 小时，达到稳定状态的时间可以是 7~14 日，从而避免在 1 周的时间内进行剂量调整。因此，除非临床发现问题，否则不严格要求监测血药浓度水平。然而，当需要进行药物剂量的微小调整时，需检测血清浓度水平，因为药代动力学，小的剂量变化可能导致较大的血清药物水平波动。可能产生的症状包括眼球震颤（甚至可能在治疗时发生，但可能预示神经症状），癫痫发作（如果辅助治疗，患者需要增加剂量，如果治疗，患者需要额外追加药物）和扑翼样震颤（见于负荷治疗水平，可能与癫痫发作或肌阵挛混淆）。苯妥英钠皮疹或全面史蒂文斯 - 约翰逊综合征的发病率很少见。如果发生简单的斑丘疹（通常是躯干）皮疹，停止使用药物后并重新开始给药通常不会复发。

5. 低温治疗

大量的临床前证据和人体试验证明了低温对神经保护的益处。与正常体温相比，在重度 TBI 患者早期预防性予以轻度至中度低温（范围 32℃ ~35℃）可能对预后（GOS 评分）产生有利作用。然而，病死率的降低尚未得到统计学上的结果。当目标温度维持超过 48 小时，可能会有更大程度降低死亡的风险。因此，在重度 TBI 患者中进行预防性低温是一种治疗选择，通常仅用于实验研究或熟练使用该方法的临床中心。虽然需要进一步的研究是否需要预防性低温，但很明显，避免高温是很重要的。

6. 糖皮质激素类药物

严重脑损伤管理指南唯一的 I 类建议是禁忌使用糖皮质激素来减轻重度 TBI 中的继发性损伤。这项建议是在进行大规模国际多中心研究中，评估甲泼尼龙对 TBI 患者的潜在益处后做出的。CRASH（严重颅脑损伤后皮质激素随机化）试验因安全问题提前终止，与对照组相比，5 年以上人组的中期数据显示，激素组 2 周内死亡风险增加（21% 对 18%，相对风险 =1.18，P=0.0001）。

（七）营养和全身并发症预防

关于各种并发症预防的详细讨论超出了本章的范畴，但必须注意严格的并发症预防。应尽早提供足够的营养（如果可能，尽量通过肠内手段），包括足够的热量和成分需求，以满足昏迷患者的超常代谢需求。重度 TBI 患者存在肺炎、尿路感染、败血症和导管相关感染，伤口感染和脑膜炎 / 脑室炎的风险具体取决于昏迷持续的时间、损伤情况和所采用的治疗方法。此外，长期制动可导致深静脉血栓形成、静脉血栓栓塞、压疮溃疡和挛缩，这些应通过适当的活动和支撑来预防。

对患有自主神经功能障碍的患者群体进行鉴别诊断是关键，特别是早期心率和血压的高动力效应可能与其混淆。使用麻醉剂和（或）β 受体阻滞剂的早期治疗，可消除或减少积极的体温管理和镇静方案，从而来促进整体的治疗。

脑外手术的时机必须考虑到与手术失血、麻醉相关的低血压、缺氧、转运引起的 ICP 升高和脂肪栓塞导致继发性损伤恶化的可能性。一般而言，非危及生命的手术至少延后 1~3 日，择期手术更应推迟。威胁肢体的伤害通常需要进行临时处理（例如，外部固定、清创和灌洗），直到能够进行更安全的手术修复。

七、结论

重度 TOI 患者的重症管理是错综复杂的、多因素的、综合的，应该在神经解剖学、神经病理学、神经生理学和神经影像学的扎实基础上，同时坚持合理外科的组织器官管理原则、颅内病变治疗原则及 ICP 的管理原则。ICU 的许多治疗干预措施都针对 ICP 和 CPP 管理，所有这些干预都源于预防二次打击和减轻神经毒性、炎症、缺血、水肿和细胞的继发性损伤过程，从而为纠正代谢紊乱提供最佳的治疗环境。

第八章　高血压脑出血

第一节　高血压脑出血的诊断与鉴别诊断

一、高血压脑出血的诊断

高血压脑出血的诊断并不困难。目前，其规范化诊断步骤为：①有高血压病史。②发病突然，迅速出现临床症状与体征，如意识及肢体功能障碍，且血压明显升高。③ CT 检查可以确诊，特别是对急性期患者的诊断率几近 100%。

这个诊断标准，仅仅解决了患者有无高血压脑出血的诊断问题，却不能充分反映高血压脑出血患者的病情轻重程度。病情程度的准确诊断，对高血压脑出血的治疗有重要指导意义。目前，高血压脑出血的治疗之所以迟迟不能规范，与人们不能准确诊断高血压脑出血的病情程度有很大关系。虽然，在这方面做了大量工作，仍然没有一个对病情程度进行准确衡量的统一标准。

（一）意识状态的分级

1981 年，中华医学会脑血管专题会议关于高血压脑出血的意识状态的分级如下。

Ⅰ级：神志清楚至昏迷，不完全偏瘫。

Ⅱ级：浅昏迷至中度昏迷，完全性偏瘫。

Ⅲ级：中度昏迷，完全性偏瘫，病灶侧瞳孔散大。

Ⅳ级：深昏迷，完全昏迷或去大脑强直，双侧瞳孔散大，有明显生命体征紊乱。

人民卫生出版社《外科学》教材第 7 版将高血压脑出血病情程度分为 3 级。

Ⅰ级：轻型，患者意识尚清楚或浅昏迷，轻偏瘫。

Ⅱ级：中型，完全昏迷及完全偏瘫，双瞳孔等大或轻度不等大。

Ⅲ级：重型，深昏迷，完全性偏瘫及去大脑强直，双瞳孔散大，生命体征紊乱。

《王忠诚神经外科学》第 2 版，将高血压脑出血病情程度分为 5 级。

Ⅰ级：清醒或嗜睡，伴不同程度的偏瘫和（或）失语。

Ⅱ级：嗜睡或蒙眬，伴不同程度的偏瘫和（或）失语。

Ⅲ级：浅昏迷，偏瘫，瞳孔等大。

Ⅳ级：昏迷，偏瘫，瞳孔等大或不等大。

Ⅴ级：深昏迷，去脑强直或四肢软瘫或双侧瞳孔散大。

同时与格拉斯哥昏迷评分（GCS）进行比较，Ⅰ级为 14~15 分，Ⅱ级为 13 分，Ⅰ级为 10~12 分，Ⅳ级为 6~9 分，Ⅴ级为 3~5 分。

（二）血肿的位置

1. 根据脑出血位置分型

常常根据高血压脑出血的位置将其分为 3 种类型。

（1）外侧型：位于内囊外侧，包括大脑皮质、皮质下及壳核。

（2）内侧型：位于内囊内侧，包括丘脑、中脑及脑桥。

（3）小脑型：即小脑各部位的血肿。高血压脑出血以幕上基底核区多见，对这个位置的出血探讨较多。

2. 基底核脑出血分型

Scheinker 将基底核脑出血简要分为 3 种类型。

（1）外侧型：壳核和外囊出血。

（2）内侧型：丘脑、丘脑下部和内囊出血。

（3）混合型：内侧、外侧都有血肿。这种分型由于简单准确，对临床治疗有指导意义，应用较为普遍。

（三）血肿的形态

高血压脑出血死亡率高的一个重要的独立原因是脑出血后血肿继续扩大，一般认为血肿扩大是由于同一破裂血管的持续出血或再次出血。但也有人认为，血肿扩大为不同血管或多个血管出血造成。脑出血后血肿形成血凝块使血浆中的凝血酶、纤维蛋白降解产物、纤溶酶增多，这些产物渗入血肿周围组织导致炎症，使血脑屏障通透性增加，加上血肿周围局部缺血，可能导致小动静脉再次出血。由于血肿扩大的具体病理生理过程仍不清楚，上述变化与血肿扩大的关系也仅仅是推测。探讨较多的是临床相关因素与血肿扩大的关系。其中不规则的血肿形态是脑出血血肿扩大的独立预测因素，是其他因素在血肿形态学上的间接表现。

关于血肿形态的分类方法，临床上有不同的命名，如稳定型和不稳定型、稳定型和进展性、规则型和不规则型等。各自在概念上的界定大同小异。在临床上常常采用规则型和不规则型来界定血肿的形态。

（四）血肿的大小

血肿的大小对脑出血临床表现及预后有密切关系。脑出血量可直接反映损害的严重程度，可导致临床表现不同，一般出血量越大，症状也越重，伴发病也越多，病死率随脑出血增大而增加。多数人从幕上、小脑、脑干三个不同位置来界定出血量。幕上以小于 10mL、10~30mL、大于 30mL，小脑以小于或大于 10mL，脑干以小于或大于 4mL 来判断病情的轻重程度和作为治疗方法选择的标准。一般认为，出血量大小直接影响预后，血肿越大，病死率越高。Nilsson 等发现，血肿体积 60mL 者的死亡风险是 30mL 者的 3.6 倍。有研究结果表明，血肿量的大小与预后正相关，说明血肿量可作为幕上高血压脑出血（HICH）结局的一个独立的预测指标。但是，在幕下 HICH，血肿量不是一个独立的结局预测指标，这是因为脑干或小脑少量的出血即可导致灾难性的后果。因此，幕下出血更多与出血的部位有关，而不是出血量。

（五）是否破入脑室

有作者认为，高血压脑出血是否破入脑室，和高血压脑出血预后无明显相关性，但与从什么位置破入脑室有明显相关性。这间接说明，高血压脑出血的病情程度，与是否破入脑室相关性不大，而是决定于原发出血的位置。但是，高血压脑出血是否破入脑室对治疗方法的选择有重要意义。常用的辅助检查如下：

1.CT 检查

这是临床疑诊脑出血的首选检查。ICH 发病后 CT 立即显示出圆形或卵圆形均匀高密度区，边界清楚；还可明确血肿部位、大小、形态，是否破入脑室或脑组织移位、脑水肿程度以及梗阻性脑积水等，有助于确诊及指导治疗，如遇病情变化应进行 CT 动态观察。脑室大量积血呈高密度铸型和脑室扩大，1 周后血肿周围有环形增强，血肿吸收后呈低密度或囊性变，严重贫血患者出血灶可呈等密度或稍低密度改变。

2.MRI 检查

MRI 对脑干出血的诊断优于 CT，但急性期对幕上及小脑出血的诊断价值不如 CT；病程 4~5 周后 CT 不能辨认脑出血时，MRI 仍可明确分辨，故可区别陈旧性脑出血和脑梗死。MRI 较 CT 更易发现脑血管畸形、血管瘤及肿瘤等出血原因。

3. 数字减影脑血管造影

怀疑脑血管畸形、Moyamoya 病、血管炎等，应行脑血管造影检查以明确诊断或行介入治疗。

4. 脑脊液检查

因有诱发脑疝的危险，故少用。脑脊液多呈洗肉水样均匀血性；疑诊脑出血但有明显颅内压增高表现，瞳孔改变或怀疑小脑出血时，禁行腰椎穿刺检查。

5. 其他检查

血、尿、大便常规及肝肾功能、凝血功能、心电图检查均属必要。外周血白细胞、血糖、尿素氮水平等可短暂升高；凝血活酶时间和活化部分凝血活酶时间异常，提示凝血功能障碍。

（六）发病至首次 CT 时间

多因素分析显示，发病至首次 CT 小于 6 小时的患者，出现血肿扩大风险要比大于 6 小时的患者高数倍，说明发病至首次 CT 时间是血肿扩大的独立相关因素。因此认为，活动性出血或再出血发生在出血后早期，且持续时间可能不会太长。几个小样本的回顾性研究也证实，活动性出血发生在发病后的最初几小时内。在发病早期，复查 CT 时发现血肿扩大的概率就较高。但是，发病至首次 CT 的时间不是 HICH 患者出现血肿扩大的危险因素；只是血肿扩大的一个较强的预测因素。所以，医生在诊断高血压脑出血病情程度、预测预后时，必须关注发病至首次 CT 时间。发病早期入院的患者应注意复查 CT，特别是患者病情加重时。

（七）并发症

有研究显示，并发症是影响 HICH 转归的独立因素，发生多脏器衰竭者预后极差，该研究中 22 例发生多脏器衰竭者，无 1 例好转。单因素分析结果显示，高血压病程、空腹血糖、血三酰甘油对预后的影响差异有统计学意义。Daveral 等的统计资料显示，2 个器官衰竭者病死率为 60%，6 个以上器官衰竭者病死率 70%~100%，认为病死率与年龄及全身并发症有关，尤其晚期。

总之，临床上在诊断了有无高血压脑出血的基础上，要根据患者意识状态分级，血肿位置、大小、形态，综合判断患者的病情程度；根据血肿形态、发病至首次 CT 时间预测血肿是否继续扩大，病情是否继续加重的危险程度；综合分析，再根据有无破入脑室决定治疗方案。

二、高血压脑出血的鉴别诊断

与高血压脑出血相鉴别的脑出血病因很多，应根据患者的年龄、既往史及影像学检查进行鉴别（表 8-1，表 8-2）。年轻的患者多为脑血管畸形出血，有慢性高血压的病史支持高血压性出血，长期服用抗凝药物或在心肌梗死抗凝治疗过程中，也可偶尔发生脑出血，出血的部位也很重要。典型的壳核或丘脑出血基本可以确定为高血压脑出血；脑叶皮质下出血多提示血管畸形；明显的蛛网膜下腔出血提示动脉瘤可能性大。脑转移瘤特别是黑色素瘤、绒毛膜上皮癌、肾上腺癌、乳腺癌、肺癌的脑转移灶以及原发性脑肿瘤中的胶质母细胞瘤等也易出现自发性出血。其他引起出血的原因还有脑静脉血栓形成、脑梗死后出血、血液病、动脉炎等。

表 8-1　脑出血与蛛网膜下腔出血的鉴别要点

鉴别要点	蛛网膜下腔出血	脑出血
发病年龄	10~60 岁	50~65 岁
常见病因	粟粒样动脉瘤、动静脉畸形	高血压，脑动脉粥样硬化
起病速度	急，数分钟症状达高峰	数十分钟或数小时达高峰
血压	正常或增高	通常显著增高
头痛	极常见，剧烈	常见，较剧烈
昏迷	常为一过性昏迷	重症患者持续性昏迷
局灶体征	颈强等脑膜刺激征，常无局灶体征	偏瘫，失语等局灶性体征
眼底	可见玻璃体下片状出血	眼底动脉硬化，可见视网膜出血
头部 CT	脑池、脑室及蛛网膜下腔高密度出血征	脑实质内高密度病灶
脑脊液	均匀一致血性	洗肉水样

表 8-2　脑出血与脑梗死的鉴别要点

鉴别要点	脑梗死	脑出血
发病年龄	多 60 岁以上	50~65 岁多见
起病状态	安静或睡眠中动态起病	活动中或情绪激动时
起病速度	十余小时或 1~2d 症状达到高峰	数十分钟或数小时达高峰
全脑症状	轻或无头痛、呕吐、嗜睡等高颅压症状	多见且较重
神经体征	多为非均等性偏瘫（大脑中动脉主干或皮质支）	多为均等性偏瘫（基底核区）
CT 检查	低密度病灶	高密度病灶
脑脊液	无色透明	洗肉水样

第二节　高血压脑出血的影像学检查

高血压脑出血，是由于高血压病导致脑血管病变而发生的脑内出血。一般发生于40~70岁的患者，多发于高血压和动脉硬化。高血压时，发育完善的脑动脉壁内膜也发生玻璃样变和纤维性坏死，在血流冲击下使脑小动脉形成微动脉瘤或粟粒样动脉瘤，血压骤升时，微小动脉瘤破裂或动脉壁坏死渗血，而引起高血压脑出血。高血压脑出血最常发生在基底核的壳，其次是丘脑、脑桥、小脑等，这与豆纹动脉的外侧支和丘脑膝状体动脉易破裂有关。

一、脑出血的分期

（一）超急性期

出血后6小时内。

（二）急性期

出血后7~72小时。

（三）亚急性期

出血后3天至2周。

1. 亚急性早期

出血后3~6天。

2. 亚急性中期

出血后7~10天。

3. 亚急性晚期

出血后10天至2周。

（四）慢性期

出血2周后。

1. 慢性期早期

出血后 2 周至 30 天。

2. 慢性期晚期

出血后超过 30 天。

二、脑出血的 CT 影像学表现

血液自血管溢出后，最初血肿呈液性或半凝固状态（<4 小时）。CT 检查可见血肿呈略高密度影，密度可均匀一致，CT 值达 55~60HU。此后随血凝块的形成和收缩，血肿的密度随之增高，一般于出血后 3~4 小时后逐渐达到高峰，CT 值可高达 90HU。血肿的形态和占位效应主要与出血的量和部位有关。位于脑实质内的血肿，出血量较少时，常呈圆形或卵圆形，占位效应亦比较轻；出血量多时，常呈较大类圆形或不规则片状，占位效应亦比较重，甚至可引起脑疝，并可破入脑室或蛛网膜下腔。血肿周围可出现低密度环影，这与血肿内血凝块收缩、血清被挤出，以及血肿压迫周围脑组织造成缺血、坏死、水肿有关（图 8-1）。

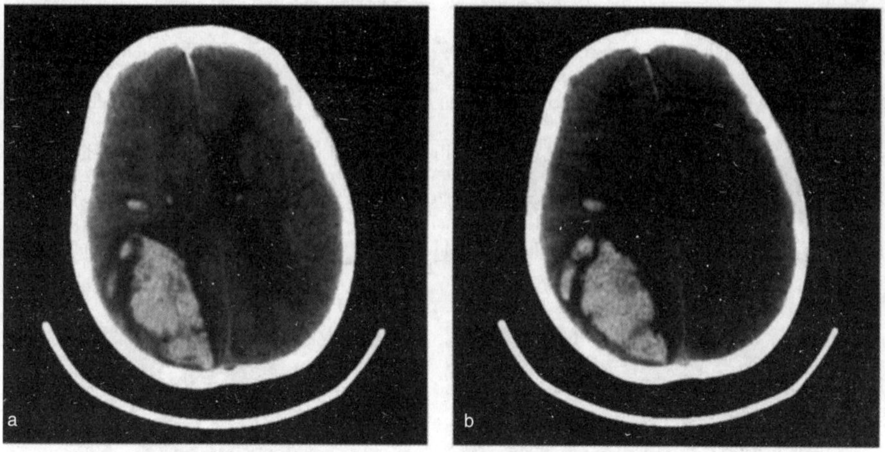

图 8–1　右侧枕叶见片状高密度影，边缘清楚，周围见点状高密度影及低密度影，右侧脑室后角明显受压，中线稍向左移位。大脑镰密度明显增高

（一）急性期脑出血 CT 影像学表现

血肿呈高密度，CT 值可高达 80~90HU。这与血凝块继续收缩，血肿内血细胞比容明显增高有关，此期可高达 0.9（血正常，血细胞比容为 0.4~0.5），使 X 线吸收系数明显增加。因此，急性期脑出血呈典型的高密度血肿。在此期内水肿一般不太明显，这与外渗血液对邻近脑组织具有切割作用有关（图 8-2）。

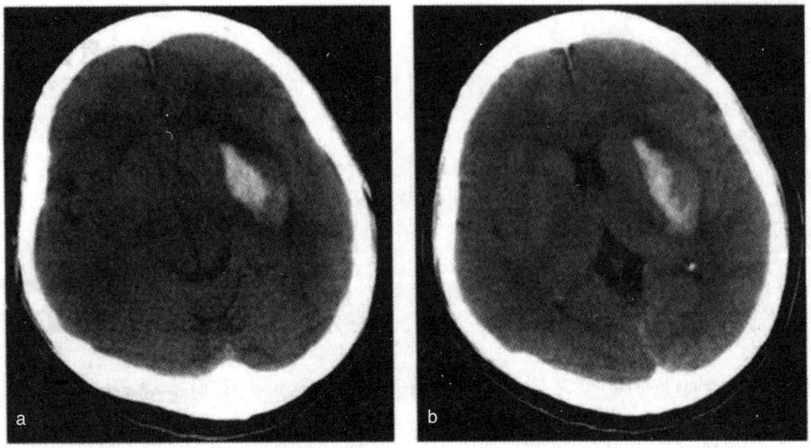

图 8–2　左侧外囊区见片状高密度影，边缘清楚，周围见片状稍高密度影及低密度影

（二）亚急性期脑出血 CT 影像学表现

血肿随红细胞溶解、吸收，随着血红蛋白的分解，密度逐渐减低。这一吸收过程首先从血肿的边缘开始，逐渐向中心发展。血肿的密度以每天 1.4~1.5HU 的速度减低，以每天 0.65mm 的速度缩小，尤以小血肿 CT 值的降低更为明显。一般直径≤2cm 的血肿，在 14d 左右或更早就可变成等密度，大的血肿在第 3~5 周变为等密度至低密度。但 CT 扫描所见血肿的吸收和缩小，仅是根据血肿由高密度逐渐变为等密度或低密度来判断的，而实际上此时血凝块的大小变化不大，所以占位效应并没有明显减轻。此期内血肿周围的水肿在早期逐渐达到高峰，范围最大，占位效应较重，以后开始吸收减退并消失，水肿及占位效应逐渐减轻。当血肿呈等密度时，CT 平扫仅能依靠占位表现做出诊断（图 8-3）。

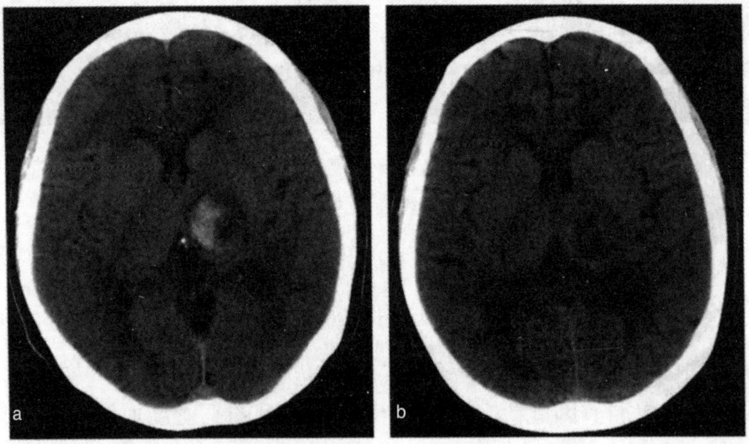

图 8–3　患者，女，54 岁，右侧肢体活动不利，头颅 CT 检查所见，左侧基底核脑出血

（三）慢性期脑出血 CT 影像学表现

坏死组织被清除，血肿逐渐变成低密度灶，若此期内发生在出血时则表现为低密度区中出现高密度灶，偶可呈密度高低不等的液—液平面。最后血肿演变成囊型或裂隙状、边界清楚的低密度软化灶，约 10% 可见有钙化，病灶周围常有萎缩性改变。约 20% 的小出血灶可逐渐吸收消失，CT 复查可无异常发现（图 8-4）。

CT 检查快速、方便、准确、安全，一经 CT 检查确诊，无须再做其他检查，为患者争取时间及时治疗。CT 检查直接显示脑内血肿大小、数目及准确部位，并可计算出血肿体积和出血量。CT 除了可准确发现血肿的位置、大小及范围，并可观察其动态变化，根据血肿不同时期的大小、形态及密度变化判断血肿分期，为临床治疗提供科学依据，使治疗方案的制订更为合理。

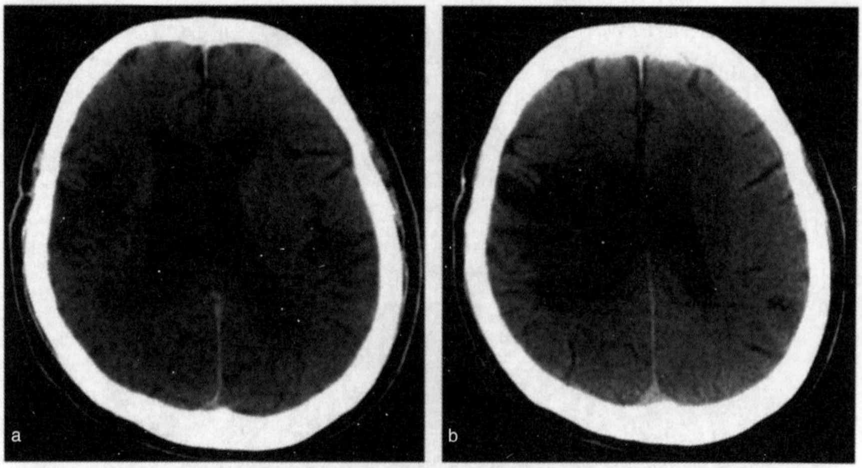

图 8-4 慢性期脑出血 CT 影像学表现

三、脑出血的 MR 影像学表现

脑内血肿出血量常用以下公式计算：

前后径（cm）× 左（cm）× 上下径（cm）× π/6

（一）超急性期脑出血 MR 影像学表现

血肿主要由完整红细胞内的氧合血红蛋白组成，氧合血红蛋白基本上属非顺磁性物质，对磁共振信号无影响，血肿的信号主要取决于质子密度。中高场强机器 T1、T2 加权像，血肿均表现为等信号或略高信号，而低场强血肿表现为高信号；本期中后阶段血肿周围出现轻中度脑水肿，表现为环状长 T1、长 T2 信号。

（二）急性期脑出血 MR 影像学表现

血肿已凝为血块，红细胞内主要为去氧血红蛋白，后者为顺磁性物质，造成 T2 弛豫时间明显缩短，中高场强机器 T1 加权像血肿仍呈等信号，低场强机器为高信号，T2 加权像表现为低信号，血肿周围水肿带表现较前明显。

（三）亚急性期脑出血 MR 影像学表现

1. 亚急性早期

一般为出血后第 3 天至第 6 天。该期红细胞的细胞膜仍保持完整，细胞内开始出现正铁血红蛋白，因此该期也被称为正铁血红蛋白细胞内期，细胞内正铁血红蛋白的出现一般从血肿周边向中心逐渐发展。由于细胞内正铁血红蛋白具有较强的顺磁性，使血肿的 T1 值缩短，因此在 T1WI 上血肿从周边向中央逐渐出现高信号。该期血肿在 T2WI 上不表现为高信号，一般仍为低信号。

2. 亚急性中期

一般为出血后第 6 天至第 10 天。该期红细胞的细胞膜开始破裂，正铁血红蛋白溢出到细胞外，因此该期也称为正铁血红蛋白细胞外期。红细胞的破裂一般也是从血肿周边逐渐向中心发展。该期血肿在 T1WI 上仍表现为高信号，在 T2WI 上表现为从血肿周边向中心逐渐蔓延的高信号（图 8-5）。

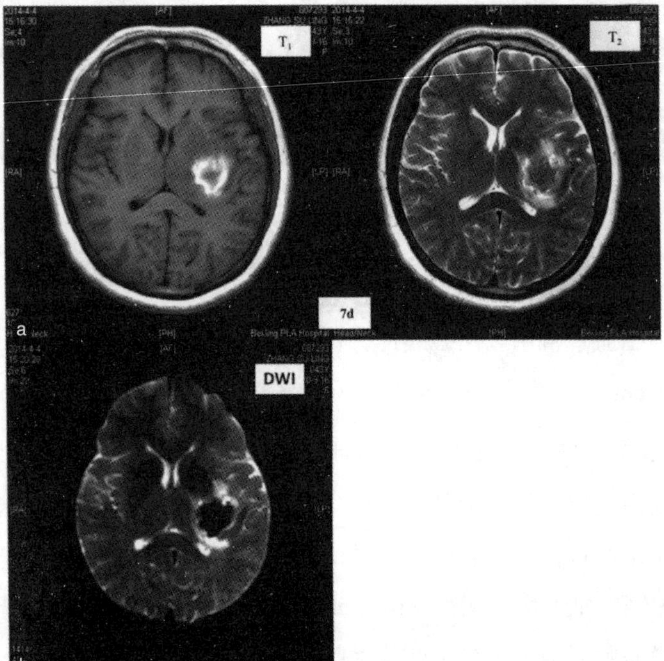

图 8–5　亚急性中期 MRI 表现

3. 亚急性晚期

一般为出血后 10 天至 2 周，该期红细胞完全崩解，血肿内主要以正铁血红蛋白为主，但血肿的周边的巨噬细胞吞噬了血红蛋白并形成含铁血黄素。细胞内的含铁血黄素具有明显顺磁性，将造成局部磁场的不均匀。因此该期血肿在 T1WI 和 T2WI 上均为高信号，但在 T2WI 上血肿周边出现低信号环。

4. 慢性期脑出血 MR 影像表现

一般为出血 2 周乃至数月以后。血肿逐渐吸收或液化，病灶周边的巨噬细胞内有明显的含铁血黄素沉积。因此该期血肿逐渐演变为软化灶，在 T1WI 上为低信号，在 T2WI 上为高信号；周围的含铁血黄素在 T2WI 上表现为低信号环，在 T1WI 上为等信号或略高信号。

四、蛛网膜下腔出血

蛛网膜下腔出血（SAH）是由于颅内血管破裂，血液进入蛛网膜下腔所致。有外伤性和自发性。自发性蛛网膜下腔出血中，颅内动脉瘤（51%）、高血压动脉硬化（15%）和动静脉畸形最多见，可发生于任何年龄，成人多发，其中 30~50 岁年龄组发病率最高。

（一）蛛网膜下腔出血 CT 影像学表现

SAH 的直接征象表现为脑沟、脑池密度增高，出血量大时呈铸型。大脑前动脉破裂，血液多积聚于视交叉、侧裂前部；大脑中动脉破裂，血液积聚于外侧裂附近；颈内动脉破裂以后，出血也以大脑外侧裂为多；椎—基底动脉破裂血液主要积于脚间池和环池。CT 可发现 90% 的 24 小时内 SAH，约 1 周后出血吸收。

（二）蛛网膜下腔出血 MR 影像学表现

24 小时内的急性 SAH 在 T1WI 和 PDWI 上可呈比脑脊液稍高的信号影，T2WI 呈比脑脊液稍低的信号影，敏感性不如 CT，但 FLAIR 像显示 SAH 较好，呈高信号。亚急性期呈短 T1 信号影。慢性期在 T2WI 上出现含铁血黄素沉积形成的低信号影，较具特征性。MRA 有助于查找出血原因，显示脑动静脉畸形（AVM）、动脉瘤等。

（三）脑室系统出血影像学表现

CT 平扫表现为脑室系统内高密度影，出血量少时积血沉积于侧脑室后角，可出现低、高混合密度的液—液平面；出血量大时积血充填整个侧脑室，甚至累及第三脑室及第四脑室，形成脑室内铸型。MRI 上 IVH 在 T1WI 呈等信号，T2WI 呈高信号，积血沉积于侧脑室后角，在 T2WI 上可形成高—低信号的液—液平面（图 8-6）。

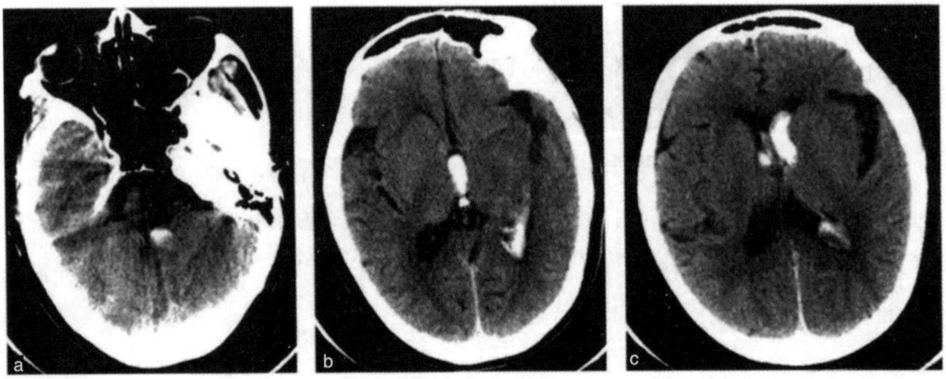

图 8-6　脑室内出血 CT 表现

第三节　壳核区出血的外科治疗显微手术

一、小骨窗直切口中侧裂入路壳核区血肿清除术

（一）病例资料

患者谭某，老年男性，67 岁，主因突发意识障碍和肢体活动障碍 3 小时入院。患者入院过程：既往高血压病史 7 年，未正规服药治疗。吸烟病史 40 年，每日 1~2 包，饮酒 35 年，每日 100mL。查体：血压 210/110mmHg，呼吸 28 次 /min，心率 110 次 /min，体温 38.1℃。呼吸急促，患者呈浅昏迷状态，双瞳等大正圆，直径约 3mm，对光反射灵敏。浅反射存在，左侧肢体偏瘫，右侧肢体活动可，左侧巴氏征（＋）。头颅 CT 示：右侧基底核区高密度影，考虑出血可能性大，出血量经多田公式计算量约为 67ml，右侧侧脑室受压，中线向左侧移位。

入院诊断：右侧壳核区（外囊）脑出血；高血压 3 级，极高危组。

（二）手术流程

1）麻醉，全身静脉复合麻醉。

2）体位，头向对侧偏 60°~70° ，后仰 20° ，头位高于胸部水平。

3）切口，翼点后方 1cm，以侧裂为中心，行长 6~7cm 的弧形切口。

4）全层切开头皮，分离皮下组织和肌肉，自动或者乳突牵开器牵开皮下组织和肌肉，分离肌肉可用低功率电刀进行，减少出血，尽量避免损伤颞浅动脉及其分支。

5）骨窗，骨窗后缘钻孔一枚，铣刀游离形成圆形骨窗，骨窗大小 3cm × 3cm，如果术前影像学检查显示：侧裂形态复杂，可适当扩大骨窗。

6）硬膜切开，如骨窗边缘有渗血，悬吊 1~2 针。硬膜表面通常都会有脑膜中动脉前支通过，轻微烧灼后十字切开硬膜，用丝线牵拉固定。

7）分离侧裂池，分离侧裂池的位置位于侧裂前升支后方，沿额叶的岛盖部

切开侧裂池表层蛛网膜，可见脑脊液流出，逐步扩大蛛网膜分离范围，显微剪刀配合显微镊分离深部蛛网膜，直到暴露岛叶表面大脑中动脉 M2 段，此时可见肿胀的岛叶组织。

8）岛叶切开及血肿清除，先穿刺岛叶，深度一般 0.5~1cm 即可见到血肿，沿穿刺道进入，岛叶切口一般 0.5~1cm，不需要刻意扩大岛叶切口，暴露血肿腔即可，通过调整手术显微镜、患者体位和吸引器的方位，并配合脑压板的使用可以完全满足扩大手术操作空间和完全清除血肿的需要。血肿清除完毕后，可见血肿与正常脑组织交界区白色的水肿脑组织。

9）止血，沿着血肿—正常脑组织界面，按一定顺序沿血肿腔四壁探查并清除残留血肿，粘连紧密的血块通常血肿壁会伴有少量渗血，一般不需要电凝止血，可用棉片压迫止血，观察无活动性出血后，将血压缓慢升高到 120~140mmHg，再观察 5min，如无活动性出血，血肿腔贴敷薄层明胶海绵或者 Surgical 贴敷防止血肿壁渗血。一般术腔不需要放置引流管，如血肿破入脑室，术中开放脑室，可放置引流管引流脑脊液。如发现小动脉活动性出血，必须妥善止血后，方能关颅。

10）缝合硬膜，如术中操作轻柔，对脑组织保护良好，术后可严密缝合硬膜，如硬膜张力较高，可取人工硬膜或者自体筋膜、肌肉修补。

11）复位骨瓣。

12）缝合肌肉、皮下组织和皮肤肌肉严密缝合，分层缝合。

13）包扎、固定妥当。

（三）手术要点

1. 开颅阶段

1）切开头皮时，如切口通过颞浅动脉或其分支，可将其游离后，牵向皮缘一侧，尽量避免损伤颞浅动脉。

2）使用电刀分离肌肉，可减少出血，同时可有效增加暴露范围，但功率应小，减少对肌肉的机械性损伤。

3）年龄大的患者通常都存在颅骨与硬膜粘连，钻孔后用神经剥离子充分剥离硬膜再用铣刀游离骨窗；翻开骨瓣时，硬膜表面脑膜中动脉通常会一并被带起，切勿强行翻起，以免脑膜中动脉破裂造成出血量增加，烧灼剪断脑膜中动脉后，再完全翻开骨瓣。

4）侧裂静脉通常纵向通过骨窗中央，因此打开硬膜应从两侧向中央进行。

5）硬膜出血尽量减少烧灼，以免硬膜收缩后关颅时缝合困难，可压迫止血；硬膜表面一定要贴敷脑棉，以防硬膜变干皱缩。

2. 侧裂池分离阶段

1）通过头颅 CT 观察对侧侧裂池的大小，这可用于初步判断血肿侧侧裂池打开的难易程度。

2）通过 CT 薄层扫描，了解侧裂池路径和形态（图 8-7）。侧裂池由浅入深分为四种情况，第一种，侧裂池宽敞，路线较直；第二种，侧裂池宽敞，额叶或者颞叶嵌入对侧；第三种，侧裂池狭窄，额叶或者颞叶嵌入对侧；第四种，侧裂池狭窄，额叶和颞叶同时相互嵌入。侧裂解剖难易程度依侧裂池的形态不同而逐渐递增。第三种和第四种情况骨窗应扩大，并扩大侧裂池暴露范围，在充分打开侧裂池的情况下解剖和分离侧裂血管，以免造成对脑组织的过度牵拉。

3）观察侧裂血管形态，决定打开侧裂的位置，多数情况下额眶静脉额顶静脉和额前静脉引流到一支主干 Sylvian 静脉，从侧裂的额侧打开侧裂；一部分患者额眶静脉，额顶静脉和额前静脉引流到两支 Sylvian 静脉，从两根静脉之间打开侧裂。

4）侧裂蛛网膜打开难易程度分级。Ⅰ级，蛛网膜薄而透明，与脑组织无明显粘连；Ⅱ级，蛛网膜薄而透明，与脑组织有所粘连；Ⅲ级，蛛网膜厚而坚韧，与脑组织无明显粘连；Ⅳ级，蛛网膜厚而坚韧，与脑组织和血管粘连紧密；随级别增加分离难易程度增加。Ⅳ级不适于侧裂入路，需考虑从皮质进入。有时可采用向蛛网膜下腔注入生理盐水的方法使粘连的蛛网膜飘起，便于分离。

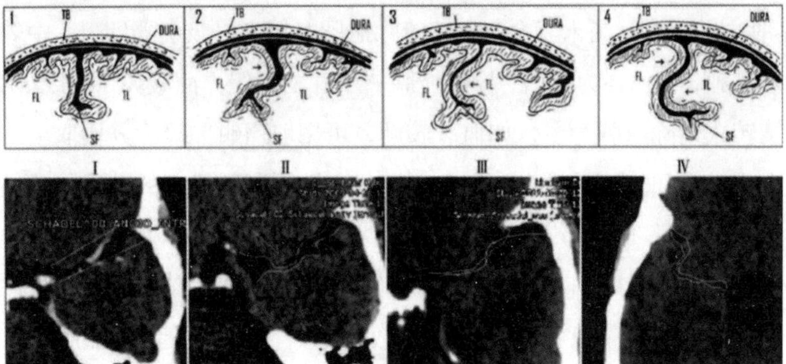

图 8–7　观察侧裂池大小

5）分离蛛网膜的方法。分离侧裂池采用“由内到外”的分离技术，即先打开部分侧裂池表层蛛网膜，释放部分脑脊液待脑压下降后进一步分离部分深部蛛网膜。通常，深部蛛网膜较为坚韧且存在于血管之间，可用显微镊或者双极电凝配合显微剪刀轻柔地分离深部蛛网膜；直到深入暴露大脑中动脉 M2 或者 M3 段后，此时可以更清楚地看到表层侧裂区动静脉的结构和形态，可进一步更为从容地扩大表层蛛网膜的暴露范围，然后再扩大深部蛛网膜分离的范围，如此交替进行，可以顺利打开蛛网膜。

6）外侧裂一定要沿蛛网膜间隙进行分离，在手术过程中经常会遇到一些横向的细小血管挡住去路，可沿着这些血管的走行继续分离一段，大部分情况下可获得侧裂的显露间隙。如果这个界面并非那么清晰，就可切断少部分横向走行的细小分支血管，便于分离。分离困难时可采用自动牵开器辅助。如果颅压较高，可在穿刺抽出部分血肿，脑压下降后再进一步打开侧裂池。

7）侧裂血管的保护。分离侧裂池时，用棉片保护侧裂血管，使用脑压板牵开侧裂血管时，动作轻柔，脑压板无张力牵拉为主。如果侧裂静脉破裂出血，用明胶海绵加薄层明胶海绵压迫止血，分离动作轻柔，锐性分离为主，减少对血管的触碰，防止术后血管痉挛，禁忌烧灼止血。

3. 清除血肿阶段

（1）清除血肿的基本原则：从血肿块中央开始清除血肿，清除部分血肿待脑组织压力下降后，血肿会因为压力差挤到视野中央，再按顺时针或者逆时针沿血肿周边清除血肿。清除血肿过程中，让助手不断地在术腔中注入温盐水。

（2）吸引器的使用：分离侧裂时采用小号吸引器，轻微吸力，以免吸破血管；在 12 小时内的血肿，尚未完全凝固，清除血肿时用中号吸引器即可，中等吸力，缓慢清除血肿，切忌强力吸引，导致血肿—水肿脑组织界面破坏，导致新的出血；吸引器旋转式清除血肿为主，如血肿较硬，可用取瘤钳夹碎后分块取出部分血肿后，获得手术空间，然后沿血肿周边分离与血肿周围脑组织的边界，分块取出。有条件者，可用低功率超声吸引器打碎后吸出。

（3）照明：在小切口情况之下，照明与血肿腔的显露和血肿清除程度直接相关。术中可随时调整患者体位和显微镜的位置，最大限度暴露血肿腔。有条件者，可在血肿清除完毕后，用神经内镜观察血肿腔是否有血肿残留。

（4）止血：出血棉片压迫为主，注意棉片大小合适，切勿强行填塞以免造成脑组织新的挫伤，此外，棉片压迫止血要不留死角且力度合适。对于血肿壁已粘连很紧的小血块不宜勉强吸除，防止造成周围脑组织的更大损伤，有时追求彻底清除血肿常常是得不偿失。术中要注意保护水肿层白质，要在直视下只吸除血块而不要同时吸除血肿周围的白质，特别是对于发病距手术时间超过 24 小时者；越过这一薄层水肿带时，将遇到极难控制的出血，而造成手术后的再出血。

4. 关颅阶段

1）硬膜可用肌肉或者人工硬膜修复，严密不透水缝合。

2）骨板尖锐部分要去除，防止脑组织复位后骨刺或者骨片插入脑组织中。

3）一般不需放置引流，减少患者颅内感染的概率。

4）肌肉严密缝合，可防止术后脑脊液漏。

（五）点评

1. 优点

1）采用自然裂隙，对皮质牵拉小，避免破坏额颞叶正常皮质。

2）打开侧裂池释放脑脊液，可降低颅压，改善脑肿胀。

3）岛叶皮质损害小，可直接暴露岛叶，皮质切口小，出血部位易达到，显露术野好。

4）手术路径短。

5）对于动脉瘤引起的脑出血，此入路易于显露动脉瘤瘤颈，夹闭动脉瘤。

6）术后癫痫发生率低。

2. 缺点

1）血肿靠后，如在内囊后肢显露有一定困难。

2）对于向顶叶方向延伸的血肿不易清除。

3）有损伤侧裂导致术后颞叶脑梗死和血管痉挛的可能。

4）手术技术要求较高，对器械和设备有一定要求。

二、小骨窗半弧形切口侧裂入路壳核区血肿清除术

（一）病例资料

患者朱某，老年男性，71 岁，主因突发头痛伴进行性意识障碍 1 小时入院。既往高血压病史 10 年，不规则服用降压药物控制血压。查体：血压 185/110mmHg，呼吸 20 次 /min，心率 92 次 /min，体温 37.4℃。患者呈昏迷状态，GSC10 分，双瞳孔等大，直径左：右 =3.0 ： 3.0mm，对光反射消失。浅反射消失，

深反射弱，右侧肢体偏瘫，左侧肢体刺痛肢屈，病理反射未引出。头颅 CT 示：右侧壳核区及侧脑室高密度影，考虑出血可能性大，出血量经多田公式计算量约为 52ml，中线向右侧移位，部分血肿破入脑室，右侧侧裂池有蛛网膜下腔出血。

（二）手术流程

1. 手术体位

仰卧位，患侧肩部垫高，头部向健侧旋转 30°，头位略高于胸部水平。此体位操作简单，对患者手术中呼吸循环功能影响小，手术中通过改变视角可以窥见血肿腔内视野，一般情况下责任血管就位于视野的正下方，可以轻松电凝止血（图 8-8）。

2. 手术切口及骨窗

采用发际内小弧形切口，切口设计以外侧裂为中心，保护好颞浅动脉（一旦需要低流量架桥时，颞浅动脉将是供血血管），切开头皮后止血，切开颞肌筋膜和颞肌，向鼻侧翻起，骨窗直径大小约为 3.0cm，仍以外侧裂为中心，术中可以根据骨窗内颅骨有一由后上向前下走行的浅沟（外侧裂的骨表投影）来判断外侧裂的位置。其下方即为外侧裂。

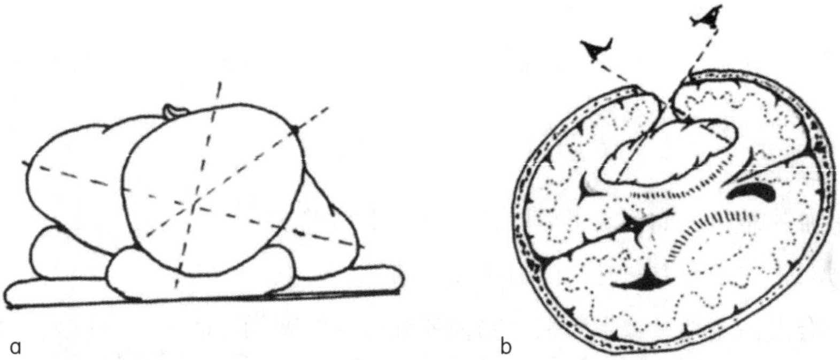

图 8–8 手术体位（a）与显微镜光线进入的位置（b）

3. 硬膜切开

悬吊硬膜后，以蝶骨嵴为中心弧形剪开硬膜，然后平行于侧裂方向剪开后方硬膜。注意用棉片保护硬膜，防止变干，注意处理蝶骨嵴处的眶脑膜动脉和进入棘孔的大脑中动脉。

4. 分离外侧裂池

先以脑棉保护好外侧裂以外区域，采用“水分离”技术开放外侧裂，首先以

1mL 注射器针头划开外侧裂表面蛛网膜，以留置针软管置入蛛网膜切口内，向外侧裂池内缓慢注入 3~5mL 生理盐水，然后以动脉瘤剥离子小心分离外侧裂蛛网膜，显微剪刀剪开，直至暴露岛叶，外侧裂打开宽度 2.0~3.0cm。

5. 暴露岛叶及大脑中动脉 M2 段

此过程中如有管径小的静脉影响暴露可以电凝后切断，但小动脉血管不可电凝处理，否则会造成相应位置的脑梗死。肉眼术中分辨管径小的动静脉血管，要根据血管的颜色、张力、位置来判断，静脉血管颜色略深于动脉血管，血管张力小，容易压闭，静脉血管多走行于脑表面，而动脉血管则多由深到浅纵向分布：管径大的动、静脉血管则位置相对固定，形态特征明显。

6. 清除血肿

切开岛叶皮质，在皮质下 0.5cm 进入血肿腔，吸除血肿，严格血肿内操作，避免损伤血肿壁组织，在血肿的内侧壁可以发现责任血管在活动出血，以电凝确切止血，此步骤是避免术后再出血的关键。

血肿清除后，温盐水冲洗血肿腔，仔细观察并确认无活动出血后，血肿壁覆盖湿明胶海绵后，结束镜下操作。

（三）手术前后头颅扫描

见图 8-9。

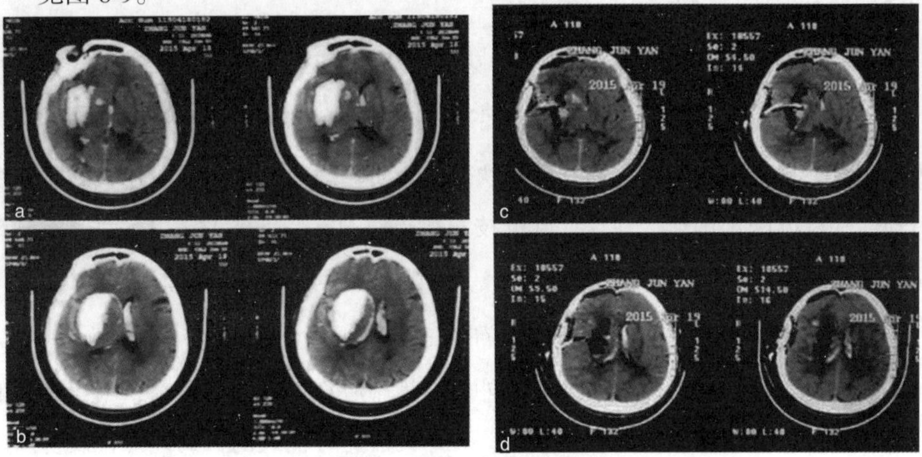

图 8–9　术前、术后头颅扫描

（四）手术要点

见“小骨窗直切口中侧裂入路壳核区血肿清除术”。

三、小骨窗侧裂入路壳核区血肿清除技巧与总结

翼点经侧裂入路是神经外科最常用的手术入路之一，外侧裂是到达 Willis 环、眶、眶上裂、内侧蝶骨嵴、海绵窦、蝶鞍、鞍旁、额下区、岛叶及沟回的自然通道，因此分离外侧裂成为神经外科最重要的手术技术之一。在基底核区脑出血病例中，分离外侧裂经该通道显露岛叶皮质，岛叶皮质下即为基底核区血肿，通过小骨窗经外侧裂经岛叶清除血肿，是微创治疗基底核区脑出血的重要方法之一。该入路对于局部血管神经解剖、显微操作和设备提出了较高要求，一般情况下，应采用手术显微镜进行该操作，但对于未配备手术微镜的基层医院，在熟练显微训练的基础上，应用 2.5 倍手术放大镜配合手术头灯也可完成该手术。

（一）麻醉与体位

1. 麻醉

全身麻醉。

2. 体位

平仰卧位，上半身稍抬高使头部高于心脏水平，利于静脉回流。如有条件，可应用三钉头架（如 Mayfield 头架）将头部固定于手术床上。与经皮质造瘘手术不同，经侧裂入路头向对侧偏转 25°~30°，有利于视线沿血肿长轴投射，最小范围转动显微镜，最大限度显露血肿。

（二）头皮切开技术

根据切口大小，沿切口线注射 1 ∶ 200000 的肾上腺素盐水 10~20mL，可极大地减少头皮出血，减少电凝，达到快速、术野洁净的效果。但应用肾上腺素注射前需和麻醉医生沟通，在现代麻醉技术和药物的支持下，可减少肾上腺素升高血压的不良反应。

（三）切□选择与侧裂进入部位的关系

经侧裂入路的切口设计原则是以外侧裂为中心充分暴露外侧裂，因此理论上只要不违反头部切口设计的基本原则，且达到显露外侧裂的目的即可，没有固定的所谓标准切口，由于高血压脑出血再出血概率较高，切口的设计还要考虑到一旦术后再出血如何延长切口扩大开颅。常用的经外侧裂入路手术切口如下：

1. 额颞切口

根据患者病情是否术中同时去除颅骨骨瓣减压，选择翼点入路切口或标准去

大骨瓣减压切口，可充分显露外侧裂大部分或全程。

2. 直切口

沿侧裂体表投影做长 6cm 直切口，显露侧裂点后的侧裂外侧段，此处外侧裂分离较困难。

3. 改良翼点切口（小翼点切口）

耳前长 6~8cm 的小弧形切口，根据手术计划是“单纯清除血肿”还是“清除血肿＋探查前循环血管＋基底脑池开放”，切口位置可做前后或弧度大小的调整。切口向前可移动至发际或增大弧度，显露额骨颧突，暴露邻近外侧裂的额叶底面，以利抬起额底开放基底脑池。切口向前移动至发际的缺点是血肿相对切口偏后，导致经岛叶皮质寻找和清除血肿难度增加。

以上切口可根据患者病情及术者的经验加以选择。针对小切口而言，切口位置的 2~3cm 差异，可造成显露范围和操作难度的些许变化。

（四）小骨窗骨瓣形成

颅骨显露后，常规电钻、铣刀开颅，形成直径 2.5~3cm 游离骨片。电钻钻孔 1 枚，钻孔位置可位于切口缘侧，然后向两侧分别弧形铣开至蝶骨嵴处，也可钻孔于蝶骨嵴上，然后铣刀一次骨瓣成型。如仅清除血肿，蝶骨嵴无须特殊处理，如果手术计划探查颈内动脉、大脑中动脉或开放基底脑池，则骨窗额侧尽量平前颅底，并咬除蝶骨嵴至眶上裂。

（五）外侧裂分离技术

目前，并没有标准的外侧裂分离技术，外侧裂进入点的选择和分离的长度主要是由术者的经验决定。与处理颅底病变不同，针对基底核区脑出血外侧裂分离，一般不需太靠近颅底侧。外侧裂表浅部分由一干三支组成，外侧裂主干至翼点对应处分为前水平支（AHR）、前升支（AAR）及后支，其中后支是主干的延续，三支汇合处即为“侧裂点”。该处外侧裂相对较宽，外侧裂初始分离的进入点以“侧裂点”为界，可分为内、中、外三个部分。内侧部靠近颅底，由此处进入，缺点是显露岛叶后血肿位于岛叶皮质下约 1cm，有时寻找血肿较困难；外侧部外侧裂狭窄，分离较困难。因此，侧裂点处的中部是推荐的分离外侧裂的开始部位。

分离外侧裂的第一步是分离外侧裂表面的静脉，侧裂静脉的正常变异包括无侧裂静脉、单干型、双干型和复杂型。一般是从静脉的额侧分离蛛网膜，然后将静脉推向颞侧，大多数情况下，可将一根粗大的静脉从额叶侧推开牵向颞叶，但有时对于双干型从成对的两根静脉间分离进入较为简单。外侧裂表面的蛛网膜可以用尖刀或注射器针头的侧刃切开，然后以镊子或显微剪刀进行钝性或锐性分离，脑出血患者年龄较大，脑萎缩较明显，外侧裂多数容易开放。以下情况可致外侧裂分离困难：①因脑压高挤压致外侧裂狭窄：可先用脑穿针穿刺抽吸部分血肿减压后多可从容开放外侧裂。②年轻患者或外侧裂扭曲：可采用“inside out”的分离技术。

在分离外侧裂的过程中，有时会遇到来自额叶的皮质引流静脉，可予以电凝后切断。分开外侧裂后可见到 M2 远段，将动脉周围蛛网膜松解后推开并以脑棉保护，即可见到膨隆的岛叶，外侧裂分离长度一般在 2cm 内。

（六）血肿清除及止血

应首先以吸引器清除较软部分，待显露范围逐渐扩大后，再以取瘤钳清除较硬的血凝块。然后按顺序清除血肿的外层部分，以免遗漏血肿。边清血肿边将明显的活动出血点电凝止血，而小的渗血可以脑棉压迫，多数情况下在血肿腔的内壁有一两处活动出血灶，此即为原发出血部位，需要电凝止血，而血肿腔的其他部分多不需电凝，压迫即可。血肿外层与脑相邻部颜色稍白，似有一层内膜覆于血肿块表面，易于辨认，这个特点用于当视野无法达到血肿边界时，判断是否还有血肿残余。如为血肿腔壁上的渗血，可不予以电凝，应用 Surgical 贴敷即可，反复检查无明显出血后，升高血压观察以确定止血牢靠。

理论上不要强行清除血肿腔壁上的小血块，否则易使已停止的出血出现再出血，而徒增额外的电凝损伤。但有时在术中很难判断是否已经到达血肿边缘，尤其是血肿内侧原发出血灶附近，清除血块后可因动脉活动出血被迫反复电凝，术后可出现梗死灶。

（七）血肿形状与手术的关系

如血肿形状较规则，术中清除会较彻底，术后不易再出血，如血肿形态非常不规则或呈多灶性，血肿清除较困难，术中不易止血，术后易再出血。

（八）引流管

不建议放置血肿腔内引流管，因无确切引流血肿效果。虽然留置引流管有引起感染风险，但因术中已开放脑池，放置硬膜下引流管可引流脑脊液，引流管通畅每日可引流 100~200ml 脑脊液，明显减轻颅内高压，因此建议可放置硬膜下引流管 24~48 小时。

（九）术后再出血

由于高血压脑出血发病特点，无法杜绝术后再出血的可能，因此应尽可能从各个环节减少术后再出血，并做好应对术后再出血的准备。

1. 减少术后再出血的措施

1）术中直视下彻底止血，并升高血压观察止血效果。

2）术后麻醉过渡应平稳，控制血压，以避免呛咳或血压过高引起再出血。

3）术后密切监测血压，如血压波动较大，尤其是术后数小时内血压即明显升高的，要高度怀疑再出血的可能。

2. 再出血处理

术后少量再出血治疗决策同初次出血，但因再次出血对于已脆弱的脑组织是二次打击，因此血肿量 >30ml 或有明显脑水肿的病例，如患者一般情况允许，建议积极再次手术，并且行颞肌下减压或去除骨瓣减压。

在此强调：切口和骨窗的尺寸没有原则错误。

小切口和小骨窗对于医院设备、术者的定位和显微操作技术提出了更高的要求，按照微创神经外科的基本理念，所谓微创是指对脑组织的侵袭骚扰小，而非过度追求和强调小切口和小骨窗。当然小切口和小骨窗可以明显缩短麻醉和手术时间，减少脑组织暴露范围，减少术后肌肉萎缩和头皮软组织术后并发症机会，有利于患者的恢复和术后术区美容效果。因此我们建议在从经皮质造瘘入路到经外侧裂入路的过渡阶段，采用骨瓣开颅，显露完整外侧裂，以熟悉外侧裂的形状、走行、局部解剖和分离操作的手法，以及从外侧裂不同部位进入和血肿的对应关系。一旦熟练掌握外侧裂分离技术，可根据手术计划、术者的经验和个人喜好缩小骨窗和切口。

四、侧裂入路壳核区血肿清除去骨瓣减压术

（一）病例资料

患者王某，老年男性，67 岁，主因突发头痛伴进行性意识障碍两小时入院。既往高血压病史 10 年，口服硝苯地平控制血压。吸烟病史 40 余年，每日 20 支左右，饮酒史 30 余年，平均每日 50mL 左右，无大量酗酒。查体：血压

195/105mmHg，呼吸 24 次 /min，心率 96 次 /min，体温 37.2℃。鼾声重，口腔有呕吐物，肺部有湿啰音。患者呈中度昏迷状态，双瞳孔不等大，直径左：右=4.0 ：2.5mm，对光反射消失。浅反射消失，深反射弱，右侧肢体偏瘫，左侧肢体刺痛肢屈，病理反射未引出。头颅 CT 示：右侧基底核区及侧脑室高密度影，考虑出血可能性大，出血量经多田公式计算量约为 85mL，中线向右侧移位明显。

入院诊断：高血压脑出血破入脑室（基底核区，左侧）；脑疝；高血压 3 级（极高危）；吸入性肺炎。

（二）手术流程

1. 入院后处理

入院后迅速完成各项化验检查，备血 400ml，剃头备皮，青霉素皮试，阿托品 0.5mg 肌内注射，根据情况静脉应用甘露醇脱水。本例患者入院后在急诊科立即行脑室穿刺外引流术，缓解颅内高压和梗阻性脑积水。部分舌后坠或者呼吸状况不好的患者应急诊行气管插管术，保持呼吸道通畅非常重要，我们曾遇到谈话期间患者呼吸停止，抢救无效最终死亡的病例。此时要求争分夺秒，最好半小时完成各项准备工作，包括术前谈话。特重患者我们也曾在病房先给予电钻碎吸针钻入血肿腔抽吸出部分血肿，暂时缓解颅内压后再送往手术室，以争取开颅手术机会。

2. 手术经过

（1）麻醉：插管全身静脉复合麻醉。

（2）体位：头向对侧偏约 50°，肩部垫高，头位高于胸部水平。

（3）切口设计：额颞扩大翼点入路，平颧弓，耳屏前 1cm，大“？”或者反“？”切口，弧形向上后方，横跨过耳郭上，后缘在顶结节后，前至发际线（中线旁开约 1cm）。经验：面积要足够大，约 13cm × 11cm，一般要超过入手的面积。

（4）逐层切开头皮、皮下组织和肌肉：皮瓣和肌肉分层翻开，分离肌肉可用低功率电刀进行，减少出血，尽量避免损伤颞浅动脉及其分支。

（5）骨窗：钻孔四枚，关键孔附近 1 枚，额部 1 枚，顶结节后 1 枚，颞底 1 枚，铣刀游离形成类圆形骨窗，骨窗大小约 10cm × 8cm。如无铣刀，骨孔相对要多打几个，以利线锯导板通过。以蝶骨嵴为中心，前方暴露额极部，侧方到颞极部，咬除颞骨至中颅底，颞部骨缘尽量低，平中颅凹最好，减压充分，咬除部分蝶骨嵴，无须像动脉瘤手术那样咬除彻底，出血用骨蜡涂抹骨缘，明胶海绵填塞骨窗边缘，硬膜之间后悬吊硬膜，顶部3针，其余各边2针。有时颅压高硬膜被铣刀切开，部分伤及脑组织，一般有活动性出血双极电凝轻轻电灼止血后覆以明胶海绵压迫，出血很快停止，此处一般不会形成血肿。铣刀切开的硬膜由于靠近骨缘，缝合困难，待清除完颅内血肿后，脑组织塌陷，可以填入明胶海绵封住或应用耳脑胶。

（6）血肿穿刺：此类患者一般颅压极高，剪开硬膜前应先穿刺。一般在颞中回部位穿刺，选取无血管区电凝硬膜，尖刀划一小口，脑穿针深入4cm左右，注射器轻轻抽吸，可吸出部分血块。待颅内压降低后，再彻底剪开硬膜，防止剪开硬膜时脑膨出。

（7）硬膜切开：工形剪开硬膜。

（8）分离侧裂：暴露侧裂表面，显微镜下由浅入深逐步分开侧裂蛛网膜间隙，粘连带用显微剪刀锐性分离，小的毛细血管电灼剪断，注意保护大脑中动脉分支。一般分开侧裂长度1~2cm即可，侧裂两侧覆以棉片保护。

（9）岛叶切开及血肿清除：显微镜下分开侧裂后可见岛叶，取岛叶无血管处双极造瘘切开约1cm，即可见到血肿。应用吸引器及双极电凝小心吸出血肿。

术腔小的渗血压迫为主，有明显的活动性出血必须彻底电凝止血后，方可用棉片压迫止血，止血彻底后术腔贴敷止血纱。

（10）缝合和修补硬膜：取人工硬膜或者自体筋膜修补扩大修补硬膜。

（11）操作：去除骨瓣，硬膜外放置引流，缝合肌肉、皮下组织和皮肤。

（四）手术要点

1. 手术病例的选择

对高血压脑出血已发展合并脑疝形成者，我们主张采用大骨瓣开颅血肿清除兼去骨瓣减压术。在脑疝存在的情况下，直接去除额颞大骨瓣可能更有效地抢救患者生命。我们的经验是越是年轻患者，去骨瓣的指征越要放宽，因为年轻患者脑组织饱满，代偿空间小，易发生严重脑水肿。而老年人因脑萎缩的存在，代偿空间大，反而去骨瓣的机会要小。

2. 体位

清除血肿时，额顶叶部分有时不易清除，原因在于显微镜工作角度有时难以调整，因此头位一定要向下倾斜，以利后续角度的调整。同时，如果血肿靠前，头要微收下颌，相反血肿靠后，头要抬下颌。我们一般不用头架，以便于节省时间和术中调整头部位置。

3. 分离皮下组织和肌肉

切口离耳屏越近越不易损伤颞浅动脉主干，额支尽量不要断，断后有时可引起皮缘坏死。颞浅筋膜可备用修补硬膜，好处在于颞浅筋膜在修补时富于延展性，相容性较好。切肌肉时，电刀通常用电凝挡位，切开的同时，大部分的血也就止住了。

4. 骨窗形成

从切开头皮到打开骨瓣要求迅速，分秒必争，争取 30~40min 完成。此时小的出血可放在打开骨板后止血。皮缘出血迅速用头皮夹止血，不要求仔细止血，因是急诊，不像择期手术那样从容止血来保持创面的干净，而有可能是“浴血奋战”。打开骨窗后做到了颅内压力的部分释放，缓解了病情，此时再止血，处理骨缘出血，悬吊硬膜。保证骨窗够大够低，既易使颞叶钩回疝自动复位，又可消除对外侧裂静脉及大脑凸面静脉的压迫，促进血流回流，减轻脑肿胀和脑膨出。大骨瓣开颅后，脑压得到充分缓解，手术暴露充分，对脑组织损伤小，甚至有时可切除颞极及部分非功能区脑组织做内减压，由于局部及整个脑压均有效降低，从而最大限度地保护了受累的脑组织。去除颅骨面积大于 12cm × 10cm。

硬膜切开：“工”形剪开硬膜在关颅行硬膜修补时较为方便。当应用颞浅筋膜修补时，因其有延展性可任意方式剪开硬膜，颅压高时多呈放射状剪开。

5. 侧裂分离

分侧裂血管时可用 5ml 注射器针头在显微镜下划开侧裂血管区蛛网膜。如果大的静脉破裂出血，应用明胶海绵及棉片压迫止血。分开侧裂部位应根据出血部位选择，当血肿偏前时，在侧裂偏近端分，当血肿偏后时，在侧裂末端分。一般不用脑压板，而应用双极及吸引器来向两侧推脑组织。通过头颅 CT 观察血肿对侧侧裂池的大小来判断血肿侧侧裂的大小及打开的难易。

6. 岛叶切开及血肿清除

将血肿从中心向周边缓慢吸除，并注意控制吸引器的吸力，不过分强调彻底清除血肿，与脑组织粘连紧密的小血凝块往往为出血所在部位，不必强行清除。部分不易看到的血肿，调整显微镜视野，用脑压板适度牵拉来清除血肿。注意不要超过水肿脑组织的边界。一般出血点多来自豆纹动脉，一般位于深面的颅底侧，很少位于顶侧，小心电凝止血，小的渗血可用棉片压迫一会可止住。血肿清除完毕，血肿壁一般覆以止血纱布。

7. 硬膜处理

扩大减张缝合。这样既达到了减压目的，又有效地建立脑生理屏障，可以防止脑膨出，并保证了脑灌注压，也防止术后硬膜外渗血进入蛛网膜下腔，恢复其生理及解剖结构，防止脑细胞损害，有效地保护了脑功能，同时大大降低了脑脊液漏、感染、脑嵌顿、大脑皮质与皮下组织的粘连及癫痫等并发症的发生率，并为后期颅骨修补创造条件，为促进患者的恢复打下坚实的基础，降低了病死率及神经功能废损率。

8. 关颅

缝合肌肉可防止肌肉萎缩影响颞部美观及影响咬肌功能。缝合帽状腱膜可减少手术切口并发症，如切口裂开，切口感染等。缝合帽状腱膜选择 3-0 可吸收缝线，减少术后线头的露出。

9. 术后处理

术后要求保持血压在正常范围内，过高的血压已经证实是有害的。密切观察生命体征及骨窗压力情况、瞳孔变化、神经系统情况。加强护理，尤其是呼吸道的管理，估计短时间难以清醒患者及肺部有严重并发症者尽早做气管切开。注意水电解质的平衡，血糖情况。适当应用脱水药。一般术后 24 小时复查头颅 CT，了解颅内情况。

（五）点评

1. 额颞大骨瓣减压术具有以下优点

1）形成的骨窗大，直视下操作止血，减少了对正常脑组织不必要的损伤。

2）骨窗大，产生足够的颅内代偿空间，迅速减低颅内压；在术后脑水肿高峰期，大骨窗还可避免因脑膨出所造成的脑组织嵌顿、坏死，也可避免再出血致脑发生。

3）手术咬除蝶骨嵴返折部、额颞底侧骨板，下缘直达颅底，从颞叶底面解除了血肿对侧裂区的压迫，可明显改善侧裂区血管的供血、静脉回流障碍等。与然大骨瓣也有其自身缺点，后期脑组织的摆动不利脑组织的保护，不利于临床护理，同时后期患者对头部缺少骨瓣有心理恐惧感，二次修补增加患者的治疗费用等，因此从伦理上讲应慎重选择。

2. 显微镜下经侧裂入路清除血肿优点

损伤脑组织及血管的机会最小。

1）通过解剖外侧裂，充分利用脑组织的自然间隙到达病变部位。

2）不通过做皮质切口或颞叶切除来切除病变，缩短了切口与血肿腔的距离，缩小手术操作范围，减少对脑组织的损伤。

3）保护了脑穿支血管。避免术中常见的止血困难及术后引发的脑梗死。因此，高血压脑出血已发展合并脑疝形成者，笔者主张采用大骨瓣开颅血肿清除兼去骨瓣减压术。

由于脑内血肿后继发的脑水肿迅速产生，仅仅血肿清除可能并不能解决所有的问题。在保留骨瓣的情况下就可能导致严重颅内高压。大骨瓣减压充分可缓解对脑干及视丘下部压迫，改善循环及呼吸紊乱，减少自主神经功能紊乱所导致的中枢性高热、应激性溃疡出血，改善脑脊液循环、脑干供血、供氧，减轻脑水肿。该方法避免了小骨窗开颅暴露及减压不充分的缺陷，穿刺碎吸术的盲目性、清除血肿不彻底及止血不可靠、无法减压的缺陷，该方法能彻底清除血肿并在直视下止血，同时去骨瓣可充分减压，能迅速及时地解除脑疝，使患者安全度过术后脑水肿期，骨窗也可随时观察颅内压，指导脱水药物的用量，及时发现二次出血及时再次手术。额颞大骨瓣减压手术清除血肿时也应注意强调微创，显微镜下精细操作，经侧裂入路，最大限度地保护了脑组织及血管，把手术的损伤降到最低限度。吸出血肿时不能过快，手术清除血肿时从中心向周边缓慢吸除，周围脑组织对血块有向吸引器处挤压的作用，并注意控制吸引器的吸力，不过分强调彻底清除血肿，与脑组织粘连紧密的小血凝块往往为出血所在部位，不必强行清除。另外，患者一般只有单一的小动脉破裂出血，手术时绝大多数出血已经停止，所以术中尽可能少用或不用电凝，但如遇活动性出血时应使用电凝，其功率以刚能止血为宜。如果血肿腔及入路通道内有少量渗血，可用明胶海绵等压迫止血。

五、壳核出血经皮质血肿清除去骨瓣减压＋颞叶切除术

（一）病例资料

患者盘某，男，59 岁，因突发神志障碍及恶心、呕吐 4 小时余，于 2013 年 10 月 28 日入我院 ICU。患者既往有高血压病史 6 年，不规则服用卡托普利、尼群地平等药物，血压控制不佳。入院查体：血压 190/110mmHg，呼吸 26/min，

中度昏迷，GCS 评分 =E1V1M3=5 分，双瞳等大等圆，直径 5mm，对光反射消失，角膜反射存在，鼾式呼吸，双额纹、鼻唇沟对称，口角无偏斜，颈软，双肺啰音明显，四肢肌力无法查，四肢肌张力不高，双侧巴宾斯基征阳性。检查资料：头颅 CT 示右侧基底核区大量脑出血并破入脑室，右侧脑室受压，中线结构向左侧移位 1.2cm，环池、四叠体池受压明显。出血量经多田公式计算量约 60mL。

入院诊断：右侧基底核脑出血并脑疝形成；吸入性肺炎；高血压病 3 级，极高危组。

（二）手术流程

（1）麻醉：全身静脉复合麻醉。

（2）体位：患者取仰卧位，右侧肩背部垫一小软枕，头向对侧偏 60°~70°，头位略高于胸部水平，头顶部可稍下垂。

（3）切口：根据出血部位、年龄及出血量，脑组织肿胀及脑疝情况，选择额颞顶马蹄形或者倒问号形大骨瓣入路。如采用大骨瓣入路参照推荐的介绍美国标准外伤大骨瓣开颅术的标准开颅，即切口起自颧弓上耳屏前 1cm，向后跨过耳、顶结节至中线旁 1cm、向前止于前额发际内 1cm，颞部低于颧弓（颅中窝底）。

（4）全层切开：头皮分离形成皮瓣及肌瓣，按照各组织间隙分离，减少出血。分离过程中，注意保护面神经额支、颞浅动脉主干；颞肌充分止血并悬吊。在近眶上孔时，可横向切开额骨骨膜，连同皮瓣一同翻向前下，保护眶上神经及血管。颞肌肌瓣下缘分离时，要显露颧骨与额骨及颞骨的连接端各约 1cm，并牵向下方，且颞肌分离最低点的位置需足够低，达到颧弓平面以下，以利开骨窗时颅中窝底充分减压。

（5）形成骨瓣，采用游离骨瓣：钻骨孔 5~6 个，第一孔在额骨颧突后，可以保证额底及颞底充分减压，第二孔在额突眉弓下尽量靠近中线，使额底暴露清楚，第三孔于耳前尽量靠近颞底，其余 2~3 孔均在切口内，顶部骨瓣达正中线矢状窦旁开 2~3cm，颞底的骨窗尽量向颅中窝底扩大，咬除蝶骨嵴外 1/3。顶部颅骨钻孔应离中线 2~3cm 左右。额部距眶上 2cm，骨窗前至额极，下界于颧弓，后达乳突前方，蝶骨嵴向深部咬除，显露蝶骨平台及颞窝。

（6）硬膜悬吊及切开：切开硬脑膜前，常规悬吊硬脑膜止血，特别是颅中窝底脑膜中动脉出血。放射状或马蹄形切开硬膜，视脑组织压力情况决定行硬膜切开范围，剪开时应避免损伤脑组织及速度过快导致急性脑膨出。剪开时同时要注意防止侧裂静脉受卡压，引起静脉回流障碍，加重脑组织肿胀。

（7）显微镜下进入血肿腔，脑内血肿清除：根据CT定位和脑组织肿胀情况，选择经皮质造瘘或分离脑沟在脑沟沿间隙进入血肿腔。

（8）根据病情选择行内减压术：术中血肿清除后可用脑压板上抬颞叶以复位颞叶钩回疝。若脑膨出明显，无法关颅，或术前脑疝形成，脑搏动差，或预计术后脑组织肿胀会加重，可行颞、额叶部分切除内减压术。先在需预计切除的颞叶表面行皮质切开，向前分离并切除近侧裂下方颞叶处脑组织，向后分离并切除颞叶近枕部处脑组织，向深部分离并切除颞底处颞叶脑组织并取出，调整显微镜角度，沿颞底分离并部分切除颞底脑组织，显露天幕及嵌入天幕下的脑组织，必要时可切开天幕缘，充分缓解脑干受压。

（9）减张缝合硬脑膜：经血肿清除后或行内减压术后，脑组织张力多不高，术后使用人工脑膜或自体筋膜减张缝合硬脑膜。

（10）脑内操作：脑内血肿腔、硬膜下或硬膜外可放置引流管并引出体外，缝合肌肉、帽状腱膜及头皮。

（11）包扎伤口、妥善固定：标记好各引流管，保持引流管通畅。如放置颅内压监测探头，注意固定妥当及无菌操作。

（三）手术前后头颅CT轴位扫描

见图8-10。

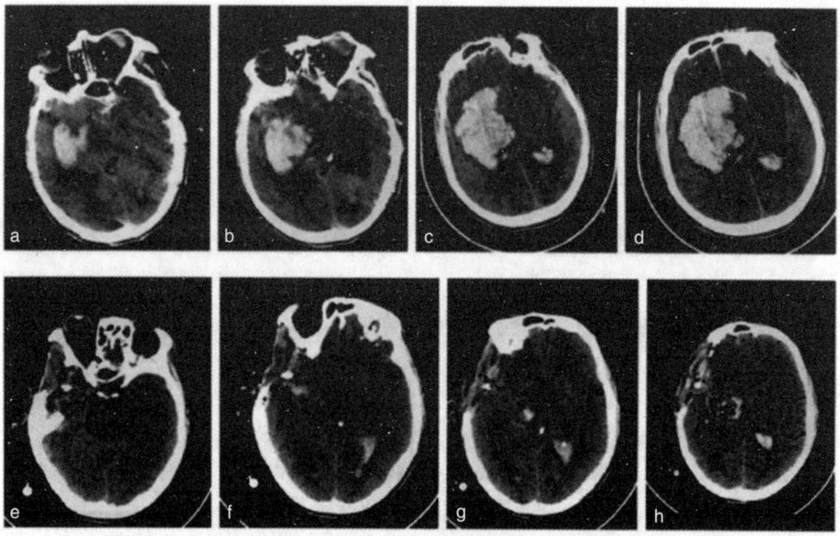

图8-10　手术前后头颅CT对比

（四）手术要点

标准大骨瓣入路或额颞顶倒马蹄形入路，对神经外科医师来说是非常熟悉的手术入路，开颅血肿清除合并去骨瓣已经形成了固定的手术方式。对于高血压脑出血出血量较大的患者，去骨瓣减压能更安全地帮助患者度过脑水肿高峰期。术前对于不能除外动脉瘤引起的脑出血，术前脑血管 CTA 检查是不可缺少的。

1. 手术指征的问题

尽管患者经积极手术治疗，患者术后死亡率仍高。影响高血压脑出血行血肿清除术加去骨瓣减压手术死亡率的重要因素，包括出血量、出血部位、出血速度、发病时间、年龄因素、并发症、术前脑出血 ICH 评分、术前瞳孔对光反射及对脱水药物治疗的反应等。发病后病情进行性加重，或至少保留一侧瞳孔对光反射的患者，或双侧瞳孔散大经脱水治疗后回缩，尚未发生不可逆的严重脑组织损伤，有望通过血肿清除和外或内减压解除压迫，降低颅内压，从而降低死亡率；而对于术前双侧瞳孔散大，经脱水治疗无明显缩小，ICH 评分在 4 分以上的患者，由于脑干功能逐渐衰竭，包括手术在内的各种治疗方式都难以改变患者预后。多数学者研究认为对高血压脑出血患者合并有：

1）术前 GCS 评分 >5 分。

2）出血量 >50ml，且中线结构移位 >1cm。

3）病情进展较快，术前有一侧瞳孔散大，或双侧瞳孔散大经脱水治疗后瞳孔缩小者。

4）ICH 评分在 4 分以下，可考虑行血肿清除加去骨瓣减压手术。相关文献显示，双瞳孔散大持续 90min 是接近意识不可逆时限，持续 3 小时是接近呼吸功能不可逆时限。对于术前 GCS 评分 <5 分，出血量大，中线结构移位明显，脑干受压，双侧瞳孔散大时间不长脱水治疗反应不明显的患者，是否积极手术治疗有待进一步研究。

2. 抓住“黄金 1 小时”

对于需行去骨瓣减压手术的高血压脑出血患者来说，往往病情危重。时间就是生命，尽量缩短术前准备时间是救治的关键，尽早解除颅内高压对于患者预后改善有不可估量的作用，所以尽量缩短开颅手术的准备时间，争取尽早到达血肿部位清除血肿。对于大量脑出血并脑疝形成患者，在手术准备过程中先行穿刺置管抽吸部分脑内血肿，降低颅内压缓解对脑干的压迫，都会改善患者预后。对部分危重患者，术前配合微创穿刺血肿有不可忽视的作用。

3.“充分减压”是挽救脑疝的最有效方法

标准大骨瓣开颅减压术，由美国加州大学洛杉矶分校院神经外科主席 Becker 教授等在 1977 年首先应用并报道。大骨瓣减压及内减压可充分缓解对脑干及视丘下部压迫，改善循环及呼吸紊乱，减少自主神经功能紊乱所导致的中枢性高热和应激性溃疡出血的发生，改善脑脊液循环、脑干供血、供氧，减轻脑水肿。同时，在手术中利用颞肌筋膜减张缝合硬脑膜，有效地建立脑生理屏障，可以防止脑膨出及硬膜下积液，恢复其生理及解剖结构，防止脑细胞损害，有效地保护了脑功能，为后期颅骨修补创造条件，并为促进患者的恢复打下了坚实的基础，降低了神经功能废损率及死亡率。

4. 对术中一些细节的处理

（1）开颅阶段

1）摆体位时，头偏向一侧，注意避免颈部静脉回流障碍，加重颅内高压；切开头皮时，应尽量避免损伤颞浅动脉主干、面神经额支。切口最下缘可达颧骨平面，以充分显露颅中窝底。

2）由于皮瓣较大，在皮瓣翻开后，需在皮瓣外放置一块生理盐水纱垫，避免因皮瓣返折角度过大，影响动脉供血及静脉回流，造成皮瓣缺血及坏死。用适当功率电刀分离肌肉，减少出血，操作快速，争取手术时间；如病情进展迅速，生命体征恶化较快者可于头皮切开前或形成皮、肌瓣后在颞部血肿腔位置钻孔一个，先行脑内血肿腔置管引流抽吸部分脑内血肿，缓解颅内高压；颞肌止血充分，避免在进行颅内操作时，颞肌渗血流入颅内，影响颅内手术操作。

3）骨窗形成。开骨窗前 20~30min 视患者病情，血压及术前脑组织肿胀情况适当使用甘露醇，以减轻开骨瓣后硬膜高张力情况，同时可避免因颅内压力高，铣刀切开损伤硬脑膜造成脑组织损伤；顶部骨瓣旁开正中线矢状窦 2~3cm，避免损伤静脉窦。骨窗大小是根据患者术前出血量、部位、脑组织肿胀情况、脑疝情况以及术者习惯而定的。大骨瓣开颅建议骨瓣大小≥12cm×10cm。通过扩大颅腔容积而达到降低颅内压的目的，骨瓣需要尽量靠前，并咬除蝶骨嵴（处理蝶骨嵴时出血的止血方法需要说明），充分缓解侧裂区血管的压力，减轻脑的回流障碍，避免术后静脉回流障碍引起再出血和脑水肿。骨窗下缘尽量平中颅底，暴露颅中窝底，解除侧方脑组织对脑干的压迫。有学者认为，减压窗下缘距离颅底的距离比骨窗的大小更有意义。

4）硬膜切开。如果使用甘露醇后硬脑膜张力仍高，术中可辅以适度的过度通气，二氧化碳分压控制在 25~30mmHg；为防止硬脑膜切开时脑组织损伤或脑组织膨出，可先在距血肿最近的脑表面处的硬脑膜切开一小口，以脑穿刺针垂直刺入脑内血肿腔，抽出陈旧性出血，待硬脑膜张力降低后切开。或先部分切开清除血肿的所需的脑皮质范围，血肿清除干净及脑组织压力降低时，逐渐扩大硬脑膜切开范围。

（2）血肿清除阶段

1）在脑出血量较大的情况下，选择经皮质造瘘进入血肿腔，先以脑穿刺针在颞上回或颞中回穿刺，证实到达血肿腔，再沿针道在皮质上造口，皮质切口适当大小，约 2cm，瘘口到达血肿腔。

2）进入血肿腔，在显微镜直视下使用 3~4F 大小吸引器吸除血块，较硬的血凝块可用取瘤钳夹碎后吸除，也可用取瘤钳或刮匙将松动的血块取出或刮除。

3）清除血肿可按由前向后顺序进行，应注意尽量在某一个方向血肿清除干净并填塞明胶海绵及棉片压迫止血后，再转向其他位置进行血肿清除。清除血肿过程中，注意调整显微镜方向，以能够窥视血肿腔各个方向，减少对脑组织牵拉，避免术后血肿腔周围脑组织肿胀及出血。

4）术中血肿吸引清除时，选择好适当的吸引管且控制好适当的吸引压力极为重要，理想的情况是吸走血肿却保留水肿脑组织，这需要拇指很好地控制吸引器的吸力和指挥巡回护士熟练调整吸引器吸力。

5）血肿清除时，遇到大的出血的血管可使用双极电凝止血，少量渗血可使用明胶海绵或棉片压迫止血。对于与血肿壁粘连很紧密的小血块不宜勉强吸除，以免出血或加重脑组织损伤，血肿清除后需仔细止血，对于小的渗血尤其是位于血肿内壁水肿脑组织的渗血，宜用明胶海绵压迫止血。

6）术中注意使用灌洗器反复冲洗血肿腔，注意充入水量及吸引适量，可直视下发现出血点，并保持术野清晰。

7）术中脑内操作时，尽量避免电凝，需减少双极电凝功率，减少术中血管损伤及术后血管性痉挛引起脑组织肿胀发生。高血压脑出血多数在发病后 2~3 小时形成血肿，故术中吸除脑内血肿后无活动性出血，不必勉强寻找出血点以免造成不必要的损伤，尤其是血肿腔内侧壁邻近丘脑等重要结构，注意保护术区未出血的豆纹动脉。

8）在清除血肿后由于脑组织复位，血肿腔变得狭小，四周充填明胶海绵及棉片。清除血肿后在血肿腔内可放置内径为 0.5cm 的硅胶引流管，术后视情况拔除。如术后复查CT引流管周围有血肿，必要时可通过血肿腔引流管行尿激酶冲洗；术中可视具体情况放置颅内压监测探头，术后行颅内压监测。关颅前要确认充分彻底止血，必要时可让麻醉医师提升患者收缩压到 100~120mmHg，或超过患者血压基础值的 20%，观察有无出血点。

9）关于内减压，术中血肿清除后可用脑压板上抬颞叶以复位颞叶钩回疝。对于出血量大、脑组织肿胀明显及术前双侧瞳孔有散大的患者，或估计属脑组织肿胀较重的患者，术中可行颞叶及额叶部分脑组织切除内减压术。尽管患者血肿清除后可见出血脑组织张力降低，甚至脑组织塌陷，但嵌入的沟回不易复位，术后患者仍会因脑水肿加重或缺血再灌注损伤等因素，出现脑组织肿胀加重，或脑膨出，颅骨减压窗张力极高，预后极差。笔者根据所在医院近年来大宗病例研究，对于高血压脑出血术前有脑疝形成的患者，如果行血肿清除＋单纯去大骨瓣减压术后，术后瞳孔回缩，在术后 12~72 小时内会因为脑肿胀加重再发脑疝形成出现瞳孔散大。而术中加行颞叶部分脑组织切除或加额叶部分脑组织切除内减压的患者，术后出现恶性脑膨出的病例数明显减少，预后有显著改善。笔者认为，对于术前有严重脑疝患者，术中行颞叶部分切除或加额叶部分脑组织切除内减术是必要的，特别是疝入天幕下的颞叶脑组织，稍抬颞底脑组织，可显露幕切迹及环池，必要时可切开天幕缘，充分缓解脑干受压，对患者是有益的。由于靠近侧裂操作，注意对侧裂血管的保护，防止术后静脉性淤血，加重脑组织肿胀，严重时再发脑出血。

10）对于脑出血破入脑室系统，或有梗阻性脑积水产生的患者，术中必要时可开放侧脑室颞角，释放脑脊液，减少术后脑血管痉挛，并缓解颅内压。由于脑室开放，或术后行侧侧脑室穿刺置管，并可放置颅内压监测探头，便于术后颅内压监测，指导脱水药物的治疗。

（3）关颅阶段

关于硬膜扩大修补，可用骨膜、筋膜或神经补片，减张严密缝合硬脑膜。缝合硬脑膜的理由：①防止术后硬膜外渗血进入蛛网膜下腔。②减少术后大脑皮质与头皮组织的粘连。③减少术后脑脊液漏及硬膜下积液。④减少术后硬膜下颅内感染。⑤防止脑组织从切口膨出，避免脑组织切口疝的形成。⑥减少术后外伤性癫痫发生率。

缝合颞肌时再次观察有无颞肌渗血，并彻底止血，防止术后硬膜外血肿。如果颞肌肌筋膜对位缝合，会产生较高的张力，术后脑组织膨出受阻，影响减压效果，故建议只缝合颞肌肌肉组织而不缝合颞肌筋膜。

间断缝合帽状脑膜及头皮下，防止伤口拆线后裂开；头皮缝合松紧适当，防止伤口切缘缺血坏死。

缝合完毕后，注意保持引流管通畅，可向硬膜外引流管注入少许生理盐水，确保通畅，避免因硬膜外渗血引流不畅，并发硬膜外血肿。

术毕包扎伤口时注意松紧适当，避免包扎过紧，限制脑膨出，影响减压效果。麻醉复苏时，避免血压过大波动，引起再出血。术后根据脑组织张力或颅内压监测数值指导脱水药物运用。

术后及时复查头颅 CT，并根据术中出血量及患者病情，及时监测凝血功能及相关检查，避免术后因凝血功能障碍，引起再发出血，必要时补充血浆、冷沉淀、凝血因子及血小板等。

（五）点评

1. 优点

1）显露范围广，骨窗位置低，直视下可对脑内血肿进行清除和术中止血，清除血肿彻底。

2）减压充分，由于骨窗范围前达额骨颧突，下缘达颧弓，颞鳞部和蝶骨嵴外 1/3 被咬除，消除了脑肿胀对侧裂血管、大脑凸面静脉的压迫，可促进血液回流，减轻脑膨出，达到充分外减压目的。

3）必要时切除额极、颞极充分内减压，使颅内组织有较大的代偿空间，有助于缓冲颅内压增高，顺利度过脑水肿高峰期。

4）避免因骨窗较小造成术后脑组织在骨窗处嵌顿、坏死。

2. 缺点

1）相对于钻孔手术，开颅术前准备时间较长，患者往往由于病情危重，再次发生变化，进一步加重脑干功能衰竭，甚至丧失手术时机。

2）手术时间较长，手术创伤大。

3）术后并发症严重。

4）由于原发疾病严重，术后患者恢复期长，医疗费用高，术后致伤致残率高。

六、术中B超引导下小骨窗脑内血肿清除术

（一）病例资料

患者，男，45岁。突发意识不清3小时。既往高血压病史、具体用药不详，血压未监测。查体：体温37.0℃。呼吸20/min，心率98/min，血压146/97mmHg（乌拉地尔维持）。GCS7分，左侧瞳孔0.3cm，对光反射迟钝，右侧瞳孔0.3cm，对光反射灵敏，颈软，肌力检查不合作，压眶见左侧肢体回缩，右侧过伸，巴氏征左（—）、右（+）。两肺呼吸音清，未及干湿啰音，腹平软。头颅CT：左侧基底核区血肿量约80ml，中线右移约1.0cm。本院头颅CTA：未见明显动脉瘤、血管畸形。

初步诊断：自发性左基底核脑出血，高血压病。

（二）手术流程

（1）麻醉：全身静脉复合麻醉。

（2）体位：右侧卧位。

（3）定位：血肿中心及切口根据CT，在电脑上选取血肿最大层面，测量AO、BO线的长度，以及AD线（骨窗中心至血肿中心的距离）。在患者头部确定血肿最大层面，再使用直角尺模拟AO、BO线，定位血肿中心在头皮的投影，并以此为中心，做一直切口6cm。

（4）全层切开头皮：分离皮下组织和肌肉，乳突牵开器牵开皮下组织和肌肉，分离肌肉可用低功率电刀进行，减少出血。

（5）骨窗后缘钻孔一枚：铣刀游离形成椭圆形骨窗，骨窗大小3cm×3cm，并使用B超进行定位确认血肿。

（6）硬膜切开：骨窗边缘悬吊2~3针。硬膜表面轻微烧灼后十字切开硬膜，用丝线牵拉固定。

（7）皮质切开：再次用B超定位中心投影，图中a为B超确认的血肿中心

在皮质的投影。并选择血管最少处皮质切开约 1.5cm，一般平行于脑回切开。

（8）血肿清除：通过调整手术显微镜和吸引器的方位，并配合脑压板的使用，可以获得足够的手术操作空间。在血肿清除过程中，一般能见到出血的责任动脉，用吸引器轻柔地吸住动脉残端，两段式电凝止血。

（9）清除血肿完毕后：再次使用 B 超进行探查，确认无明显血肿，残留血肿腔用混有血凝酶粉的强生止血纱覆盖。

（10）关颅：一般不放置引流管，如不能原位缝合硬膜，取人工脑膜修补，务必严密缝合。使用钛连接片回置固定骨瓣。

（11）缝合：肌肉、皮下组织和皮肤肌肉严密缝合，分三层缝合，最后使用可吸收线做皮内缝合。敷贴妥善包扎，固定。

（三）手术前后头颅 CT 轴位扫描

见图 8-11。

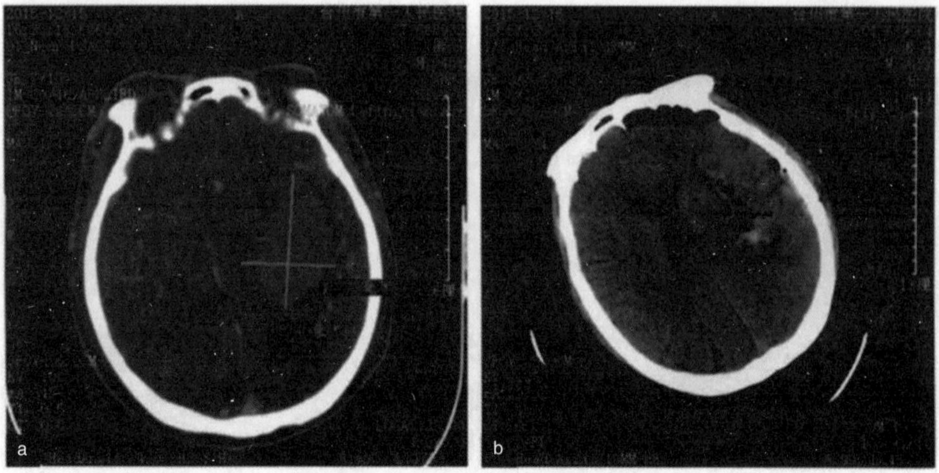

图 8-11 术前、术后头颅 CT

（四）手术要点

1）术前仔细读片，消除 CT 扫描 OM 不当引起的偏差。选择血肿最大的层面，使用 eWORD 临床影像服务系统软件测量 AO、BO 及 AD 线。

2）在患者头部，根据测量的 AO、BO 线，利用直角尺，定位出 a 点（血肿中心在头皮的投影），以此为中心做直切口线。骨窗形成后，骨缘下垫泰绫可吸收止血纱布止血。

3）开颅完成后，使用可移动 B 超进行定位确认血肿。

神经外科探头主要有两种：①术中电子凸阵探头：长约 3cm，用于开骨瓣时血肿、肿瘤、畸形血管的探查定位，探测范围较大，分辨率稍差，但用于确认血肿与正常脑结构已经足够。②术中电子相控阵探头：用于开小骨窗时血肿的探查定位，探测范围相对较小，分辨率稍高，图像较为清晰，配有穿刺引导架，可在 B 超引导下穿刺血肿。

（五）点评

1. 优点

1）手术路径短。术中 B 超可实时引导定位血肿，选择最合适的入路，减少皮质损伤。

2）术中 B 超可反复确认血肿有无残留，迟发。

2. 缺点

1）术者必须经过 B 超使用培训，掌握 B 超的基本操作和一定的超声诊断能力。

2）可能增加了一些术中污染的机会，需要术者防范。

3）术中 B 超检查残留血肿容易受止血材料干扰，注意鉴别。

第四节 丘脑出血的外科治疗显微手术

一、丘脑出血的分型及手术原则

丘脑出血占脑出血的15%，是自发性脑出血的常见类型之一。原发性出血原因包括高血压、淀粉样变性，继发性出血原因包括血管畸形、肿瘤、血管炎、酗酒等。由于丘脑功能为交换和传递感觉和运动信号，调节意识、睡眠和清醒度，因此丘脑出血导致丘脑不同部位损毁后，可导致严重的意识、肢体运动、感觉、眼球运动等异常。

（一）丘脑出血的分型

有关丘脑出血分型的研究不多，并且用于研究的样本数量较少，Chung等回顾性分析了175例丘脑出血病例，根据丘脑的供血区域将丘脑出血分为前部型、后内侧型、后外侧型、背侧型及全丘脑型等五种类型（图8-12），其中后外侧型是最常见类型，后内侧型和全丘脑型死亡率和致残率高。

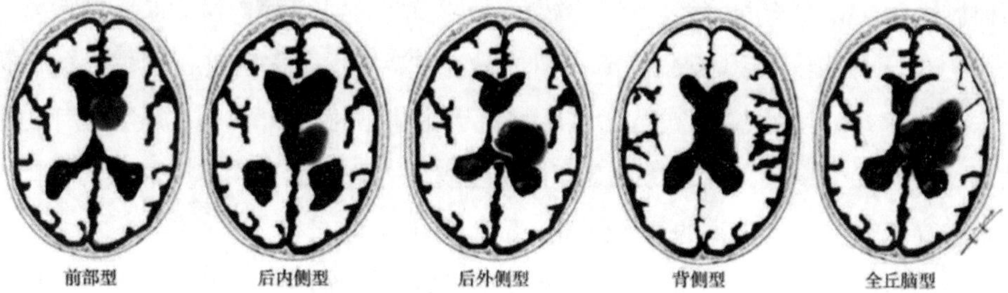

图8-12 丘脑出血的分型

（二）丘脑出血相关指南

2010年，自发性脑内出血处理指南并不推荐积极手术清除丘脑和脑桥血肿，但临床实践中部分患者经积极手术处理后恢复颇为理想；对于手术方式，指南指出微创手术（立体定向或内镜）抽吸血肿或辅以溶栓药的有效性仍未明了，需进一步研究。对于手术时机，指南指出尽管超早期手术清除幕上血肿理论上很诱人，但目前尚无明确证据支持超早期手术可改善功能、预后和减少死亡率，反而因再出血风险高可能有害。因此，虽然指南提供了一些临床指导，但因未知因素太多，无法有效指导临床治疗。

（三）手术目的和方法

1. 缓解脑积水

出血破入脑室系统导致的急性梗阻性脑积水，需紧急行单侧或双侧侧脑室穿刺外引流（EVD）解除，减轻颅内高压并利于廓清脑室内血肿。

2. 清除血肿（包括脑室内及脑实质内）

血肿可对丘脑造成不可逆的破坏，而动态增大的血肿可使破坏范围扩大，如血肿持续存在，会导致局部机械性压迫、水肿、缺血、血细胞分解毒性产物及炎性反应等继发性损害，因此对于血肿量 >15mL 的血肿应尽快采取手术方法清除，尽量缩小血肿破坏范围和减轻继发性损害程度。

3. 清除血肿的方法

（1）内镜：经侧脑室或皮质置入专用外套管或消毒片，直视下清除血肿。

（2）经胼胝体入路：其优点为可直视下清除双侧侧脑室内血肿，并经侧脑室清除丘脑内血肿。其缺点为创伤大，对解剖和显微操作要求高。

（3）小骨窗经皮质：发病 6 小时内动态 CT 提示，血肿进行性增大的病例可采用该术式。其优点为直视下清除血肿并止血。其缺点为位置深在，寻找和显露血肿困难，止血难度较大，对显微操作技术要求高，破坏内囊后肢，预后差。

（4）小骨窗经侧裂：发病 6 小时内动态 CT 提示，血肿进行性增大的病例可采用该术式。其优点为直视下经自然组织间隙清除血肿并止血，不会破坏内囊结构，癫痫发生率低，神经功能废损概率较皮质入路明显减少。其缺点为显微技术要求高，需要较为丰富的手术经验，位置深在。

（5）穿刺置管抽吸：适用于发病 6 小时以上，血肿稳定无明显进行性增大的病例。对定位和穿刺方向要求较高，可应用无框架立体定向或体表贴敷 Mark 后 CT 定位。

4. 溶栓药的使用

应用溶栓药目的是溶解血块、加速血肿的清除，常用的溶栓药包括尿激酶、重组组织型纤溶酶原激活物（rt-PA）等，脑室内注入 rt-PA 的临床试验（CLEAR-IVH）结果已于 2008 年发表，虽然该项治疗并发症很少，但其有效性和安全性仍不明晰。另一项应用微创手术方法＋ rt-PA 清除脑内血肿的多中心临床试验（MISTIE-10）已于今年启动，预计招募 500 名患者。目前，国内应用最多的溶栓药是尿激酶，但应用指征、剂量、间隔时间没有统一标准，效果和并发症发生率也没有规范化研究结论。

丘脑出血临床常见，但需手术干预的多数预后不良，治疗结果令人沮丧，需手术者首先行 EVD 缓解颅内高压，并排出脑室内积血，早期手术清除丘脑区脑内血肿，可能增加存活概率，功能预后主要与血肿破坏的部位有关。因血肿位置深在，手术难度和创伤大，值得进一步深入研究。

二、小骨窗侧裂入路丘脑外侧型血肿清除术

（一）手术分型

依据丘脑外侧血肿延伸方向不同，可把血肿分为前外侧型和后外侧型，我们分别采用中侧裂和后侧裂入路来清除血肿。如图所示，中侧裂手术采用头偏 30°~45°，后侧裂手术采用头偏 75°~90°。中侧裂手术切口位于翼点后方 1cm，以侧裂体表投影为中心，长 5~6cm。后侧裂入路手术切口位于顶结节前 2cm，切口垂直于颧弓，以侧裂体表投影为中心，呈略 S 形切口，切口长 6.5~7.0cm（图 8-13）。

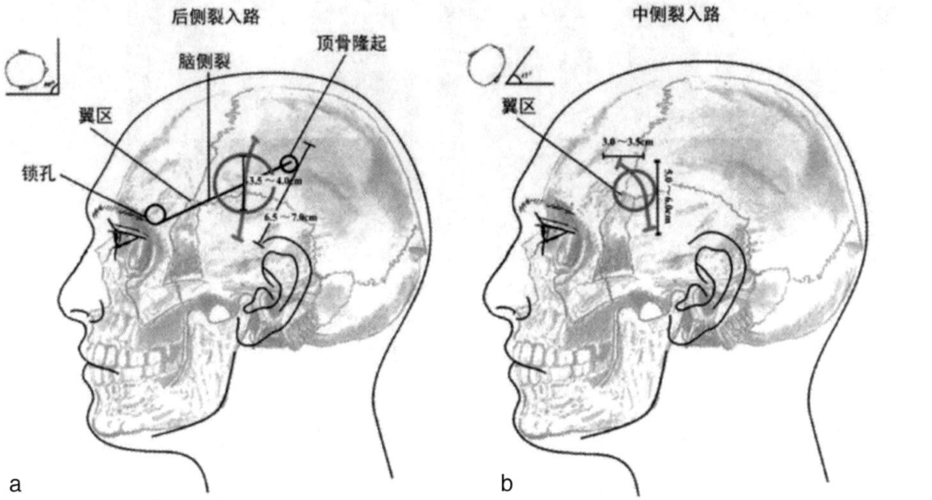

图 8-13　手术分型及入路

（二）手术流程

1. 中侧裂入路

丘脑血肿向前外侧方向延伸，通常考虑采用经中侧裂入路清除血肿。

（1）病例资料：患者王某，男，73 岁，因突发神志障碍伴小便失禁 4 小时。患者既往有高血压病史 9 年，未按医嘱不定时服用“卡托普利、硝苯地平控释片”等药物，血压控制不佳。入院查体：血压 180/110mmHg，呼吸 26 次 /min，中度昏迷，GCS 评分 E2V2M3=7 分，双瞳孔等大等圆，直径 3mm，对光反射迟钝，角膜反射存在，鼾式呼吸，颈软，双肺湿啰音明显，四肢肌力无法查，四肢肌张力不高，右侧巴宾斯基征阳性。检查资料：头颅 CT 示，左侧丘脑出血并破入脑室，左侧脑室受压，中线结构向右侧移位，环池受压明显，出血量经多田公式计算量约 106mL。

入院诊断：①左侧丘脑出血并脑疝形成。②吸入性肺炎。③高血压病 3 级，极高危组。④糖尿病。

（2）手术过程：本例患者出血量巨大，但因脑萎缩明显，术前并未出现脑疝，故选用经前侧裂小骨窗手术入路。

（3）手术前后影像学资料（图 8-14）。

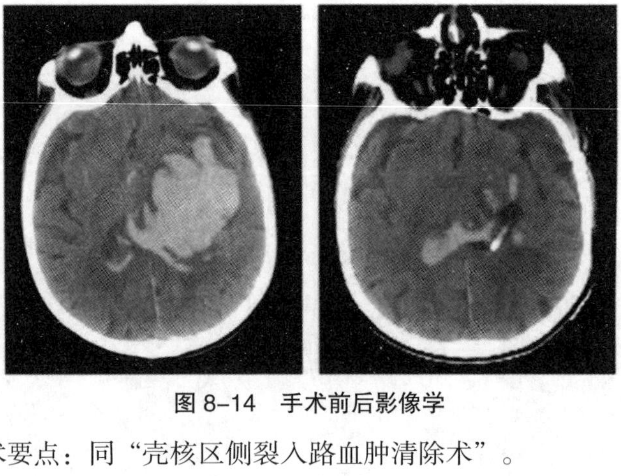

图 8–14　手术前后影像学

（4）手术要点：同“壳核区侧裂入路血肿清除术”。

2. 后侧裂入路

丘脑血肿向前外侧方向延伸，通常考虑采用经前侧裂入路清除血肿。

（1）病例资料：患者宋某，男性，65 岁，主因突发意识障碍 4 小时。患者于入院前 4 小时无明显诱因出现意识障碍，被家人发现时呼唤不应，呕吐不止，呕吐物为胃内容物伴部分咖啡色液体。鼻子、额部外伤，呼吸急促，无肢体抽搐发作，伴小便失禁。既往史：高血压病 10 年。查体：血压 210/120mmHg，深昏迷状态，刺痛肢体回缩，GCS 评分：5 分。左侧瞳孔直径约 3mm。右侧 4mm。对光反射消失。双肺呼吸音粗，左下肺可及湿啰音。右侧肢体肌张力低，肌力无法测试。左侧巴氏征阳性。

辅助检查：CT 示右侧丘脑出血破入脑室。

诊断：①高血压脑出血并破入脑室。②脑室铸型。③高血压病 3 级，极高危组。

（2）手术流程：①麻醉：全身静脉复合麻醉。②体位：头偏对侧 75°~80°，后仰 20°，头位高于胸部水平，患者肩膀下垫肩垫。③切口：耳屏前 1.5cm，以侧裂为中心，行长 6~7cm 的略弧形切口，位于顶结节前方 1cm。如果患者伴有脑疝或者中线移位超过 1cm，应实施去骨瓣减压术。④全层切开头皮，分离皮下组织和肌肉：自动或者乳突牵开器牵开皮下组织和肌肉，分离肌肉可用低功率电刀进行，减少出血，尽量避免损伤颞浅动脉及其分支，此处颞肌较薄，可根据肌纤维走行，向前翻起；骨膜用骨膜剥离器完整剥离。⑤骨窗：骨窗后缘钻孔 1 枚，铣刀游离形成圆形骨窗，骨窗大小 3.5cm × 4cm（因后侧裂位置较深，因此需要依方法切口），如果术前影像学检查显示侧裂形态复杂，可适当扩大骨窗。⑥硬膜切开：如骨窗边缘有渗血，悬吊 1~2 针。硬膜一般不用烧灼止血，如有明显出血轻微烧灼，防止硬膜皱缩。十字法切开硬膜，用丝线牵拉固定。⑦分离后侧裂：后侧裂点位于缘上回的前方，侧裂的后 1/3，侧裂后方空间狭小。分离时，注意保护侧裂静脉，且脑组织表面至血肿位置较深，分离时应有耐心，小心操作，避免过度牵拉脑组织。⑧清除血肿方法和关颅，同中侧裂入路血肿清除术。

（3）手术技巧：①一般手术技巧同壳核区血肿清除术。②特别注意，丘脑出血通常波及内囊后肢，但以血肿压迫为主，切忌人为造成内囊后肢破坏，从而导致神经功能废损。清除血肿要更加小心，严格在血肿腔的界限进行，不要超出边界。后外侧型血肿常常破入脑室，术中均可见到侧脑室三角区的脉络丛，注意尽量减少对脉络丛的烧灼，注意保护丘纹静脉，切忌过度牵拉血肿导致丘纹静脉破裂出血。如果术前出现梗阻性脑积水，应该术前即刻行脑室外引流术。

（4）影像学对照：手术前后影像学资料。

（5）侧裂入路的优缺点：关于侧裂入路优缺点此处不再赘述，对于丘脑出血后外侧裂入路最大的好处在于手术入路避开内囊后肢，可大大减少术后的神经功能废损。

三、小骨窗经纵裂—胼胝体入路清除丘脑内侧型血肿

（一）病例资料

患者梁某，中年男性，65岁。因突发意识障碍3小时来院急诊。行脑CT检查示：左侧丘脑出血继发脑室出血，侧脑室铸型，梗阻性脑积水。患者既往高血压病史8年，糖尿病病史3年，不规律服用降压药和降糖药，无烟酒嗜好。查体：血压188/96mmHg，呼吸19/min，心率113/min，体温38.1℃。深昏迷，GCS 5分，双目固定于中间位，双瞳孔不等大，右侧直径约3.5mm、左侧2.0mm，对光反射消失。四肢呈弛缓性麻痹，颈部抵抗感不明显，双侧巴氏征（＋）。丘脑部位的出血量经多田公式计算量约为35ml（不包括破入脑室的血肿）。在病房行脑室穿刺置管引流后，将患者送往手术室拟急诊行手术治疗。

入院诊断：高血压丘脑出血侧脑室铸型形成；急性梗阻性脑积水；高血压3级，极高危组；2型糖尿病。

（二）手术流程

1. 麻醉

全身静脉复合麻醉。

2. 体位

患者取仰卧位，头部抬高20°，前屈15°~30°，先行丘脑出血对侧脑室外引流，用以降低颅内压和术后早期引流，然后头部向对侧旋转30°。

3. 切口

首先以鼻根后13cm处确定冠状缝中点，出血侧钩形皮瓣切口，切口后缘至矢状线上冠状缝中点后2.5cm，前缘达冠状缝前4.5cm，外侧至颞上线。

4. 分离皮下组织和骨膜

全层切开皮肤和骨膜，翻开固定妥当，并在骨瓣表面确定矢状缝和冠状缝的位置。

5. 骨窗

钻孔3枚，后方骨孔位于冠状缝与矢状缝交界处，不跨中线游离骨瓣，大小6cm×4cm，三孔骨瓣成形，骨瓣内缘尽量靠近中线，必要时咬除部分颅骨，显露矢状窦外侧缘。

6. 硬膜切开

弧形瓣切开硬膜，翻向中线，四周棉片保护脑组织。通常情况下冠状缝前4cm，冠状缝后2cm，共6cm区域内桥静脉分布较少，可在此区域剪开硬膜。如果桥静脉与硬膜粘连紧密，必要时可电凝处理1~2支桥静脉，剪开硬膜（尽量避免）。

7. 分离纵裂和切开胼胝体

以冠状缝中点至同侧外耳孔假想连线牵开同侧额叶内侧缘，分离沿大脑镰深入，分开扣带回，见白色的胼胝体，暴露双侧的胼缘动脉，在两支动脉之间略靠血肿侧切开1.5~2cm胼胝体。

8. 清除脑室和丘脑血肿

打开透明隔，进入同侧侧脑室，探查同侧侧脑室内血肿、室间孔方位、丘脑出血破入脑室的部位。如果术前CT扫描对侧侧脑室内有血，切开透明隔，探查对侧脑室。首先清除同侧侧脑室内积血，显露室间孔，然后沿丘脑出血破溃处清除丘脑内血肿。若第三脑室有积血，沿室间孔清除第三脑室积血，尽量打通脑脊液循环通路。最后通过透明隔清除对侧脑室内的积血。

9. 妥善止血后

根据创面渗血情况，可留置血肿侧引流管。

（三）手术前后头颅CT扫描

见图8-16。

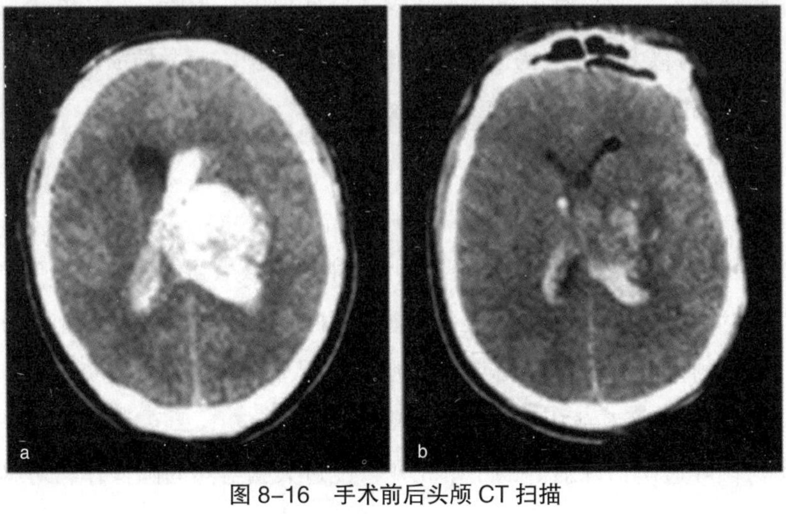

图8-16 手术前后头颅CT扫描

（四）手术要点

1）因为骨窗需要暴露上矢状窦，因此钻孔时要小心，直接在上矢状窦钻孔较为安全，因为可以暴露整个窦的宽度。钻孔完成后，使用细小的 Kerrison 咬骨钳将钻孔适当扩大，可以更为充分地分离窦。注意铣刀使用时应从中线向外侧游离，动作轻柔而缓慢，边游离边用铣刀头轻轻推开窦，一般都较为安全地打开上矢状窦。

2）翻开硬膜时，皮质表面引流静脉经常会有粘连，应小心分离后翻开，尽量保护引流静脉；偶尔有上矢状窦的损伤，不能用双极电凝止血，因为电凝后硬脑膜组织收缩导致开孔扩大。速即用纱布或者明胶海绵压迫止血即可。

3）用脑压板牵开额叶之前，应仔细从蛛网膜粘连处将表浅的桥静脉解剖出来，使额上回获得充分的移动度。应通过调整体位和充分利用重力作用获得最佳的暴露空间。

4）术中操作应轻柔，止血彻底，反复冲洗，尽量棉片压迫止血，不使用明胶海绵，以免遗留在脑室内。

5）保护好脑室壁、丘纹静脉、丘脑下部或大脑内静脉等重要结构，脉络丛出血可电凝止血。复位骨瓣。

6）如果第三脑室残存部分积血，术后经脑室外引流管注入尿激酶 2 万 ~3 万 U ＋生理盐水 5mL 夹管 1~2 小时后，开放引流。同时，再次 CT 扫描，给予止血药物。

7）行胼胝体入路丘脑出血破入脑室术后处理十分重要，除注意术后出血、脑疝发生、颅内感染外，仍需注意水电解质酸碱平衡、应激性溃疡出血、尿崩、高热，加强营养和脑水肿的治疗。

（五）点评

1. 优点

1）与目前普遍采用的脑室穿刺外引流术相比，该入路能一次性清除侧脑室、第三脑室和第四脑室内积血，迅速缓解梗阻性脑积水和避免第四脑室血肿对脑干的压迫及血肿有毒物质诱发脑干产生水肿，效果立竿见影，也避免了穿刺可能发生的堵管、引流不畅和颅内压不易控制等问题。

2）与额叶造瘘清除血肿的手术相比，经过大脑自然间隙操作，对脑组织损伤轻微，术后恢复效果明显。

2. 缺点

（1）对显微手术操作技术要求较高，术野深。

（2）有损伤大动脉和静脉的机会。

（3）胼胝体切开掌握不当，术后可能出现并发症。

第五节　脑干出血的外科治疗显微手术

一、治疗原则和目的

高血压脑干出血造成损伤的主要原因是血肿压迫脑干组织，因此尽早将血肿清除解除压迫，可有效避免脑干进一步损伤，有利于脑干功能的快速恢复。手术治疗应遵循微创神经外科技术的原则，即以最小的创伤达到最佳的手术减压效果。高血压性脑干出血的原发性损伤已无力改变，唯一能做的就是避免或减轻继发性脑损伤的发生。因此，治疗的原则是控制血压，防止血肿进一步扩大；微创清除血肿，减轻脑干出血后造成的继发性脑损伤；防治脑干出血后其他脏器出现的并发症，如应激性溃疡、神经源性肺水肿、肺部感染等。

手术的目的是清除大部分血肿，解决血肿的占位效应，消除或减轻脑干周围组织受压，阻断脑干出血后脑干功能继发性损害所致的恶性循环。使可逆的脑干损害不能进一步演变成不可逆的脑干功能衰竭，从而提高生存率，改善预后。

二、手术时机

原发性高血压脑干出血起病急剧，从病理生理变化方面看，脑出血后 6 小时左右，血肿周围开始出现脑组织水肿及坏死，而且随时间延长而加重。早期手术清除血肿并解除占位效应，对患者神经功能恢复非常有利。因此，早期清除血肿，及时消除或减轻对脑组织的压迫，能阻断脑干出血后诱发的一系列继发性恶性循环。Niizuma 和 Suzuki 认为，高血压脑出血最初数小时内血肿呈急性膨大状态，血肿内压力增高，压迫周围正常脑组织，产生急性脑水肿。因此，越早实施血肿清除术效果越好，但 6 小时内实施手术再出血率较高。尽早地解除一系列病理环节的始因，病程发展可能出现逆转。但部分患者由于出血所致脑干功能严重受损，即使手术清除血肿也无力挽救生命，极少数患者已在 6 小时内已经死亡。因此，笔者建议显微手术治疗时机应在 6~24 小时以内。

三、手术指征

掌握正确的手术指征对手术成功率非常重要。目前，对于高血压性脑干出血的手术指征没有统一的标准，因为至今还缺乏令人信服的大宗数据说明外科治疗和内科治疗孰优孰劣。手术指征的选择应遵循微创理念，采用微创技术，选择最佳的手术入路，以最小的创伤获得最佳的手术疗效。具体手术指征如下：

1）诊断为原发性高血压，发病或入院时收缩压≥160mmHg 和（或）舒张压≥95mmHg。

2）经颅脑 CT 检查证实为脑干出血，排除出血性疾病、抗凝治疗、外伤、肿瘤等疾病引起的继发性脑干出血。

3）患者有自主呼吸或发病后及时就诊无自主呼吸时间小于 1 小时者。

4）家属对治疗积极，对手术治疗目的的理解，要求手术清除血肿的态度坚决，了解疾病预后、手术风险（治疗费用高、恢复时间长）。

5）无其他外科手术禁忌证。

6）符合重型脑干出血的诊断标准：①出血量 >3~5mL。②血肿横径≥2cm，或血肿最大层面直径超过脑干直径的 50%，或脑干最大出血层面的面积超过脑干平面面积的 1/3 以上，且占位效应明显。对于出血量小（出血最大层面面积占该层面脑干面积≤50%）、意识状态较好的患者首选保守治疗。治疗中应密切监测血肿变化及脑积水情况，血肿扩大或血肿破入脑室形成脑积水应积极手术治疗。③意识障碍，GCS ≤8 分；或意识障碍为嗜睡至神经蒙眬，经保守治疗效果不佳，神经障碍逐渐恶化。④经治疗后脑干功能障碍仍进行性加重（呼吸心率变化、神志障碍加深、中枢性高热）。⑤出血破入脑室，形成梗阻性脑积水。

7）高血压脑干出血患者术前血肿的大小和类型、GCS 评分是影响患者预后的关键因素。原则上，下列情况不考虑手术：①脑干出血量≤3mL，无明显脑室系统梗阻。②患者意识等一般情况较好者，给予保守治疗；发病 12 小时内病危的病例（瞳孔散大、呼吸循环衰竭）不建议手术；血量较大（>15mL）、意识障碍为深昏迷，瞳孔散大、无自主呼吸者不建议手术。Haines 等认为，对于进展恶化的脑干血肿手术治疗或许有益，而那些发病之始就意识丧失并且神经症状体征严重的患者，多不能存活。③高龄（>70 岁）、伴有严重的糖尿病、重型阻塞性肺病、长期服用双药联合抗血小板治疗的患者，原则上不建议手术。④脑干受压时间较长（>72 小时），继发损伤已出现，多不建议手术治疗。

四、脑干出血的分型

依据脑干出血的解剖部位及血肿大小的扩展方向，分为以下类型：延脑型、脑桥型、中脑型。脑桥型又分为单纯脑桥型、脑桥小脑型、脑桥第四脑室型。中脑型分为单纯中脑型、中脑丘脑型、中脑丘脑基底核型以及混合型。

五、手术入路选择原则

手术入路的选择是决定手术成功的关键，根据血肿类型选择不同的手术入路，其原则是：①手术路径最短。②避开脑干重要传导束和核团，脑干损伤最小。③与血肿最大直径相吻合，容易彻底清除脑干内血肿。④容易清除脑干及其他部位（小脑、第四脑室）的血肿。⑤能同时兼顾解除脑积水及颅内高压。

依据上述原则，笔者将手术入路分为Ⅰ级入路和Ⅱ级入路。Ⅰ级入路参照 Brown 二点法则，根据血肿不同部位确定最佳手术入路。即在血肿中心和血肿离脑干表面最表浅点之间的两点连线，向外延伸的方向就是最佳的手术入路（见后详述）。脑桥和延髓背侧脑干出血者，术中开放枕大孔，咬开寰椎后弓给予充分减压。经小脑延髓裂入路者，避免过多切除小脑蚓部或损伤小脑球状核、齿状核引起的术后缄默症。Ⅱ级入路即选择进入脑干的切口，须根据影像学特点和术中观察所见，在神经导航的辅助下选择最佳的脑干切口。

六、后正中入路脑干血肿清除术

（一）病例资料

患者，男性，61 岁，突发意识障碍 4 小时入院。既往高血压病史 10 年，糖尿病病史 6 年，脑梗死病史 2 年，服用降压药物、降糖药及抗血小板治疗药物。吸烟史 30 年，每日 1 包，饮酒少量。查体：血压 205/120mmHg，呼吸 15 次 /min，心率 110 次 /min，体温 37.6℃。中度昏迷状态，GCS 评分 7 分。双瞳孔等大正圆，直径约 2mm，对光反射迟钝。双侧侧肢体刺激后有屈曲动作，双侧锥体束征（＋）。头颅 CT 示：脑桥背侧高密度团块影，考虑为脑内血肿，最大直径 2.5cm，第四脑室受压，双侧脑室轻度扩张。

入院诊断：自发性脑干（脑桥背侧）出血；高血压病 3 级，极高危组；2 型糖尿病；陈旧性脑梗死。

（二）手术流程

1. 麻醉

全身静脉复合麻醉。

2. 体位

侧卧位，头部向对侧旋转 30°，屈曲 20°，头位高于胸部水平。

3. 脑室外引流

全麻成功后，平卧位行一侧脑室外引流置管，引流瓶液面高度保持在外耳门上 20cm，之后侧卧位，头部向对侧旋转 30°，屈曲 20°，头位高于胸部水平。

4. 切口

术野常规消毒铺巾，取枕后正中纵向直切口，分层做头皮及肌肉切口，切口上端在枕外隆突水平，切口下端达 C2 棘突水平，长度约 10cm。

5. 分离皮下组织和肌肉

切开头皮后游离暴露深筋膜，沿后正中内线纵向切开颈后肌层，后正中白线是位于双侧颈肌之间自上而下、由浅至深的直线形白色结缔组织，是重要的解剖标志，此切口出血少，近枕外隆突处肌肉筋膜做 Y 形切开，更容易暴露枕鳞部。颈肌在枕骨附着处留 0.5cm 宽肌筋膜组织（肌袖），术毕颈肌与此缝合恢复解剖层次，减少术后皮下积液发生机会。分离时，枕外嵴附近以及乙状窦经常会有导血管引起出血，应该使用骨蜡严密止血。

6. 骨窗

在枕外隆突和枕骨大孔之间枕骨后正中线钻上下相邻两骨孔，之后以咬骨钳向两侧咬开枕鳞部骨质，开枕鳞正中直径 5cm 骨窗，也可用铣刀直接骨瓣成形。咬开枕骨大孔后缘 1.5~2.0cm，开枕骨大孔时可选用磨钻或小型椎板钳，先将结缔组织筋膜剥离推开，确认中线，向两侧磨除骨质，双侧椎动脉经 C，椎体椎动脉切迹上方由外向内走行，在枕骨大孔外 3 点和 9 点处进入硬膜下入颅，所以枕骨大孔后缘宽度不超过中线旁开 1.0cm 是安全的。

7. 硬膜切开

枕后正中脑膜由上而下有一纵向向内反折的条形结构，称作小脑镰，在小脑镰游离缘内有静脉血管一根叫枕窦，上连窦汇，下达枕骨大孔处环窦，在剪开小脑镰时先将小脑镰两侧硬膜纵向切开 1.0cm，以湿润的明胶海绵置入以保护小脑组织，然后以蚊式血管钳钳夹小脑镰及枕窦，切断小脑镰及枕窦，之后电凝枕窦残端可有效止血，之后硬膜 Y 形剪开并悬吊，枕骨大孔处硬膜剪开时会切断环窦，电凝止血即可（图 8-16）。

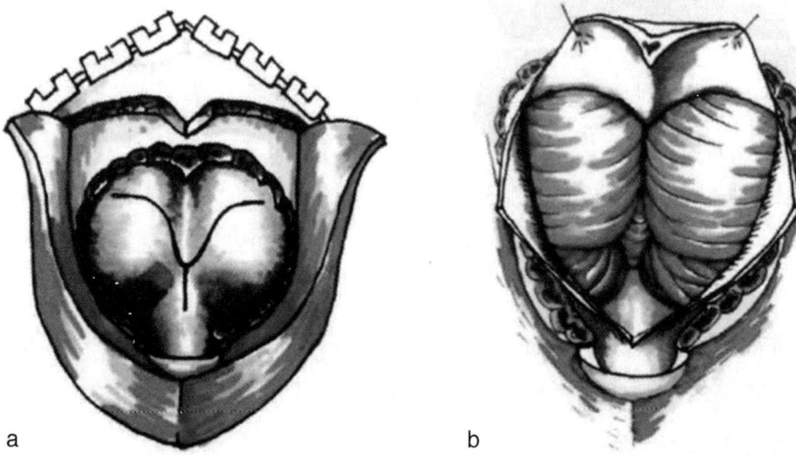

图 8–16　硬膜切口

8. 暴露血肿

打开枕大池蛛网膜，放出脑脊液降低颅内压力，以利颅后窝结构暴露，延髓表面以脑棉覆盖保护，解剖小脑延髓裂，保护好小脑后下动脉，轻微电凝小脑扁桃体使之体积缩小，抬起小脑扁桃体和小脑下蚓部，可见到下髓帆和蛛网膜，并可以看到第四脑室中央孔，打开脉络膜和下髓帆，显露仍有限者在小脑下蚓部和齿状核之间切开 0.5~1.0cm，显露第四脑室底。观察第四脑室底结构，在第四脑室底蓝染的部位纵向切开脑组织，如有血肿已经破入第四脑室内，则吸除脑室内积血，直接在破裂处进入血肿腔，用最细的吸引器头吸除血肿，严格血肿内操作，避免吸引血肿壁，温生理盐水冲洗血肿腔，并以湿润的明胶海绵压迫止血。血肿腔内不留引流管，留置枕大池引流管，硬膜严密缝合，骨瓣未还纳，肌肉层枕骨面和浅部筋膜层分别严密缝合，枕肌枕外隆突止点严密缝合，术毕。

（三）手术前后 CT 轴位扫描

见图 8-17，图 8-18。

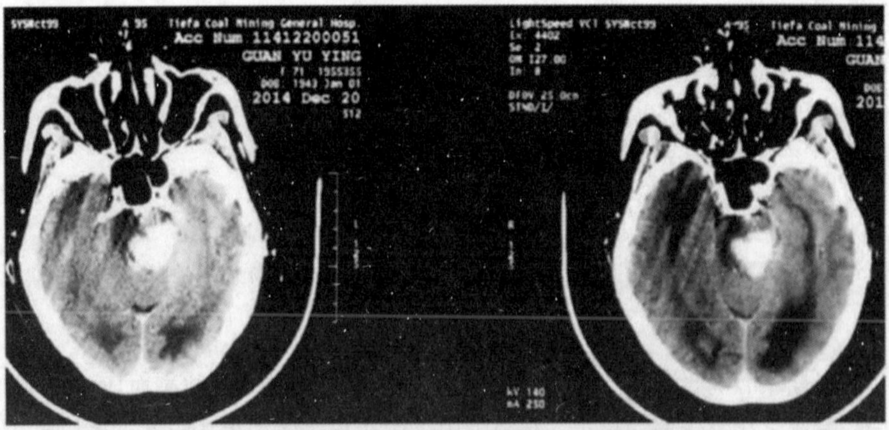

图 8–17　术前 CT 显示脑桥背侧出血，第四脑室受压变形

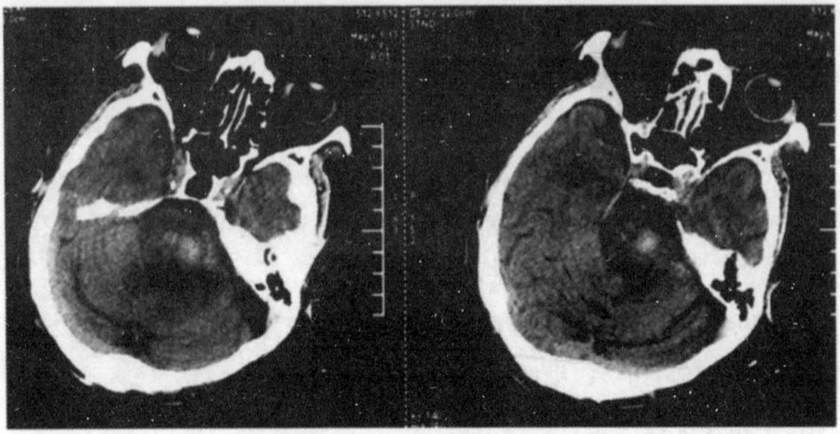

图 8–18　术后 CT 显示血肿大部清除，第四脑室形态正常

（四）手术要点

1）术前幕上置脑室外引流一根，解决梗阻性脑积水。

2）解剖小脑延髓裂，抬起小脑扁桃体时，要保护好小脑后下动脉及穿支动脉，否则可导致脑干及小脑下部梗死。

3）切开脑干时，选择血肿表面最薄处，减少医源性损伤。

4）严格血肿内操作，避免吸引和电凝血肿壁。

5）止血方式以压迫止血为主。

6）此入路适合脑桥背侧和延髓出血的清除。

7）术终硬膜需仔细缝合，肌肉层枕骨面和浅部筋膜层分别以可吸收线严密缝合，枕肌枕外隆突止点严密缝合。硬膜不以贴敷式或粘合式修补，以多层次严密的缝合有效地防止皮下积液和感染的发生。

8）留置枕大池引流管目的是观察和处理可能发生的再出血，同时引流脑脊液，减少颅后窝手术后皮下积液和脑脊液漏的发生，术后 3 天复查 CT 后拔除。

七、颞下入路脑干血肿清除术

（一）适应证

适合于处理脑桥中上部以及部分中脑出血，且血肿偏于一侧的病例。

（二）病例资料

患者谢某，男性，48 岁，突发意识障碍 2 小时入院。既往高血压病史 10 年，糖尿病病史 6 年，脑梗死病史 2 年，服用降压药物、降糖药及抗血小板治疗药物。吸烟史 30 年，每日 1 包，饮酒少量。

查体：血压 230/110mmHg，呼吸 21 次 /min，心率 122 次 /min，体温 38.4℃。中度昏迷状态，GCS 评分 7 分。双瞳孔变小等大，形圆，直径约 1mm，对光反射迟钝，有上下眼震。双侧肢体刺激后有屈曲动作，双侧锥体束征（+）。头颅 CT 示：脑桥背外侧高密度团块影，考虑为脑干血肿，最大直径 3.5cm，第四脑室受压，双侧脑室轻度扩张。

入院诊断：自发性脑干（脑桥上部背外侧）出血（出血量约为 12ml）；高血压病 3 级（极高危组）；糖尿病，陈旧性脑梗死。

（三）手术流程

1. 麻醉

全身静脉复合麻醉。

2. 术前导航

有条件者可行术前和术中镜下导航，便于准确定位，减少创伤。

3. 体位

患者取仰卧位，同侧肩下垫一垫利于头偏向一侧（图 8-19）。三钉的 Mayfield 头架固定头部，其中一钉位于额部，便于术中操作。首先，将头抬起高于胸部，便于静脉回流，并减轻颈部和气道的压力；然后将头旋转 60°~100° 至对侧。旋转的角度依病变位置而定。对位于上脑桥前方区域的血肿，颧弓应该处于几乎水平位置，旋转约 90° ；位于上脑桥小脑角的血肿，头应旋转约 75° 。之后头部应侧屈 15°~20° ，这个步骤能够补偿中颅窝的内侧部陡峭的上升角从而为术者提供高效的工作位置。此外，侧屈可使颞叶在重力作用下回缩，这可避免在机械作用下回缩颞叶而造成颞底挫伤。最后，头应向后弯曲约 10°，以避免压迫气道、喉及主要的颈部血管。

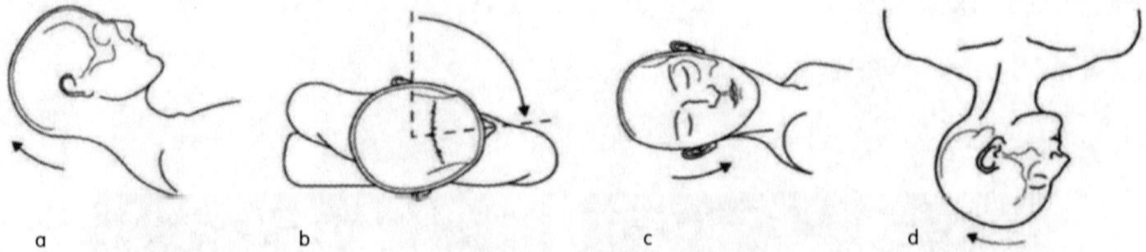

图 8-19　颞下入路脑干血肿清除术体位

4. 手术步骤

（1）切口：常规切口为以外耳道为中心，行马蹄形切口，切口前缘位于颧弓根部，后缘位于乳突上嵴，切口下缘位于侧颅底，耳郭上缘折向外耳道并固定。改良锁孔切口以外耳道正上方发际内 0.5cm 为切口中点，切开 4~6cm 直切口，指向颧弓中点。

（2）分离皮下组织和肌肉：全层切开头皮，行锁孔手术入路时可不上头皮夹。颞肌筋膜 Y 字形切开，用骨膜剥离器从乳突上嵴和颞上线剥离颞肌，翻向外耳道方向，并用拉钩固定。

（3）骨窗：骨窗大小约为 4cm × 6cm，前方暴露颧弓根部，后方可见顶乳缝、乳突上嵴、后缘刚好位于顶乳缝和鳞状缝交点，即横窦和乙状窦移行处的前方。钻孔两枚，一枚位于颧弓根部上方，一枚位于顶乳缝和鳞状缝交点前方 0.5cm。

（4）硬膜切开：骨窗四周悬吊硬膜，按半月形打开硬膜，将打开的硬膜翻向颧弓一侧并用两条缝线将硬膜固定。

（5）暴露小脑幕：显微镜下使用 0.5cm 脑压板缓慢抬起颞叶底部，边释放脑脊液边不断深入，逐步暴露岩上窦，沿岩上窦后方找到小脑幕缘。

（6）小脑幕切开：平行于岩上窦后缘切开小脑幕即可达到脑桥中上部侧方。

（7）暴露脑干：打开环池蛛网膜进一步释放脑脊液，扩大暴露范围，并充分显露脑干的侧方，用 0.5ml 针头穿刺脑干，确定血肿位置。

（8）清除血肿：一只手用尖头双极电凝辅助暴露血肿腔，另一只手用显微吸引器以适当的吸力，在血肿腔内清除血肿。如果血块较硬，可用取瘤钳夹碎后吸除，清除完毕后，术腔可用少许止血纱布止血。

（9）缝合硬膜：完成颅内操作后，使用温盐水填充硬膜下空间。硬膜切口不透水缝合。如果硬膜平面张力高，可能需要植入小片颞肌或人工材料。

（10）关颅：于硬膜外置入明胶海绵，使用钛片固定颅骨。最终止血后，间断缝合肌层和皮下组织，皮下放置引流。

（四）手术前后 CT 扫描

见图 8-20。

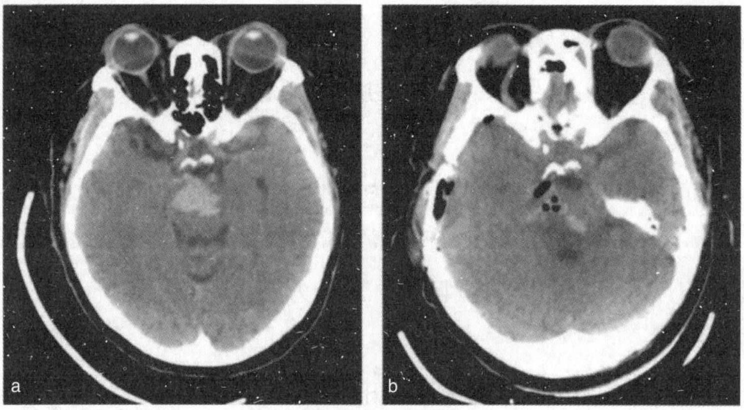

图 8-20　手术前后 CT 扫描

（五）手术要点

1. 开颅阶段

1）切开时，应特别注意耳前颞区的浅表神经血管，如颞浅动脉、耳颞神经、面神经颞支。

2）切忌创伤性分离和拉开颞肌造成术后咀嚼问题和颞肌萎缩。

3）铣刀游离骨瓣，注意避免损伤骨窗后缘的乙状窦和横窦。骨瓣成形后，注意用骨蜡密封颞骨岩部气房。

4）乳突移除骨瓣后打磨骨缘内侧对于硬膜内的观察和操作非常重要。打磨时，助手应用脑压板垫在硬膜上方，防止磨钻打滑造成脑组织损伤。

2. 颅内操作阶段

1）硬膜外止血彻底，以免渗血流入颅内。

2）一定要充分引流脑脊液后，缓慢用脑压板逐步抬起颞叶，这可避免造成颞叶的挫伤；此外，适当的体位，最小的硬脑膜切口和仔细的手术分离也是避免颞叶挫伤的重要因素。

3）切开小脑幕时注意保护滑车神经。

3. 血肿清除阶段

1）选择血肿破出脑干或者脑干下方发蓝的位置作为进入点；如果血肿位于脑干内，应选择对意识、运动重要的神经核团损伤最少的部位切开组织，切开应以纵向切开，应以小号吸引器吸出血肿，应尽可能在血肿腔内进行，不要超过血肿腔边缘而损伤周围组织，结合用水冲洗使其血块松动。

2）尽可能在血肿腔内进行操作，避免损伤脑干组织引起出血，如遇明显出血，一般用棉片轻压或用止血纱布即可，尽量不用双极电凝止血，除非遇到活动性出血，可考虑吸引出血管后夹住血管后用双极电凝止血。双极电凝一般调至功率为5，避免电极热传导，并避开脑干组织。

4. 关颅阶段

1）硬膜关闭要严密，特别是如果术中打开了乳突小房，可能造成脑脊液鼻漏，可以使用颞肌或人造植入材料进行水密性缝合硬脑膜。

2）不充分的软组织止血可能导致术后颅内或软组织血肿。

（六）点评

1）颅中窝前部较深，进入时鞍区周围的骨质会阻挡对脑干的暴露，且有颧弓阻挡，要从此处暴露脑干必然要加大对颞叶的牵拉，易于造成挫伤。本术式是从颞叶中部进入，从岩骨上嵴可直接暴露脑干，明显减少了对颞叶的牵拉。

2）颞下入路只适合于处理脑桥中上部以及部分中脑出血，且血肿偏于一侧的病例，对脑干暴露有限，但可处理脑干腹前侧和位置较高的血肿。

3）术中天幕下有众多的血管神经，需要熟悉显微解剖结构和娴熟的显微解剖技巧，否则可能造成损伤，特别注意保护滑车神经。

八、枕下乙状窦后锁孔入路脑干血肿清除术

（一）手术适应证

适合于处理脑桥中下部，以及脑桥为主部分累及延髓且血肿偏于一侧的病例。

（二）病例资料

患者谢某，男性，48岁，突发意识障碍2小时入院。既往高血压病史10年，糖尿病病史6年，脑梗死病史2年，服用降压药物、降糖药及抗血小板治疗药物。

吸烟史 30 年，每日 1 包，饮酒少量。

查体：血压 230/110mmHg，呼吸 21 次 /min，心率 122 次 /min，体温 38.4 ℃。中度昏迷状态，GCS 评分 7 分。双瞳孔变小等大，形圆，直径约 1mm，对光反射迟钝，有上下眼震。双侧肢体刺激后有屈曲动作，双侧锥体束征（＋）。头颅 CT 示：脑桥背外侧高密度团块影，考虑为脑干血肿，最大直径 3.5cm，第四脑室受压，双侧脑室轻度扩张。

入院诊断：自发性脑干（脑桥上部背外侧）出血（出血量约为 12mL）；高血压病 3 级，极高危组；糖尿病；陈旧性脑梗死。

（三）解剖标记和定位

为了术前定位，必须明确颞枕骨外侧的解剖标志如：颧弓、外耳道，乳突上嵴、乳突、乳突切迹、顶乳缝、枕乳缝、星点和枕外隆凸的确切定义。必须特别注意横窦和乙状窦转角。对横窦和乙状窦交界区精确定位的技巧是精确开颅的关键。我们强调根据颧弓、乳突上嵴、乳突、星点和枕外隆突等解剖标志开颅。此外，导静脉的出现、硬脑膜平面和质地的变化将有助于准确定位窦的位置。另外，术前 MRV 有助于判断静脉窦的位置和变化。

1. 体位

仰卧头偏一侧或者侧俯卧位。

步骤 1：头部高于胸部水平，可增加脑静脉引流，减少对喉、通气管和颈部主要血管的压迫。

步骤 2：将头部小心地向对侧旋转 75°，同时垫高同侧肩膀，确切的旋转程度取决于病灶的精确定位。对于脑干，旋转 75° 是足够的。

步骤 3：头部前屈约 10°，外科医生可无同侧肩干扰，获得一个高效的工作位置。但是，特别应注意不要压迫通气管和喉。

步骤 4：侧屈的程度取决于确切的手术目标。暴露脑桥干结构时，头部应固定在水平面上无侧屈。当暴露小脑幕下表面和桥小脑角上的神经血管结构时，通过开颅时上部的变化，头要轻微地下压，在手术过程中可获得最佳视觉效果。

2. 切口设计

脑干血肿清除术一般以桥小脑角中央部分为靶区，开颅点应位于横窦下乙状窦内侧，开颅的直径范围可以从 10~20mm 不等。

3. 分离皮肤和皮下组织

皮肤和皮下组织向两侧撑开后，纵向直行切开胸锁乳突肌筋膜。然后分离胸锁乳突肌，暴露乳突后区。如果肌肉层过厚或者为了开颅的尾部延伸，头夹肌、头长肌和上斜肌应从颅骨附着处分离。

4. 颅骨成形术

颅骨暴露后，在星点处前方 0.5cm 通常可看见一条小槽，其通常位于横窦下缘后从横窦过渡到乙状窦处。其他骨性结构如枕乳、颞骨鳞部、人字缝和乳突切迹也有助于确定乙状窦。确认以上重要骨性标志识别后，在星点处前方 0.5cm 进行颅骨钻孔。在明显的窦状结构附近，推荐使用高速磨钻磨开颅骨，暴露乙状窦的边缘，然后用椎板咬骨钳扩大骨窗直到窦缘。

5. 硬膜切开

暴露硬膜后，骨缘用骨蜡止血，硬膜呈 T 字形切开，先向窦交汇处切开硬膜，然后在这条切线中央垂直剪向对侧，剪开硬膜后用丝线悬吊好硬膜。

6. 释放脑脊液

用棉片保护小脑，用吸引器顺着棉片轻轻牵开小脑（通常小脑张力较高），出血量大的脑干出血患者都存在不同程度的脑积水，牵开小脑后撕破蛛网膜会有大量脑脊液流出。

7. 暴露血肿

进一步分离蛛网膜，并逐步暴露岩静脉，面、听神经，小脑后上动脉和绒球等结构，冲洗蛛网膜下腔，清除蛛网膜下腔出血。可见脑干肿胀明显，面、听神经下方脑干表面有血肿破溃出表面，顺着血肿通道用双极电凝暴露血肿腔。

8. 清除血肿

清除血肿全程均在血肿腔内进行，不要触碰血肿壁。吸引器吸力要适中，可用显微神经剥离子分离血肿后吸除。注意清除血肿过程中心率、血压变化，并和麻醉医生紧密配合。清除血肿后，脑干波动恢复，压力降低，用小棉片以适度的压力压迫止血，术腔可贴敷少许止血纱布。

（四）术前术后 CT 扫描

见图 8-21。

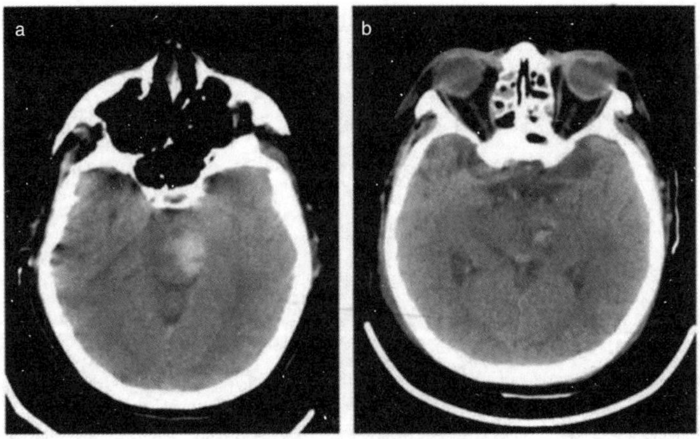

图 8-21　手术前后 CT 扫描

（五）手术要点

1. 开颅阶段

1）枕下乙状窦后入路对于患者的体位要求是很有争议的。坐位，俯卧、仰卧位或侧俯卧位，对于颅后窝外侧的暴露各有其优缺点。然而，患者的体位并不特别影响枕下乙状窦后入路的手术方案。我们的经验是大多数脑干血肿清除术所需时间并不长，绝大多数患者采用简单的仰卧位即可。在手术过程中，外科医生位于患者同侧肩侧，这为手术提供一个有效的工作位置。这种体位的优点是对医生和护士的技术要求简单，且患者较舒适。与俯卧或侧俯卧相比，静脉充血和脑脊液的阻塞也是最小的。释放脑脊液后，小脑通常随之自动塌陷，无须切除小脑半球。但是，对于脖子短比较肥胖的患者，这种体位有其局限性，过度的颈部扭曲，可能会导致颈部的主要血管扭结，此时侧俯卧位就显得十分必要。

2）在进行肌肉组织分离时，在乳突前区应轻柔分离，而在后枕部则强力分离，以便开颅后获得最佳暴露。当枕动脉从枕骨动脉沟出现时，要特别注意观察。

3）导静脉通常也暴露在乳突区，当导静脉出现时，表明已接近乙状窦及横窦。此外，星点的位置也有助于判断窦的位置，最好用磨钻磨除与窦相邻的骨质，剩余部分用铣刀开颅。

2. 镜下操作阶段

1）硬膜剪开时，尽量靠近窦缘，这样可便于术中暴露，硬膜用丝线悬吊好也可适当增加显露范围。

2）脑脊液释放要充分，以免脑压板挫伤小脑半球的邻近部分。

3）显微手术过程中，注意保护岩静脉，特别注意保护颅后窝小脑与脑干之间大量敏感的神经和血管。

3. 关颅阶段

1）术腔止血要彻底，以免术后手术部位再出血。

2）硬脑膜彻底缝合，防止术后脑脊液瘘。在大多数情况下，脑脊液耳漏常常是由于乳突气房开放。

3）不彻底的硬膜外止血以致术后软组织血肿。

（六）点评

1）乙状窦后入路适合于处理血肿主体位于脑桥且偏于脑干一侧的病例，对脑干损伤较小，术后效果较好。

2）缺点是乙状窦后入路空间较小，有众多的血管和神经遮挡视野，对显微手术技巧要求较高，在血管和神经之间进入脑干。此外，由于从侧方暴露，靠中央的血肿暴露困难。

第九章　听神经瘤

第一节　听神经瘤的流行病学

听神经瘤流行病学是研究人群中听神经瘤的分布及其影响因素，并研究防治策略和措施的科学。听神经瘤流行病学数据不是单纯的学术统计，对于研究听神经瘤生长和指导治疗策略具有非常重要的意义。

一、听神经瘤的流行病学资料

日前，听神经瘤的真实发病率仍不明确，因地区不同、统计时间的差异，各家报道的听神经瘤的发病率存在较大差异，每年每 100 万居民中有 2~20 例发病。

一些早期的听神经瘤发病率的研究基于脑肿瘤的流行病学研究。例如，1958 年 Kurland 等报道，在曼彻斯特 3 万居民 10 年的观察中发现了 27 例脑肿瘤，其中 2 例为听神经瘤，由此推测听神经瘤的发病率为 7 例 /（100 万 • 年）。在一些国家地区关于听神经瘤发病率的资料见表 9-1。

表 9-1　早期报道的各国或地区听神经瘤发病率比较

国家和地区	英国曼彻斯特	美国康涅狄格	以色列	英国西撒克斯	加拿大马尼托巴	加拿大马尼托巴
作者	Kurland	Schoenberg	Cohen	Barker	Southerland	Frohlich
报道年份	1958	1976	1968	1976	1987	1993
研究年份	1948-1958	1935-1963	1960-1964	1965-1974	1980-1985	1987-1991
发病率 [例 /（100 万 • 年）]	7	1	4	4	5	13.1

Frohlich 等报道，加拿大马尼托巴地区 1987~1991 年听神经瘤的平均发病率为 13.1 例 /（100 万 • 年），其中男性发病的第一高峰为 30~39 岁，发病率为 21 例 /（100 万 • 年），其后在 50~59 岁年龄段为发病的第二高峰，27~36 例 /（100 万 • 年）。女性发病率随着年龄的增加而增加，到 60~69 岁达到高峰，可达 41 例 /（100 万 • 年），其后发病率逐渐下降。

20 世纪 80 年代起，肿瘤登记部门登记确诊的听神经瘤研究逐渐增多。Nestor 等对 200 万人的群体中 69 例听神经瘤病例进行分析，结果提示 1985—1988 年北美地区听神经瘤的发病率为 12 例 /（100 万·年）。在丹麦 60 万人群的奥尔胡斯地区，1977—1996 年共计有 138 人（143 例）听神经瘤，该地区在 20 世纪 70 年代和 80 年代的发病率分别为 5 例 /（100 万·年）和 7 例 /（100 万·年），而 1992—1996 年的发病率为 18 例 /（100 万·年），提示先前未能早期诊断的听神经瘤病例使发病率明显提高。Moffat 等报道了英国剑桥地区 200 万人在 1981—1991 年中有 230 例听神经瘤病例，发病率为 20 例 /（100 万·年）。Moffat 等认为，目前听神经瘤发病率较以往增高的主要原因是临床医师对听神经瘤认识的不断增加，以及早期诊断策略的应用，如对有不对称听力下降症状的病例进行 MRI 检查等。

波兰曾进行过一项对 3850 万人群的听神经瘤流行病学研究，统计了 1997—1998 年 12 个月内，7 个神经外科和 3 个耳鼻咽喉科中心进行手术的听神经瘤患者共计 72 例，结果显示听神经瘤的手术率为 1.9 例 /（100 万·年）其中 50 岁年龄段 19 例，60 岁年龄段 15 例，大多数为女性，但此研究仅限于手术病例，以大型肿瘤为主。

Howite 等通过肿瘤登记资料研究了丹麦 1977—1995 年的 795 例听神经瘤病例，其中 1977~1981 年的发病率为 5 例 /（100 万·年），1982—1986 年的发病率为 8 例 /（100 万·年），1987—1991 年以及 1992—1995 年的发病率为 10 例 /（100 万·年）。男性发病由每年每 100 万居民中的 5 例增加到 9 例，女性发病由每年每 100 万居民中的 8 例增加到 11 例。

丹麦的 Tos 等，将 1976 年 7 月至 2001 年 12 月分为 4 个阶段分析比较该国的听神经瘤的发病率。1976 年 7 月至 1983 年 6 月的第一阶段，发病率为 7.8 例 /（100 万·年），1983 年 7 月至 1990 年 6 月第二阶段为 9.4 例 /（100 万·年），1990 年 7 月至 1995 年 12 月第三阶段为 12.4 例 /（100 万·年），1996 年 1 月至 2001 年 12 月第四阶段为 17.4 例 /（100 万·年）。另外，对听神经瘤的发病年龄特征的研究结果表明，30 岁以上发病明显增多，女性绝经后发病率明显增加。Tos 等还比较了这 4 个时间阶段的听神经瘤诊断例数，分别为 278 例、337 例、355 例、542 例。1996—2001 年的发病率增加到 17.4 例 /（100 万·年），在此期间平均每年诊断的听神经瘤例数增加到 91 例。与此同时，诊断的听神经瘤的大小呈现相反的变化，即诊断的听神经瘤的最大直径在不断变小。第一阶段，以巨大或大的听神经瘤为主。第二、第三阶段，统计数据显示诊断的巨大听神经瘤明显减少，而小型听神经瘤例数明显增加。第四阶段，巨大听神经瘤显著减少，而内听道内的肿瘤显著增加。相比于第一、第二阶段中内听道听神经瘤所占比例0.3%、0.4%，1996—2001 年诊断的内听道听神经瘤为 166 例，占接近 1/3 的比例。而巨大听神经瘤例数显著下降，从第一阶段的 36.3%，下降至第四阶段的 1.8%。此期间所诊断的内听道外听神经瘤瘤体的平均直径也在不断减小，从第一阶段的平均 28mm 到第四阶段的 16mm。

Evans 等对英格兰西北部地区 1990—1999 年散发性听神经瘤、神经纤维瘤病 2 型发生率进行研究。10 年间共计诊断了散发性听神经瘤 419 例，大约 10.4 例 /（100 万 • 年）。其中，后 5 年即 1995—1999 年听神经瘤的发病率达到 12.7 例 /（100 万 • 年）。如果保持该发病率，那么就意味着对一个该地区 80 岁的人来说，一生中大约有 1/1000 的概率罹患听神经瘤。这些病例的年龄范围为 15.7~91.9 岁，中位数年龄为 54.9 岁，其中小于 20 岁者 2 例，大于 80 岁者 9 例，发病率最高的年龄段为 60~69 岁，共有 113 例。10 年间诊断的散发性听神经瘤 419 例中，男性 203 例，女性 216 例。在小于 60 岁的病例中，男性 125 例，女性 127 例；而在大于 60 岁的病例中，男性 78 例，女性 89 例。

Propp 等，对美国脑肿瘤登记中心（CBTRUS）和洛杉矶癌症监督机构（LACCSP）的数据中，关于性别、年龄、种族和病程等的听神经瘤流行病学资料展开研究。他们将数据根据肿瘤编码进行分类，统计原发性神经鞘膜瘤、中枢神经系统神经鞘膜瘤、听神经瘤及非前庭神经来源的鞘膜瘤的年发病特征。将其按性别、年龄和种族等进行分组，并使用美国 2000 年的人口基数进行校正，数据覆盖约 20% 的美国人口。1995—1999 年，脑肿瘤登记中心登记神经鞘膜肿瘤共 2811 例，其中 89% 为良性神经鞘膜瘤，57% 为听神经瘤。神经鞘膜肿瘤发病率为 1.1 例 /10 万，听神经瘤的发病率约为 0.6 例 /10 万。听神经瘤的发病率在不同的性别之间无明显差异，在白种人中的发病率较高，而非白种人中较低，男性为 0.56 例 /10 万，女性为 0.55 例 /10 万，白种人为 0.58 例 /10 万，非白种人为 0.23 例 /10 万。0~19 岁组的发病率最低，45~64 岁组最高，65 岁以上组次高。听神经瘤的发病模式与神经鞘膜肿瘤相同。

1995—1998 年，洛杉矶癌症监督机构收集了神经鞘膜肿瘤 352 例，98% 的中枢神经系统神经鞘膜瘤为良性，其中 256 例为听神经瘤。神经鞘膜肿瘤发病率为 1.1 例 /10 万，听神经瘤的发病率约为 0.8 例 /10 万。男性为 0.83 例 /10 万，女性为 0.80 例 /10 万，白种人为 0.89 例 /10 万，非白种人为 0.51 例 /10 万。资料显示，性别、人种及年龄分布特征与美国脑肿瘤登记中心基本相同。

脑肿瘤登记中心 19S5—1999 年资料显示，神经鞘膜肿瘤的发病率年均增加 5%，听神经瘤年均增加 14%，而非前庭神经来源的神经鞘膜瘤的发病率呈逐年下降趋势。同样的统计方法分析洛杉矶资料，神经鞘膜肿瘤的发病率年均增加 1%，听神经瘤年均增加 6%，而非前庭神经来源的神经鞘膜瘤的发病率呈少量逐年递增趋势。

曾有报道称，大约 90% 的颅内神经鞘膜瘤来源于第Ⅷ脑神经。但是，脑肿瘤登记中心 1995—1999 年资料显示，大约 53% 的中枢神经系统神经鞘膜瘤为听神经瘤。而洛杉矶 1995—1998 年资料显示，该比例为 73%。将脊索及马尾等部位的神经鞘膜瘤去除后，同期脑肿瘤登记中心资料中，听神经瘤约占 64%，而洛杉矶数据中该比例为 91%。

国内尚未开展关于听神经瘤的流行病学研究。

二、听神经瘤发病率不断增加的原因

听神经瘤的发病率持续增高，对其原因有很多推测，最普遍的推论是手机的广泛使用，但是到目前为止，多个国家的流行病学调查研究均未发现手机的使用时间和频率与听神经瘤发生有关。

听神经瘤发病率的增加从流行病学角度分析有以下几种情况：

第一类为发现无症状的听神经瘤。发现的过程可能因为患者认识不同，也可能因为患者自身文化、教育、社会经济条件，以及提供的健康服务等其他原因而存在差异。曾有报道认为，使用含钆造影剂增强的 MRI 检查发现，隐匿的听神经瘤的概率约为 1%。但也有学者对 161 例因其他原因进行头颅 MRI 检查的人群进行分析，并未发现阳性结果，提示 MRI 检查发现无症状听神经瘤的概率可能低于早先报道的 1%。为了估计在大样本人群中偶然发现的听神经瘤的患病率，2005 年，Lin 等对美国旧金山加利福尼亚大学 1995—2003 年的 46414 例非特异的MRI检查患者进行回顾性研究，其中大约70%的患者使用含钆造影剂。总共“偶然”发现此人群中听神经瘤 8 例，肿瘤大小为 3~28mm。这个研究结果提示人群中无症状的听神经瘤的发病率至少为 0.02%，高于普遍流行病学报道的听神经瘤的发病率，但低于由颞骨解剖中得到的发病率。

第二类情况，由于患者和（或）医师的延误，导致一些听神经瘤病例有症状但未诊断。随着 CT 扫描技术的不断升级改进，20 世纪 80—90 年代 MRI 技术的推广和应用，以及钆造影剂在 MRI 中的广泛使用，同时医师和患者对听神经瘤症状的警惕性不断增加，听神经瘤的诊断率不断提高。此类情况正在逐渐减少。例如，在 1070 例单侧感音神经性听力下降患者中，采用高分辨 MRI 扫描，听神经瘤的发现率为 5.2%。

第三类情况，有证据表明，听神经瘤发病率的增加是由于诊断了那些先前未确诊的肿瘤。1988 年 Thomsen 和 Tos 报道，在早先的 69 例迷路径路手术中，因患者因素平均延误时间为 7 年，而医师因素平均延误时间为 6 年，合计平均延误时间为 13 年。而在接下来的 300 例病例中，22% 的病例在出现症状的第 1 年即获得确诊，其余 78% 病例平均延误时间为 7.1 年，包括患者因素和（或）医师因素。随着时间推移，诊断延误的时间逐渐缩短，在 703 例采用迷路径路手术病例中，大约 25% 的病例于出现症状的第 1 年内得到诊断，在 1~5 年内诊断的占 43%，超过 5 年诊断的约占 32%。1996—2001 年，内听道内听神经瘤在病例中所占的比例逐渐增加，而内听道外的肿瘤直径逐渐减小，诊断延误的时间也继续减少。

听神经瘤发病率的逐渐增加与许多因素相关。

美国脑肿瘤登记中心和洛杉矶癌症监督机构的数据分析结果值得我们注意：①听神经瘤的发病率增加具有统计学意义。②镜下确诊的听神经瘤的发病率呈增加趋势。③听神经瘤的发病年龄、性别、种族无明显差异。④听神经瘤的发生率并未随时间呈现急剧变化。⑤神经鞘瘤不断增加的趋势，主要反映听神经瘤亚群的趋势。因此，有理由相信，由于采用了 CT 和 MRI 等一系列技术手段协助诊断，以及公共健康体系有效进步等，最近年份所报道的平均发病率体现了听神经瘤的真实发病率。根据 2001 年的数据显示，其发病率达到 20 例 /（100 万 • 年）。

诊断、肿瘤编码以及疾病报告操作的不同也可以部分解释发病率的差异。一些国家未要求通报良性肿瘤。未经病理证实的听神经瘤的发病率呈明显上升趋势，说明通过影像学诊断确认听神经瘤的不断增加。针对小脑、脑神经的国际肿瘤学分类法局部解剖编码，也包括桥小脑角。在病理学报告中，使用此类术语可能导致肿瘤错误分类。而且在桥小脑角，前庭神经与其他脑神经接近，以及解剖术语的变更，都可能导致听神经瘤被错误分类。

三、颞骨解剖研究中听神经瘤的发病率

颞骨解剖中听神经瘤的发现率相当高，为 0.8%~2.7%。Wittmaack 等，统计了德国汉堡地区 1905—1945 年的 1720 例颞骨，听神经瘤的发现率为 1.7%。Johns Hopkins 大学医学院，1928 年（250 例）、1941 年（240 例）的颞骨解剖数据表明，听神经瘤的发现率分别为 2.7%、0.8%。波士顿哈佛大学医学院的解剖发现率为 0.9%。哥本哈根 150 例颞骨中听神经瘤的发现率为 2.4%。而在 1984 年的一项研究中，176 例尸体解剖中的 30 例颞骨中没有发现听神经瘤。

如果把解剖数据中听神经瘤的发病率折算以 1 例 /（100 万 • 年）为单位，其发病率将达到 8000 例 /（100 万 • 年）。即使按年份折算，其发病率仍可达到近 100 例 /（100 万 • 年），与目前的临床统计结果明显不符。颞骨解剖中听神经瘤的高发现率可能与有些颞骨的高选择性有关，因为需要进行几千例随机的尸体解剖才可能从中发现原本无症状的听神经瘤。

第二节　听神经瘤的诊断

一、听神经瘤的诊断特点

典型的听神经瘤具有以下特点：

1）早期多为听神经损害表现，即单侧进行性听力下降、耳鸣、眩晕。

2）首发症状多为耳聋及耳鸣，耳聋症状发展缓慢，可持续数年到 10 年以上。

3）肿瘤相邻的脑神经受损表现，以三叉神经多见，患侧面部麻木，咬肌无力，甚至萎缩。

4）小脑共济失调表现，走路不稳，动作不协调。

5）颅内压升高症状，头痛、恶心、呕吐、视盘水肿。

6）后组脑神经受损表现，吞咽困难、误咽、声音嘶哑。

根据上述典型的临床表现结合影像学检查诊断听神经瘤并不困难，但关键是如何早期诊断。

当患者出现下列临床表现时，应警惕听神经瘤，并行进一步的检查：单侧进行性感音神经性耳聋不能用其他的病理机制解释；言语识别率下降，并与纯音听阈不成比例；伴有前庭症状；三叉神经功能障碍与不对称的感音神经性聋同时存在。

二、听神经瘤的诊断策略

常规的听力测试之后，如果判断患者听神经瘤的可能性不大，例如纯音听阈不对称程度小，不对称的听力损失达数十年之久，单侧耳鸣、两侧对称的听力，做听觉脑干反应（ABR）。若 ABR 完全正常，要求患者 1 年之后复诊，做临床和听力随访，除非有新的症状出现。

若判断患者听神经瘤的可能性大，或 ABR 不正常，要求患者做钆增强的磁共振（MRI）。MRI的结果阴性足以排除听神经瘤。

有金属植入物不能做MRI的患者，做对比增强CT。CT常常会错过直径1.5cm以下的肿瘤，必要时可以做CT气体脑池造影。

已有研究显示，当肿瘤 >1cm时，常规ABR潜伏期分析法几乎可以100%准确检出。而当肿瘤 <1cm时，潜伏期法的敏感度在63%~93%。MRI对内听道内小至3mm的肿瘤均能准确识别其大小和位置。1991年，美国国家卫生研究院（NIH）认为，增强MRI是检测听神经瘤的金标准，已成为目前诊断听神经瘤主要的、首选的检查方法。但是，相比之下，ABR检查方便、价格低廉、普及率高，因此在临床上应根据患者的临床表现、听力学检查结果、身体状况（有无植入物）等综合判断。

第三节 听神经瘤的分期

如前所述，随着听神经瘤逐渐生长增大，各个阶段所表现的临床症状不同，因此而采取的治疗策略也不同。目前，大部分作者均将局限于内听道内的肿瘤单独分期，对于进入桥小脑角的部分，则根据其在桥小脑角中的最大直径分期，并以毫米（mm）或厘米（cm）作为计算单位。根据文献报道，国内外有几种主要的听神经瘤的分期，现介绍如表 9-2。一般来说，听神经瘤的大小决定了肿瘤的症状，治疗策略的选择也主要根据肿瘤大小，因此常用的听神经瘤分期方法多以肿瘤大小为依据，如神经外科常用的 Koos 分期、Samii 分期；耳科常用的 House 分期等。各种分期方法的差别不大，主要差别在于以 2cm 还是 1.5cm 区分中型肿瘤。所谓肿瘤大小是指 MRI 上测量桥小脑角肿瘤的最大径，内听道部分肿瘤长度并不包括在测量中。常用的分期方法介绍如下。

表 9-2　听神经瘤分期

	Sterkers（2009）	House（2003）	Koos（1988）	Samii（1997）	吴皓（2004）
0（内听道内）	管内型	内听道型	Ⅰ期	T1	Ⅰ
0~10mm	小型	Ⅰ期（小型）	Ⅱ期	T2	Ⅱ
11~15mm		Grade2（中型）		T3a	
16~20mm	中型	Grade3（中大型）	Ⅲ期	T3b	Ⅲ
21~30mm					
31~40mm		Grade4（大型）	Ⅳ期	T4a	Ⅳ
>40mm	巨大型	Grade5（巨大型）		T4b	Ⅴ

国内吴皓等按照 MRI 增强薄层扫描水平位所显示的桥小脑角中肿瘤的最大直径为测量标准，基于影像学与临床症状的关联，将听神经瘤的临床分期分为Ⅰ～Ⅴ期，此为影像学分期。

Ⅰ期为内听道型肿瘤，肿瘤局限于内听道内，仅有听神经受损表现，除耳鸣、听力减退、眩晕和眼球震颤外，无其他临床症状。

Ⅱ期为小型肿瘤，肿瘤直径为 1~14mm 肿瘤进入桥小脑角，但未接触脑干，主要也是听神经受损症状。

Ⅲ期为中型肿瘤，肿瘤直径为15~29mm，Ⅲ期肿瘤开始接触脑干，但未产生明显的压迫症状，除上述症状以外，可出现邻近脑神经症状，如三叉神经和面神经症状，可有后组脑神经症状，小脑受损症状较明显，并有不同程度的颅内压增高。内听道扩大并有骨质吸收。

Ⅳ期为大型肿瘤，肿瘤直径为30~40mm，可明显压迫脑干和小脑，产生行走不稳和头痛等。阻塞性脑积水表现严重，有时还可出现对侧脑神经受损症状。

Ⅴ期为巨大型肿瘤，肿瘤直径>40mm。肿瘤使脑干明显移位，脑干受损明显。可能出现言语障碍和吞咽困难，有的甚至出现意识障碍，如淡漠、嗜睡、痴呆，甚至昏迷，并可有角弓反张样僵直发作，有脑疝的危险。

美国Jackler认为，肿瘤大小并不能完全符合临床表现，因此提出根据肿瘤的生长位置、大小和临床症状将听神经瘤分为四期，即内听道期、桥小脑角池期、脑干压迫期、脑积水期（表9-3）。

意大利Sanna也是根据MRI桥小脑角中肿瘤的最大直径作为分期的标准。另外，针对囊性听神经瘤这一特殊类型，他提出了一个关于囊性听神经瘤的分期方法（表9-4）。囊性听神经瘤分期可能对决定肿瘤全切或部分切除有意义。

表9-3　Jackler的听神经瘤分期

肿瘤分期	临床症状
内听道期	听力下降 耳鸣 眩晕
桥小脑角期	听力下降加剧 眩晕消失 平衡失调加剧
脑干压迫期	面部和角膜感觉减退（三叉神经） 偶尔枕部头痛 开始共济失调
脑积水期	三叉神经症状加剧 步态不稳 经常头痛 由于颅内压增高视力下降 后组脑神经症状（声嘶、吞咽困难、误吸、肩和舌无力） 长传导束症状 因小脑扁桃体疝死亡

表 9-4　Sanna 的囊性听神经瘤分期

类型	囊的位置 / 囊壁厚度	亚型	定义
A	中央型 / 壁厚	1	多囊型（多个小囊 / 壁厚）
		2	多囊型（中等大小的囊 / 壁厚）
		3	单个囊 (单个大囊 / 壁厚或薄）
B	周边型 / 壁薄	1	在内听道前方
		2	与内听道长轴一致
		3	在内听道后方
		4	混合型

第四节　听神经瘤的治疗策略

听神经瘤是一种病理状态，理论上完整切除肿瘤并保留面、听神经功能是最佳的治疗选择，因此手术切除适合于绝大多数听神经瘤病例，但现实中即使最有经验的听神经瘤手术医师也做不到这一点。随着影像学技术的革新，越来越多的中小型听神经瘤被诊断，同时放射外科治疗的广泛应用，听神经瘤的治疗手段呈多样化，给患者带来更多更好的选择，也带来了听神经瘤治疗策略的问题。神经外科、耳科和放射外科在治疗策略和手术径路上都有不同的见解和倾向。我国先后在 2014 年和 2016 年提出，听神经瘤诊断治疗建议和听神经瘤多学科协作诊疗专家共识，并在 2016 年上海举办的第七届世界听神经瘤大会上提出了听神经瘤诊治国际共识。

治疗策略的解读如下：

一、Ⅰ~Ⅱ期肿瘤建议随访

由于听神经瘤属于良性肿瘤，且生长缓慢，大宗临床资料观察发现并不是所有肿瘤都会生长。进一步肿瘤分子生物学研究发现，散发性听神经瘤中存在 NF2 基因的不同突变类型，在某些肿瘤中仍然存在着有功能的肿瘤生长抑制蛋白 merlin，这就意味着肿瘤可能长期稳定，为随访观察提供了理论和临床依据。初次就诊的小肿瘤，应在诊断后 6 个月行 MRI 增强扫描，观察肿瘤是否增大，随后每年进行一次 MRI 检查。如随访过程中出现肿瘤生长且患者存在实用听力，可以考虑采取立体定向放疗或者保留听力的手术治疗；如患者已无实用听力，首选手术治疗；但对于 70 岁以上、全身条件差无法耐受手术的患者，首选立体定向放射外科治疗。

对于小肿瘤尤其是初诊的小肿瘤的随访观察在国际上已达成共识，但仍有不少有争议的情况需进一步讨论。

需要随访观察的小肿瘤，在定义上就有争议。本书采用的是吴皓分期Ⅰ～Ⅱ期，即肿瘤小于1.5cm，是国际上较为公认的标准；也有相当多的医师建议以2cm为界判定随访或干预；丹麦、挪威学界的主流观点认为，年龄在40岁以上，无脑干小脑压迫症状的患者初诊都应随访。直到目前为止，国际上尚无公认的小肿瘤标准。并非所有听神经瘤均为活动期肿瘤，有些肿瘤长期保持稳定甚至萎缩。因此，如果听神经瘤瘤体小，可对有手术禁忌证的患者和主观不愿手术的患者采用随访观察，等待其出现听力学、神经等相关并发症或影像学瘤体增大，再早期选择手术或放射治疗。

眩晕在小肿瘤中是常见的症状，而在大肿瘤中往往已代偿，顽固性眩晕是否需要手术干预目前仍无定论。有学者认为，6个月以上严重影响生活质量的病例应采用手术治疗，术中切断前庭神经。临床实践中，眩晕往往迅速代偿，多数病例甚至并无眩晕病史，因此小听神经瘤伴发眩晕必须随访至少6个月。晚近有报道，对顽固性眩晕的病例采用肿瘤随访同时鼓室内注射庆大霉素，取得良好的眩晕控制效果，但病例仅有4例，不能证明是庆大霉素的作用还是患者本身代偿。

年龄因素是治疗策略中需要重点考虑的因素。一般原则下，对于年轻病例，手术治疗选择较为积极；对于老年病例，可适当放宽随访或放射外科治疗指征。听神经瘤好发年龄是40~60岁，青年人肿瘤往往较大，生长迅速。研究表明，青年人的肿瘤merlin蛋白往往完全失活。

如果在患者的唯一听力耳发现有听神经瘤，策略是等待和观察。每半年随访1次，随访内容包括钆增强磁共振、纯音听力、言语识别率、听觉脑干反应。如果听力开始下降，或肿瘤生长速度快，或两者均有，如果有可能选择听力保留手术，但要告知患者听力保留并不一定能成功。对患者来说，如果术后出现耳聋，学习其他的交流方法（如读唇）是有帮助的，将会促进康复。

如果有可能（经济条件许可、对侧耳有耳蜗植入的适应证），我们会建议在对侧耳植入人工耳蜗，在听神经瘤手术之前或之后均可。神经纤维瘤病2型患者的情况类似，将在第十三章另述。

对有慢性消耗性疾病、麻醉高风险、康复差可能性大的听神经瘤患者，这些疾病增加了长时间全身麻醉的风险，建议用放射治疗，或者每隔6个月MRI密切随访观察。

在选择随访观察时，应该向患者详细解释选择的原因、听神经瘤自然生长的风险以及可能由此带来的治疗策略上的改变。

随访方法有症状随访、听力随访和影像学随访。随访过程中，要求患者每6个月复诊1次，询问症状有无变化，以及有无新的症状出现。检查听力（纯音听阈PTA和言语识别率SDS），以及全身状况、前庭功能、神经系统功能等。每12~18个月行桥小脑角MRI检查，了解肿瘤的生长速度。

二、Ⅲ期以上肿瘤手术

手术切除适合于大多数听神经瘤病例，尤其是Ⅲ期以上的肿瘤，除非有手术禁忌证或患者拒绝手术。小肿瘤随访增大也是手术指征，小肿瘤随访中听力下降而肿瘤不增大的治疗，目前仍有争议，应根据肿瘤部位具体分析。依据肿瘤的大小、生长速率、患者选择，以及一些特殊情况，放射外科治疗也是一种治疗选择。详见第十二章。放射外科治疗避免了开颅手术，且肿瘤控制率大于80%，但放射外科治疗是控制肿瘤而不能切除，术后需要终身随访。15%~20%的肿瘤在放疗后会继续生长，这时肿瘤与脑干、脑神经紧密粘连，蛛网膜平面也会被放疗破坏。听神经瘤放疗后会变得纤维化、质硬，血管增多，造成手术困难，对面神经、其他脑神经、脑干损伤严重，另外，虽然可能性较小，放疗后有可能造成肿瘤恶变，必须告诉患者放疗的优劣。

第五节 听神经瘤的手术策略

一、听神经瘤手术径路的选择

目前，迷路径路、乙状窦后径路、颅中窝径路是听神经瘤手术的三种基本手术径路，可以满足大多数情况下的肿瘤切除。在一些特殊情况下，可以用耳囊径路和耳蜗径路。手术径路选择的主要依据是肿瘤的大小（亦即肿瘤的分期）和术前听力水平。AACHHNS 听力分级 A 级和 B 级定义为听力好，C 级和 D 级定义为听力差。

（一）迷路径路或扩大迷路径路

根据我们的经验，迷路径路手术距离短，磨除内听道骨质等操作全在硬脑膜外进行,对脑组织几乎没有刺激,面神经保留率高,术后头痛和脑脊液漏发生率低,术后神经系统并发症最少，可用于摘除任何大小的听神经瘤。因此，如果不考虑保留听力，应选择迷路径路。适应证如下：①内听道外肿瘤 >1.5cm，不保留听力。但唯一听力耳和一些神经纤维瘤病 2 型患者例外。②内听道外肿瘤≤1.5cm，但听力差，听力保留无意义。肿瘤延伸到内听道底。③乙状窦后径路术后听神经瘤复发。

如果术前听力明显下降（C、D 级），意味着耳蜗神经已经被肿瘤侵犯，所以即使是小肿瘤，听力保留的可能性也非常小。另外，术前已经比较差的听力被保留下来并不算是一种成功，因为如此低的听力水平和差的言语分辨率对患者来说没有实用意义。因此，术前应权衡利弊，并与患者充分讨论。迷路径路的另一优势是内听道底的肿瘤不会残留对于内听道外 >3.0cm 的肿瘤，采用扩大迷路径路，最大限度地暴露桥小脑角，以便肿瘤摘除。除此之外，复发的听神经瘤也常采用扩大迷路径路。

（二）听力保留手术径路

听神经瘤术后的听力保留主要有三重含义：术中保留蜗神经的完整性；术后纯音测听显示存在可测听力；术后听力水平具有社会实用性，也称具有实用听力。

确切地说，保留实用听力的手术才能称为听力保留的手术。

听力保留手术的指征：①肿瘤≤1.5cm。②术前听力好（AAO-HNS 听力分级 A 级和 B 级），术前 ABR 波形分化可辨。

另外，术前患者已放疗，或者肿瘤囊性变，听力保留率低。

1. 乙状窦后径路

乙状窦后径路适用于各种大小以及生长方向的听神经瘤，解剖标志明确，出血少，能充分暴露桥小脑角区，能在脑干侧和内听道口识别面听神经，术中可直接监测蜗神经动作电位。

乙状窦后径路的适应证：任意大小肿瘤；或内听道外肿瘤≤1.5cm，肿瘤未及内听道底，术前听力为 A 级和 B 级。

2. 颅中窝径路

颅中窝径路的优点是从正上方暴露内听道中间部分，减少内耳的损伤，避免对脑干的挤压。缺点是手术野小，解剖标志不易识别，定位内听道相比乙状窦后径路困难，所以术中损伤面神经的概率相对较高。由于术中需轻抬颞叶，易造成脑组织水肿，术后有发生癫痫、失语、肢体偏瘫的可能。

颅中窝径路的适应证：桥小脑角肿瘤 <0.5cm，术前听力为 A 级和 B 级，年龄 <60 岁。

（三）其他径路

肿瘤侵犯颞骨或耳蜗，可采用耳囊径路。较大的复发性肿瘤，术前面瘫时间长，可用耳蜗径路。

二、听神经瘤近全切除和次全切除

听神经瘤手术的肿瘤切除范围可分为全切除、近全切除、次全切除和部分切除。

（一）听神经瘤近全切除和次全切除的定义

不同作者对听神经瘤近全切除和次全切除的定义不一，国际上并没有统一共识。有学者认为，肿瘤切除后的残余肿瘤组织≤5% 为近全切除，>5% 为次全切除。

Bloch 等将近全切除定义为残余肿瘤组织≤25mm^2 或者≤2mm 层厚，而次全切除时的肿瘤残余组织 >25mm^2 或者 >2mm 层厚。对近全切除和次全切除定义的一个重要局限在于：与原发肿瘤总体体积相比，残留肿瘤的百分比只是一个相对指数。例如，桥小脑角中直径分别为 2cm 和 4cm 的原发肿瘤，切除后同样残留 5% 的肿瘤组织，前者残留体积远远较后者要小。因而，用肿瘤的绝对残余量来定义听神经瘤近全切除和次全切除，可能是一种值得提倡的方法，但国际上并没有统一的标准。

（二）听神经瘤近全切除和次全切除与面神经功能

听神经瘤的近全切除和次全切除方案与面神经功能的保护密切相关，通常应用于大的听神经瘤的手术方案中，特别是肿瘤在桥小脑角中的直径 >3cm。听神经瘤越大，面神经与肿瘤的关系越复杂，面神经与肿瘤粘连越严重，同时肿瘤对面神经的推挤、拉长、压扁，面神经常表现为单束或多束纤维状，随着肿瘤进一步生长，面神经可能位于肿瘤的表面，也可能被肿瘤浸润，面神经在桥小脑角中的形态及位置发生了明显变化，这都增加了术中面神经确认和分离的难度，从而增加了损伤面神经的风险。值得指出的是，随着显微神经外科技术的发展和神经电生理监测技术的广泛应用，外科医师在术中寻找面神经方面有了极大的提高，增加了面神经解剖的保留率。Sammi 是公认的听神经瘤手术经验丰富的神经外科医师，其报道的听神经瘤全切除率为 98%，术中面神经解剖保留率为 98.5%，术后面神经功能良好率为 81%，术后面神经功能良好率比术中面神经解剖保留率要低得多，这意味着即使面神经解剖保留，也有很大可能面临长期的面瘫。众多研究结果显示，导致面神经功能损害的往往是与面神经粘连紧密的最后少量肿瘤。对这部分肿瘤，即使能够辨认出面神经，但由于其与面神经粘连紧密，切除时的机械性损伤和面神经血供的破坏，导致术后面神经功能障碍。因而，听神经瘤近全切除和次全切除多仅限于为保留面神经聋整性，在神经表面残留小片肿瘤。

多项大规模研究报道显示，肿瘤越大，术中越易损伤面神经，大的听神经瘤（>3cm）全切除术后 1 年，面神经功能良好（H-B 分级Ⅰ/Ⅱ级）的概率仅为 27%~58%。Bloch 等，通过多因素回归分析了听神经瘤患者的肿瘤大小、年龄、手术径路等与术后面神经功能的关系，结果显示，仅肿瘤大小与术后面神经的功能密切相关。

对于大的听神经瘤患者，非全切除提高了术后面神经功能。在大的听神经瘤中，为避免术中损伤面神经，提高术后面神经功能，部分医师采取术中肿瘤次全切除，术后行立体定向放射治疗。目前，多项回顾性研究报道了此策略在大的听神经瘤（桥小脑角肿瘤直径 >3cm）患者中的应用，并评估了术后面神经的功能情况，在 141 例平均随访时间为 32~68.8 个月的患者中，85.7%~95% 的患者术后获得了 H-B 分级Ⅰ/Ⅱ级的面神经功能，与类似大小肿瘤全切除后的同期数据相比较，次全切除相当大地改善了面部神经功能的结果，且放疗对残余肿瘤的远期控制率约在 90%。

对于放疗后肿瘤再次生长的听神经瘤患者中，肿瘤非全切除对于保护面神经是一个值得考虑的方案。Friedman 等报道了 73 例放疗失败后行肿瘤切除的听神经瘤患者，全切除患者术后 1 年面神经功能良好（H-B 分级为Ⅰ/Ⅱ级）的概率为 50%，非全切除患者良好神经功能的概率高达 85.7%，两者具有显著的统计学差异。同时，对全切除组和非全切除组分别进行平均 7.3 年和 5.7 年的随访，结果显示两个治疗方案组中均无患者需要进一步治疗。

术中神经电生理监测在听神经瘤手术中已得到广泛的应用，为外科医师在术中寻找面神经提供了极大的帮助，增加了面神经解剖的保留率，同时为手术方案提供了一定的参考。Haque 等报道了通过面神经监测决定是否肿瘤全切除和次全切除的方案：当面神经刺激阈值超过 0.3mA 或在神经基线刺激量的基础上至少需要增加 0.1mA 时，选择肿瘤次全切除；若神经监测保持稳定时，选择肿瘤全切除。通过这种方案，在 151 例患者中，36% 为全切除，64% 为次全切除，整个患者中的术后面神经功能良好（H-B 分级为Ⅰ/Ⅱ级）的概率高达 97%。另外，Amano 等报道，在肿瘤切除的过程，将电极放在面神经出脑干行连续面神经刺激监测对于预测术后面神经的功能有一定的帮助，当面神经刺激振幅降低 50% 时，面神经术后功能相对较差，术中该参数的应用可提醒术者面神经损伤的发生，并修改肿瘤的切除方案。

（三）听神经瘤近全切除和次全切除后的肿瘤复发情况

听神经瘤的切除程度与肿瘤的复发发生率密切相关，各家报道不一。Seol 等报道，听神经瘤完全切除、近全切除及次全切除后的肿瘤复发率分别为 3.8%、9.4% 及 27.6%。通过统计学分析，肿瘤全切除与近全切除的肿瘤复发率没有显著差别，这两者与次全切除后肿瘤的复发率有显著的统计学差异，后者复发率明显升高。Bloch 等通过对 52 例近全切除和次全切除的听神经瘤患者，进行了平均 5 年的随访研究，结果发现近全切除后的肿瘤复发率为 3%（1/33），次全切除后的肿瘤复发率为 32%（6/19），并对两者的随访时间和肿瘤大小进行统计学上的矫正，结果显示，次全切除后的肿瘤复发率是近全切除的 12 倍，两者有显著的统计学差异。EI-Kashlan 等，对 39 例非全切除听神经瘤患者，进行了长达平均 6.2 年（3.5~10.2 年）长期随访研究，结果发现 43.6% 的患者残留肿瘤再生长。Fukuda 等，对 41 例全切除、25 例次全切除（肿瘤切除部分达 90%~99%）及 8 例部分切除（肿瘤切除部分 <90%）的听神经瘤患者进行至少 5 年的术后随访研究，结果显示，肿瘤的再生长发生率分别为 2.4%、52% 及 62.5%，全切除与非全切除（次全切除与部分切除）之间的肿瘤再生长率有明显的差别，后者的肿瘤再生长率明显升高。同时，该作者对多个因素与非全切除后的肿瘤再生长率之间的关系进行了分析，结果提示：初次手术后面神经表面残留肿瘤的厚度及 MIB-1 指数（细胞增殖的一个标志物）与肿瘤再生长呈正相关，即术后面神经表面残留的肿瘤越厚及 MIB-1 指数越高，残留肿瘤再生长的发生可能性越大，同时也证实肿瘤再生长率与患者的年龄、性别、原发肿瘤的大小、是否囊性变无关。另外，不完全切除的听神经瘤术后是否复发与术后影像学评估方法及肿瘤残留体积也有密切关系。Siavosh Vakilian 等，对 30 例不完全切除的听神经瘤进行了长期的术后影像学随访研究，结果发现：通过三维测量瘤体体积的大小，40%（12/30）的残留肿瘤在体积上进一步增大，平均增长速度为 $0.53cm^3$/ 年，18 例残留肿瘤在体积上保持稳定不变；结果也显示，所有术后肿瘤残留体积超过 $2.5cm^3$ 的患者都出现进一步增大，通过比较，二维测量肿瘤的大小时仅有 26.7%（8/30）的残留肿瘤表现为进一步增大，单因素统计学分析发现，残留肿瘤体积与术后肿瘤的生长密切相关，残留体积超过 $2.5cm^3$ 的肿瘤患者具有极高的复发率。

听神经瘤的切除程度与复发率成反比，这一观点得到众多文献支持，但部分报道显示，肿瘤的远期复发率在统计学上并没有显著差异。Sughrne 等，对 571 例全切除、89 例近全切除及 112 例全切除的听神经瘤患者进行长期的随访研究发现，5 年复发率分别是 10%、16%、18%，10 年复发率分别为 22%、19%、18%，在统计学上并没有显著差异。

（四）听神经瘤近全切除和次全切除后的诊疗方案

听神经瘤近全切除或次全切除后的诊疗方案同原发肿瘤，包括：连续随访观察、立体定向放射治疗和再次手术。在连续随访观察后如果发现残余肿瘤生长，考虑到残余肿瘤已经存在再生长情况，后续需进一步治疗的可能性非常大，继续进行随访观察并不推荐。另外，Freeman 等对残留肿瘤再次生长的听神经瘤患者进行再次手术，并与首次手术相比较，发现再次手术难度加大，且患者术后并发症的发病率高，特别是面神经功能较首次手术者要差，究其原因可能是术后瘢痕增生、面神经正常解剖位置改变、肿瘤与周围神经血管等组织粘连等。

随着立体定向放射外科的发展，该治疗方案已经成为手术的重要补充，即使手术未能将肿瘤完全切除，通过立体定向放射治疗也可以很好地控制肿瘤生长。Arthurs 等报道，通过对听神经瘤患者 12~17Gy 的立体定向放射治疗，91%~95% 的瘤体便能控制生长，而面神经的病变率低于 10%。最近，多项报道证实，肿瘤非全切除后通过立体定向放射治疗，并进行 32~68.8 个月的随访观察，肿瘤再生长的控制率在 79%~100%。不仅如此，立体定向放射治疗在对中小型听神经瘤生长的控制及面神经保护方面显示出良好效果。有研究表明，伽马刀治疗中小型听神经瘤患者，10 年肿瘤无进展率达 92%，面神经功能良好率为 96%。

总之，听神经瘤的切除程度与术后面神经功能及复发率密切相关，是一对矛盾的问题。听神经瘤切除越彻底，术中损伤面神经的可能性越大，术后良好面神经功能的概率可能性越小；相反，听神经瘤切除越彻底的患者术后肿瘤复发的可能性越大。神经电生理监测为手术中是否采取近全切除及次全切除提供了一定的参考，术后立体定向放射可作为残余肿瘤再生长的推荐治疗方案。值得指出的是，作为外科医师，应将全切除肿瘤并保留神经功能作为始终目标。但对那些全切除确有困难者，采取近全切除及次全切除不失为一个较好的选择。

第六节　听神经瘤外科的基本手术技术

有别于传统的耳科手术，耳神经和侧颅底外科手术有其独具的特点。除了基本的外科知识和技巧，手术医师应该熟悉颞骨、颅底和桥小脑角的解剖，掌握综合显微外科、耳科和神经外科的特殊技术，不仅要有熟练的颞骨解剖技能，也应该具备神经外科的处理脑组织和止血的技巧。

一、颞骨钻磨的一般原则

执钻柄的方法应该像握笔，小指和环指放在患者的头部作为支撑，这样省力而且稳定。为防止钻头妨碍术者的视线，应该用钻头的侧面磨，而不是钻头的尖端。手给钻头施加的压力要最小，特别是在邻近重要结构时，防止钻头突入薄弱处，造成重要结的损伤。

小钻头易磨出一个深洞，而大的钻头磨出来的是一个面，因此尽可能用大的钻头。根据所钻磨区域的深度调换不同长度的钻头，但应注意钻头越短，越好控制、稳定性高。在做听神经瘤手术的径路时，绝大部分的钻磨都用切割钻，而金刚钻用于纤细、脆弱的结构，如面神经、乙状窦、内听道或硬脑膜附近。金刚钻也用于控制骨面的渗血。钻磨的方向应总是与重要结构平行，并开始于最危险的区域，停止于最安全的区域。

在钻磨过程中，必须持续地冲洗吸引，以清除骨粉，防止骨粉阻碍手术视野、凝结在钻头的沟缝中。冲洗也会给所钻磨的骨性结构降温，防止热损伤。当接近面神经、半规管蓝线时，充分的冲洗很重要。吸引器头随钻头移动，可以放置在钻头和重要结构之间，这样万一钻头打滑，碰到的是吸引器头而不是重要结构。

二、出血的处理

耳神经外科和侧颅底手术中的止血技术不同于其他手术，因为不可能通过结扎血管而止血。

1）单极电凝用于皮肤切口和肌骨膜组织的止血。

2）双极电凝是耳神经外科和侧颅底手术中最重要的器械。细头用于精细操作，如颅内止血、电凝肿瘤的供血血管、脑干前方的血管等；粗头用于脑膜外的结构、肿瘤囊内切除、电凝肿瘤和肿瘤表面的血管。

用滴水双极电凝或电凝时，应反复冲水，以防止电凝头粘在血管或其他组织上，否则会造成再出血、撕裂或损伤。电凝头必须经常清洁，以防止烧焦的组织在上面凝结，造成易粘连、不能电凝。清洁电凝头应该用刮擦板，而不是手术刀，后者会引起电凝头表面毛糙而影响使用。

乙状窦表面小的破口可用双极电凝处理。把双极电凝的功率调小，持续冲洗，然后将电凝头靠近破口边缘电凝。但是，颈静脉球有小破口出血时，不要用双极电凝处理，因为这会把破口拉大。

3）骨面少量出血用金刚钻处理，打磨时所产生的热足以止血。出血量多时用小块骨蜡止血，用手指压实在出血点上，如果出血部位深，就要借助鼻中隔剥离子将骨蜡抹在出血点上，然后用脑棉压迫。

4）氧化纤维素止血纱布（surgicel）能够与血液相互作用产生红棕色的物质，像人造血凝块起止血作用。另外，止血纱布还被证实有杀菌作用。止血纱布主要用于：①毛细血管渗血，在小脑表面弥漫性静脉渗血时尤其有用。②脑干出血，因为不能用双极电凝，用止血纱布覆盖脑干出血处。③乙状窦损伤、破口略大时，用小块止血纱布嵌顿在破口处止血。此时应当用吸引头和显微剥离子（神经钩针）配合完成。④扩大迷路径路手术中，遇颈静脉球高位阻碍磨除内听道下壁，或者意外损伤颈静脉球时，可将止血纱布和骨蜡混合成饼状，盖在颈静脉上，然后用鼻中隔剥离子下压，同时止血。⑤当意外损伤或作为手术径路一部分时，腔内填塞静脉窦（乙状窦或岩下窦）。但是应注意，由于止血纱布的组织反应，过多遗留在桥小脑角会引起术后发热。另外，止血纱布遇血膨胀，在有限的空间应用时应格外当心，防止压迫附近的神经。

5）脑膜表面有很多小血管，分离时应在直视下止血，尽量避免创面边缘骨质与脑膜的分离，这时往往会有持续性的少量渗血。这时不能用骨蜡或止血纱布填塞，否则会引起更大范围的骨质与脑膜分离，应该用吸引器吸除血液并判断出血部位，金刚钻磨除骨质暴露出血的脑膜小血管，直视下双极电凝止血。

三、脑组织和其他神经血管结构的处理

如有可能尽量避免脑组织牵拉。长时间持续、用力牵拉脑组织将是灾难性的。但在一些径路中，如颅中窝径路，在开始的时候用牵开器，如有可能在肿瘤摘除时应去除。这时用吸引器头或双极电凝间断地轻压颞叶脑组织即可获得显露。

在乙状窦后径路中，轻柔地下压小脑以暴露脑池。然后打开脑池的蛛网膜，引流脑脊液。这会引起小脑回缩，为肿瘤摘除提供必要的空间。在摘肿瘤前就应完成这一步，可避免小脑的过度牵拉。

应避免器械与脑表面直接接触。一旦硬脑膜被打开，就用脑棉覆盖在脑组织表面提供保护。当肿瘤与神经血管结构分离后，用一块止血纱布隔在它们之间以便在后续的肿瘤摘除中保护这些结构。也可以隔在肿瘤与正常组织之间，逐渐地分开它们。

在乙状窦后径路中，需要磨除内听道后壁时，应将脑棉撤出，换成明胶海绵，防止脑棉被电钻头卷走，造成对周围结构不可意料的破坏。

一旦硬脑膜被打开，就开始用带侧孔的 Brackmann 吸引器头，以避免对脆弱的神经血管结构的直接吸引。

在从受累的神经节段分离肿瘤之前，必须在肿瘤的近端和远端，即移位和变形最小的地方辨认这个神经，这一点非常重要。在摘肿瘤之前，应尽可能辨认面神经。迷路径路中，可在肿瘤的远端，特别是内听道底辨认面神经。在乙状窦后径路中，只能在桥小脑角辨认，或者肿瘤的体积缩小后在内听道底的外侧找到面神经。而在颅中窝径路中，面神经在开始的时候就被辨认，然后再确定内听道的位置。

在神经表面和邻近处避免使用双极电凝。如确需使用，要降低双极电凝的功率。

试图保留听力时，保留部分前庭神经，对耳蜗神经有物理支撑作用，还能避免损伤迷路动脉。

四、获得较好的肿瘤显露

因为侧颅底肿瘤深在，位于复杂的神经血管结构区域中，是否能足够地暴露是关系到手术效果的问题。传统的神经外科技术颅板切除相对较小，需要靠脑牵拉获得肿瘤切除的径路，而现代侧颅底外科是要去除骨质，避免推压脑组织。切

除足够的骨质提供必要的空间，因此避免了脑的过度牵拉。

在迷路径路和耳蜗径路中，大范围的切除乙状窦后硬脑膜表面的骨质和乙状窦表面的骨质，可以将乙状窦下压，极大地拓宽了视野。轻轻划线式电凝硬脑膜和乙状窦，可使其回缩，提供更多的工作空间。

根据需要，在手术的不同阶段，改变手术床的位置、显微镜的角度，必要时调整手术者的位置也是一个重要方法，可以改善手术视野，更好地暴露受肿瘤累及的结构。即使是同一手术野，改变上述三者之间的相对位置，可为术者提供不同的视角。

五、肿瘤摘除技术

在侧颅底和耳神经外科中，肿瘤摘除不同于别的手术，由于大多数肿瘤是良性的，可以被囊内切除、小块切除。许多肿瘤（脑膜瘤、副神经节瘤、脊索瘤）具有侵袭性，侵犯硬脑膜和骨质，为求术后不复发，肿瘤全切需要切除受累的硬脑膜和骨质。

摘除肿瘤之前，在持续吸引、冲洗下，用双极电凝烧灼肿瘤表面，特别是血管丰富的肿瘤，以减少肿瘤的包囊被打开时的出血。

肿瘤通常被双层的蛛网膜包被。在摘除肿瘤之前，发现这个蛛网膜平面很重要。停留在蛛网膜平面可确保脑膜内的神经血管结构免受损伤，避免出血。

摘除肿瘤时需要的器械不多，如显微刮匙、显微剪刀、双极电凝镊、Brackmann 吸引器头、神经钩针、面神经刺激探针。

肿瘤摘除时，必须用温盐水持续地冲洗术野，可以清除血液和血凝块，保持视野清楚：冲洗也使脑组织保持在比较生理性的环境中。

在分离蛛网膜、切割肿瘤表面时，用双极电凝烧灼，可避免出血。如果断裂的小血管回缩到蛛网膜下隙，可能很难找到并控制出血。

来源于重要动脉（如小脑前下动脉）的肿瘤小血管，应在紧贴肿瘤组织处电凝，然后切断。双极电凝必须沿肿瘤血管烧灼一个较长的节段，在切断之前应确认血管完全闭合。

除了小肿瘤以外，囊内切除是肿瘤摘除的第一步。肿瘤的核心区出血用双极电凝控制，或者用止血纱布填塞，这样术者就可以继续其他区域的操作而不担心此处出血。

肿瘤比较大时，不要盲目地分离藏在肿瘤后面的结构。囊内切除之后才分离周围结构。到最后，肿瘤的体积已经大大缩小，囊壁还留在神经血管结构（面神经、脑干）表面。此时将囊壁推向一边，肿瘤与这些结构的界限就很清楚，可以完全摘除。

分离肿瘤和神经时，应锐性分离，尽可能少牵拉面神经或耳蜗神经。

第七节 听神经瘤手术径路

听神经瘤的手术径路根据径路与目标区域（肿瘤所在的位置）之间的相对关系进行分类。因此，径路可被分为穿过耳囊的径路，保留耳囊的径路，以及经耳囊上、后径路。

穿过耳囊的径路包括迷路径路、耳囊径路、耳蜗径路。

保留耳囊的径路包括颅中窝径路（经耳囊上）、乙状窦后径路和迷路后径路（经耳囊后）。

听神经瘤手术的三种基本径路是迷路径路、乙状窦后径路和颅中窝径路。

一、迷路径路

1961 年，William House 第一次将迷路径路应用于听神经瘤切除，是听神经瘤手术的经典径路之一。

（一）适应证

1）不考虑保留听力的听神经瘤。

2）内听道外肿瘤 >1.5cm 时，不考虑保留听力，参见第七章第二节。

3）神经纤维瘤病 2 型患者。如果术中保留了耳蜗神经，可在肿瘤摘除后一期行人工耳蜗植入。如果耳蜗神经未保留，可行听觉脑干植入。

（二）禁忌证

1）唯一听力耳。现在有人工耳蜗和听觉脑干植入，因此这是一个相对禁忌证。

2）同侧慢性中耳炎。如果单纯鼓膜穿孔无活动性感染，一期行迷路径路手术，外耳道封闭。如果有活动性感染，先进行保守治疗，直到炎症控制再行迷路径路手术，外耳道封闭；如果不能控制，先行颞骨次全切除以根除炎症，腹部脂肪填塞术腔，外耳道封闭，3 个月以后二期行迷路径路手术。

（三）手术解剖

迷路径路的前界上方为面神经垂直段，下方为内听道后壁；上界为颅中窝底的硬脑膜，其内有岩上窦通过；后界为乙状窦；下界为颈静脉球。通过充分磨除颞骨骨质到达内听道及桥小脑角，暴露肿瘤，然后进行肿瘤摘除。术中重要的解剖结构如下。

1. 颈静脉球和耳蜗导水管

颈静脉球位于内听道底壁之下，前方为后组脑神经。颈静脉球与内听道之间的距离变异很大，高位颈静脉球时须将其向下推压。颈静脉球上方、后半规管壶腹的内侧有耳蜗导水管，是一个定位标志，其内侧下方即为舌咽神经。耳蜗导水管手术中，打开后颅窝硬脑膜前可以先开放耳蜗导水管，引流脑脊液，减轻颅内压力。

2. 内听道底

后半规管壶腹和前庭的底是内听道的下界。开放上半规管壶腹，可见前庭上神经，此为内听道的上界。

3. 桥小脑角区的神经

打开后颅窝硬脑膜，后面为小脑，小脑前方为脑桥和延髓。内听道前缘深部可见白色的脑干，此区域构成桥小脑角。从上到下依次为三叉神经、面听神经束和后组脑神经，前内侧可见展神经。后组脑神经从上到下依次为舌咽神经、迷走神经和副神经。

4. 桥小脑角区的血管

小脑前下动脉是桥小脑角区域手术最重要的血管。小脑前下动脉形成襻结构，通过面神经和耳蜗神经之间或面听神经之下，通常会深入内听道内。术中必须注意保护肿瘤外的血管，避免烧灼。小脑后下动脉通常穿行于后组脑神经之间，而小脑上动脉则与三叉神经伴行。岩静脉（Dandy 静脉）位于三叉神经后下方，术中损伤该血管，常会导致脑干水肿。

5. 肿瘤周围的蛛网膜结构

肿瘤生长过程中，在肿瘤表面形成两层蛛网膜覆盖，神经血管位于两层蛛网膜之间。在肿瘤分离过程中，应在肿瘤表面蛛网膜和脑组织表面蛛网膜间分离，如果分离时遇到较多粘连，如肿瘤侵入脑组织，往往提示分界面错误。

（四）手术技术

耳后沟后方弧形切口，切口最宽处距耳后沟3~4cm，上达耳郭上游离缘2cm，下达乳突尖，深至皮下；当同期植入骨导助听器时，切口后部向后方扩大1cm。

将皮瓣向前分离至外耳道后壁垂直切线水平。用电刀沿皮肤切口内侧切开肌骨膜层，切至骨表面。用骨膜剥离子向前分离，肌骨膜瓣的蒂位于前方。用电刀有助于翻起肌骨膜瓣并止血。暴露乳突的范围向上超过天盖，向前达耳道上嵴平外耳道后缘，向下达乳突尖下方，向后达乙状窦后缘1~1.5cm。切至乙状窦之后时，可能出现乳突导血管出血，用骨蜡填塞止血。

做扩大的乳突切除。充分切除乳突气房，前方以鼓窦入口和面神经垂直段为界，向后暴露乙状窦后方硬脑膜1~2cm。乙状窦表面保留“岛状”骨片，以使乙状窦能上下浮动、充分移位，并可保护乙状窦不受意外损伤。注意应磨除乙状窦前后的骨质，以利于推移、下压乙状窦获得更好的手术视野。

开放鼓窦，暴露砧骨短脚，磨薄外耳道后壁。将乳突天盖、颅中窝底的骨质和窦脑膜角骨质全部磨除，充分暴露颅中窝硬脑膜、窦脑膜角，显露岩上窦。接近硬脑膜时，使用金刚钻将骨质磨薄呈鸡蛋壳状，然后用剥离子、咬骨钳去除。

显露二腹肌嵴，定位面神经垂直段。迷路切除。迷路切除开始于外半规管，然后是上、后半规管。保留外、上半规管壶腹的最前份，以保护面神经。然后开放前庭。在切除半规管、开放前庭的同时，将面神经垂直段骨管轮廓化。

迷路切除后，继续切除颅中窝和乙状窦之前下、颅后窝硬脑膜表面的骨质。磨薄后先用剥离子分离硬脑膜，然后可用金刚钻或咬骨钳去除剩余骨质。

逐渐磨去面神经垂直段后方、内侧骨质。如遇颈静脉球高位，在暴露颈静脉球顶部后，先用剥离子将颈静脉球自周围的骨壁上剥离，此时会出现渗血，用止血纱布与骨蜡混合成饼状盖于渗血处，将颈静脉球向下轻压。

辨认内听道上界和下界。上半规管壶腹是内听道上界的标志。逐渐切除颈静脉球上方的骨质，内听道下界在颈静脉球水平以上。逐渐切除内听道上方、下方、后方的骨质，同时沿颅后窝硬脑膜切除其表面的骨质，内听道的轮廓和内听道口将逐渐被显露。轮廓化内听道时，磨钻的方向应与其平行，并从内向外。

内听道的上下方被磨成两个深沟，其周围骨质应做270°切除。充分切除内听道底壁与颈静脉球之间的骨质，此时可开放耳蜗导水管，引流脑脊液。内听道后壁的骨质逐渐被切除，暴露后壁的硬脑膜应从内听道口开始到内听道底，而不是相反，以防止损伤神经。继续切除内听道底水平的骨质，显露水平嵴，后者将前庭上、下神经分开。在水平嵴上方磨除骨质，暴露前庭上神经，它的深面是垂直嵴（bill's bar），面神经在 bill's bar 的深面受到骨质保护，肿瘤内听道部分切除就从去除此处的前庭上神经开始。在内听道上缘磨除骨质时，需反复用面神经监护刺激，因为在 20% 的病例中面神经走行从内听道上方绕过肿瘤上极，这时磨钻内听道上缘时很容易损伤面神经。

用双极电凝烧灼颅后窝的硬脑膜，然后在乙状窦下方，约在内听道向后的延长线上“一”字形切开硬脑膜。用显微剪切开硬脑膜至内听道口，然后转向上方、下方分别切开，以显露桥小脑角内的肿瘤，此时会有脑脊液流出。在此过程中，注意保护硬脑膜下的小脑组织，防止损伤。可以在剪开硬脑膜时，在脑组织和硬脑膜之间垫一小片脑棉。

后颅窝减压。打开硬脑膜暴露肿瘤后，若肿瘤较小，可用钩针挑破蛛网膜开放小脑延髓池，立即有脑脊液涌出，颅内压力减小，小脑下陷，可使手术视野扩大。在肿瘤较大时，须沿肿瘤下极向深部钩开蛛网膜，有时要囊内切除部分肿瘤后才能打开蛛网膜，排出脑脊液，降低颅内压。

肿瘤囊内切除。将肿瘤与周围血管及蛛网膜略加分离后，将肿瘤先行囊内切除（可用刮匙或用超声刀吸除），使其体积缩小后再将肿瘤分块切除。切除肿瘤和止血必须同时进行，整个切除过程中，应避免损伤脑干、小脑和神经。

定位面神经：囊内切除、肿瘤体积缩小后，首先在内听道和桥小脑角处定位面神经。将肿瘤下极牵起，定位面神经入脑干处，肿瘤在内听道中将面神经压向一侧，呈扁平状，尚容易分离，而在内听道口往往与肿瘤粘连紧密呈丝状，分离时极易断离。

在内听道底，前庭上神经向外穿出内听道底，延续为上壶腹神经，经过外、上半规管壶腹的下方。在水平嵴的上下方用钩针将前庭上神经切断。面神经在内听道底的前上部分，与前庭上神经借垂直嵴分开。

在桥小脑角，面神经与肿瘤的位置关系常见四种类型（图 9-1）：A 型，最常见，占 70%，自肿瘤前方，绕至脑干表面。B 型，较常见，占 13%，自肿瘤上方或前上方，绕至脑干表面。C 型，少见，占 10%，自肿瘤下方，绕至脑干表面。D 型，极少见，占 7%，自肿瘤后方，绕至脑干表面。面神经在入内听道处常被肿瘤压迫向前呈弧形，由于面神经被压迫在骨缘上，且常与蛛网膜或肿瘤包膜粘连，因此此处是手术中最易损伤面神经的位置。肿瘤增大内听道骨质破坏时，内听道口的骨缘变得更薄且锐利，在此处分离面神经必须十分谨慎。熟悉面神经在内听道和桥小脑角中的走行和各种变异，加强术中的面神经监测，是保留面神经解剖完整的重要保证。

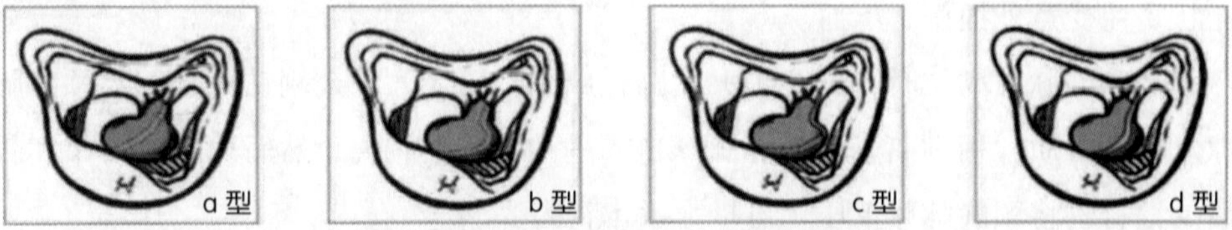

图 9-1　面神经与听神经瘤位置关系

关闭术腔。关闭术腔前，需反复用温生理盐水冲洗，直至清澈，以确认无出血。鼓窦入口、岩部气房、前庭腔用骨蜡封闭。将硬脑膜拉拢缝合数针以缩小缺口。将腹部脂肪裁剪成长条状，逐条填塞入脑膜缺损处，并充填整个术腔。将耳后肌骨膜瓣复位后拉拢缝合，皮瓣复位后分两层缝合，加压包扎。

（五）扩大迷路径路

扩大迷路径路是指在经典的迷路径路的基础上，通过充分切除岩骨骨质来达到扩大手术视野的目的。扩大迷路径路尚需进行以下操作。

切除乙状窦后方 2~3cm 的骨质，使乙状窦能够被充分下压，以增加径路的前后径。

充分切除颅中窝底硬脑膜及窦脑膜角表面的骨质，显露岩上窦，增加器械在桥小脑角中操作的自由度。

常规暴露颈静脉球，用骨蜡和止血纱布将颈静脉球压低以扩大视野。

充分切除内听道上壁与颅中窝硬脑膜之间、下壁与颈静脉球之间的骨质，270° 开放内听道。

肿瘤 >3.0cm 时，行外耳道关闭、咽鼓管封闭。

通过以上操作，形成前方以面神经垂直段和外耳道前壁为界，后方以乙状窦及颅后窝硬脑膜为界，上方以颅中窝硬脑膜及岩上窦为界，下方以颈静脉球为界的径路，使迷路径路的手术视野达到最大限度。

（六）手术要点

迷路径路或扩大迷路径路中，广泛的暴露颅中窝和乙状窦后的硬脑膜是充分暴露后颅窝、桥小脑角的重要步骤。颅中窝硬脑膜的暴露，能够使肿瘤的上极充分暴露，也为肿瘤下极的暴露提供了更好的视角，同时使得器械能够无阻碍地进入桥小脑角。暴露乙状窦后的硬脑膜，使乙状窦能被下压，这样就能比较容易地切除乙状窦前下方的硬脑膜表面的骨质，也为肿瘤的切除扩大了视野。

在乙状窦表面保留蛋壳样“岛状”骨片，乙状窦的下压不受影响，还可保护乙状窦免受意外损伤、出血。

遇颈静脉球高位时，或在扩大迷路径路中，要用大的金刚钻充分切除颈静脉球上方的骨质，用剥离子将颈静脉球自周围的骨壁上剥离，然后用止血纱布和骨蜡的混合物将颈静脉球下压，可扩大手术视野。

在手术的各个阶段，包括做径路和摘除肿瘤，都要注意面神经的识别标志，以免损伤。例如，面神经的垂直段恰好就在前庭的外侧，打开前庭时勿损伤。

在做径路过程中，如果硬脑膜意外被损伤，要注意保护，可用一挡板护在损伤处，以避免进一步撕裂。

如果乙状窦被损伤，破口较小时，可用尖端较大的双极电凝烧灼止血。中等大的破口可用神经钩针或显微剥离子操作，将小块止血纱布嵌顿在破口处，然后覆盖一块脑棉。大的破口可以缝合，或用肌肉填塞。

内听道上壁和下壁的骨质要充分切除。切除上壁可充分暴露肿瘤上极和三叉神经，切除下壁可充分显露肿瘤下极和后组脑神经。

打开硬脑膜后，应先开放小脑延髓池，使脑积液引流，降低颅压，易于切除肿瘤。若肿瘤较小，可用钩针挑破蛛网膜。在肿瘤较大时，要囊内切除部分肿瘤，使下极回缩后才能打开蛛网膜，排出脑脊液。

关闭伤口时，使用长条状的脂肪填塞，前几根的一端突入桥小脑角，但不宜太深入，以免压迫面神经，影响脑脊液循环；也不宜太浅，只放在硬脑膜缺损处不能预防脑脊液漏，

（七）迷路径路的优点

1. 迷路径路是从颅外到达桥小脑角的最短径路。

2. 直接开放桥小脑角区域而不牵拉小脑。

3. 能够清楚地在内听道底定位面神经，可以减小面神经的损伤。

4. 可以摘除任何大小的听神经瘤。

5. 遇术后出血，再手术时比较容易快速拆除缝线、去除脂肪，清除血肿。

（八）迷路径路的缺点

1）牺牲术侧听力。

2）如果肿瘤突向前至脑桥前池，通过迷路径路则不能暴露。

3）后组脑神经和延髓暴露不充分，如果肿瘤向下斜坡伸展，不能通过迷路径路全切除。

（九）术后处理

术后可带管或待患者清醒后拔除插管，入重症监护病房（ICU）观察 24 小时，需对生命体征进行连续监护 24~48 小时。严密观察意识、瞳孔、血压、呼吸及肢体活动变化情况，及时发现可能出现的致命并发症，如颅内出血、脑水肿、颅内高压、脑疝及窒息。

术后 24~48 小时平稳度过后，嘱患者绝对卧床 4~5 日，防止过分用力，半流质饮食 2 日后可进普通饮食。

术后用药。选择易通过血脑屏障的广谱抗生素，以防止术后颅内感染。使用甘露醇 3~5 日（甘露醇 125ml，静滴，q8 小时 ×3 日，然后 q12 小时 ×3 日），以降颅内压、减轻脑水肿、预防脑脊液漏。常规使用糖皮质激素 4 日，酌情使用白蛋白以缓解因肿瘤压迫、术中牵拉引起的脑水肿。

（十）并发症及其处理

1. 术中并发症

出血和神经损伤是迷路径路听神经瘤手术的常见术中并发症。

（1）出血：静脉窦的出血可以用 Surgicel 和骨蜡混合物填塞于出血处。脑干或小脑的出血切忌盲目电凝，必须在高倍显微镜下用尖头双极电凝准确烧灼出血的血管。如视野不清楚，可先用止血纱布和脑棉压迫，将肿瘤切除后再仔细寻找出血点。

（2）神经损伤：手术的重点是摘除肿瘤的同时避免损伤面神经。在磨开内听道底、分离内听道口肿瘤与组织的粘连及对神经周围小动脉电凝烧灼，均易损伤面神经。可以是直接损伤，但更常见的是热传递损伤。在磨除耳蜗导水管周围骨质时，应注意保护舌咽神经。

2. 术后并发症

迷路径路术后最严重的并发症是出血和感染，其次是脑脊液漏，由此可能继发感染。

（1）脑脊液漏：由于手术后脑膜缺口不能缝合，需用脂肪填塞，因此脑脊液漏是听神经瘤术后较常见的并发症。最常见的脑脊液漏是切口漏，通常加压包扎 3~5 日后可治愈。当鼓窦入口或岩骨气房未封闭时，会出现脑脊液耳鼻漏。与切口漏不同，脑脊液耳鼻漏难以通过加压包扎治愈，且细菌易经鼻部逆行感染致脑膜炎。这时应使患者保持坐位或高枕卧位，口服乙酰唑胺（醋氮酰胺）减少脑脊液产生，每日经腰椎穿刺或腰椎穿刺留置引流管以降低脑脊液压力。如经以上保守治疗短期内仍无效，应及早打开伤口，封闭脑脊液漏口以避免颅内感染。

（2）感染：颅内感染是听神经瘤术后危险的并发症，术后必须密切观察体温和神志情绪。有低热，但神志清晰、意识正常，是无菌性脑膜炎的表现，是术后常见的反应，不需积极处理就可自然缓解。化脓性脑膜炎则表现为嗜睡或躁动、颈项强直、高热或低热，对于此类患者应做腰椎穿刺脑脊液检查。

二、枕下乙状窦后径路

枕下乙状窦后径路是一个标准的神经外科到达桥小脑角区的手术径路，可以切除任意大小的听神经瘤，而耳科医师常用的乙状窦后径路的颅骨切开较靠前外，在乙状窦之后、横窦之下。这部分内容分为神经外科径路和耳科径路两个小节，其实是同一个径路由不同学科的视角来讨论。

（一）适应证

乙状窦后入路在神经外科切除听神经瘤的适应证较宽。小到内听道内的小肿瘤，大到直径大于 5era 的巨大型听神经瘤均可采用这一入路。对于伴有颅内高压的患者，只要恰当地处理后仍可进行这类手术。枕下乙状窦后入路也可用于切除桥小脑角区其他肿瘤及非肿瘤病变，脑膜瘤、表皮样囊肿、局限于后颅窝的颈静脉孔神经鞘瘤、三叉神经鞘瘤等。

（二）禁忌证

1. 严重的心、肺、肾、肝功能不全不能耐受手术者。

2. 年龄过大且全身情况差不能耐受手术者。

3. 凝血功能障碍、有明显出血倾向尚未纠正者。

（三）手术入路相关解剖

内听道的解剖：内听道向内略向后。内听道的平均直径为4mm，平均长度为9mm，但变异较大。硬脑膜贴于内听道骨壁，向外逐渐变薄且平整。内听道内的神经被蛛网膜包裹，面神经外的蛛网膜一直延伸至膝状神经节，因此内听道内的神经是被脑脊液所包围。在内听道内，面神经位于前上部，耳蜗神经位于前下方，前庭神经进入内听道口处分为上下两支，占据内听道的后半部分。

（四）手术技术

1. 体位

常用的体位有：①侧卧位。②仰卧位，头偏向一侧。③坐位，头略前倾并偏向一侧。侧卧位常用，患者取侧卧位，病变侧位于上方，头顶略低，下颌向胸前微曲，使颈部充分拉伸，使乳突位于头位的最高点。侧卧位的优点是：配合手术床的旋转，对于一些体积较大的肿瘤可以充分予以显露，尤其是显露脑干侧的肿瘤；其次是减轻颈部血管受压，避免术中出现颅高压，临床发生过平卧位头偏向一侧的体位，由于颈总动脉受压术后发生脑梗死的情况。采用侧卧位时，须注意腋下垫枕，防止臂丛神经损伤。垫枕的高度以上臂三角肌处与床面贴紧又能伸进1指为宜。

成人以头架固定，头架通常有3个头钉固定，分2个头钉端和1个头钉端，2个头钉端最好固定在双额部，1个头钉端固定在枕部，要位于中线之下，这样术者操作时就不会受头架的阻碍。

2. 皮肤切口

用甲紫（龙胆紫）标出皮肤切口。常用枕下直切口或“S”形切口，乳突后缘内侧1.5~2.0cm，切口藏于发迹内，上端起自横窦上1~1.5cm，向下止于发际，长5~9cm，切口下端略偏向内侧。

3. 切开皮肤和皮下组织

切开头皮和皮下组织达帽状腱膜下层，用头皮夹止血，也可不用头皮夹，皮缘双极电凝仔细止血。自上而下，由浅入深，按解剖层次依次切骨膜、胸锁乳突肌、斜方肌；头夹肌深面有一层筋膜，筋膜下有数条引流静脉，可用双极电凝先予以灼烧，再用单极切开下方肌肉，可以减少出血。切开上述两层肌肉时，在乳突后方的骨面上会遇见乳突导静脉，静脉出血较多，可用单极灼烧或骨蜡封闭乳突导静脉口止血。术前根据岩骨薄层 CT 骨窗扫描可以判断开颅时是否能遇见导静脉。接下来继续切开第三层的头半棘肌和第四层的头后大直肌、头上斜肌、头下斜肌。用乳突撑开器牵开两侧肌肉。切开肌肉时可先锐性切开肌肉筋膜，再钝性分离肌肉纤维，以减少损伤和出血。枕动脉自二腹肌后腹和头侧直肌之间向后上方行至头夹肌深面，应提前辨认并予以妥善止血后切断；切开肌肉的方向应保持与皮肤垂直，直至到达枕骨。用骨膜剥离器推开骨膜及枕下肌肉，显露枕骨鳞部。此时可用颅后窝牵开器牵开两侧肌肉。显露枕骨的范围应能达到：外至二腹肌沟，上达上项线上 0.5~1cm，内侧近枕外隆凸与星点连线的中点，下达枕骨大孔上缘。

4. 骨瓣（窗）开颅

目前多采用骨瓣开颅，便于术后解剖复位。先于星点前下方 1.5cm 处，钻 1~2 孔，如果有乳突导静脉通常跨导静脉钻 2 孔，无导静脉只需在星点前下方钻 1 孔。然后用湿明胶海绵分离乙状窦、横窦与颅骨之间粘连，再用铣刀沿乙状窦和横窦边缘向中线和枕骨大孔方向铣下骨瓣。骨瓣直径根据需要可在 2.5~4cm，要求能显露横窦下缘，外侧达乙状窦后缘，尤其要尽可能地显露横窦和乙状窦的交界部位，以免手术时因外侧骨缘切除不够而给显露桥小脑角带来困难或过分牵拉小脑半球。过多的显露横窦和乙状窦亦无必要。有时因骨窗上缘和外侧缘太厚，须借助磨钻扩大骨窗。使用磨钻时，应注意保护横窦和乙状窦，以免静脉窦破裂导致出血和空气栓塞。

5. 硬脑膜切开

在切开硬脑膜之前，应仔细观察硬脑膜的张力，通常在颅骨钻孔之前常规快速静脉滴注甘露醇。硬脑膜的切开方式较多，常见的有瓣形、K 形和 Y 形。瓣形切口呈马蹄状，基底位于横窦或乙状窦；K 形切口先于骨窗内侧做一略带弧形的切口，再于切口中点处做一向骨窗外上方和外下方的两个直线切口。Y 形切口是先于骨窗内侧和下方做一弧形切口，再于切口中点做一斜向骨窗外上方的直切口。不论做何种切口，均应以最大限度显露横窦和乙状窦交界处，并在显露桥小脑角时小脑不受牵拉为原则。切开硬脑膜遇有硬脑膜血管出血时，应采用止血钳钳夹止血，尽可能避免双极电凝止血，以免硬脑膜严重皱缩而给缝合硬脑膜带来困难。通常先切开下极近中线处硬膜，然后采用窄脑压板轻压小脑，在镜下剪开枕大池蛛网膜充分释放出脑脊液，使颅压充分下降后再完成硬脑膜切开。切开硬脑膜前如仍感颅压过高，可再辅以过度换气，抬高头位等措施，待颅内压下降后再切开硬脑膜，以免因颅压过高切开硬脑膜后小脑“挤”出硬脑膜切口，引起小脑肿胀、挫伤。切开硬脑膜后，将位于横窦和乙状窦边缘的硬脑膜向骨窗外牵拉或悬吊以利于显露。

6. 释放脑脊液显露肿瘤

脑脊液的充分释放是显露肿瘤、减轻脑组织牵拉的前提。肿瘤较小时，可自肿瘤下极的小脑延髓侧池或肿瘤上极的部分桥小脑角池缓慢释放脑脊液。如肿瘤巨大，小脑脑桥池和小脑延髓池完全闭塞，则首先应轻轻抬起靠近枕大孔处的小脑下缘以显露枕大池蛛网膜，撕开枕大池蛛网膜放出脑脊液，减轻小脑张力。耐心释放小脑延髓侧池及枕大池脑脊液，使脑组织充分回缩；避免过度牵拉小脑，可减少因过度牵拉小脑引起小脑半球水肿、梗死和出血等并发症的发生率。根据术前的矢状位 MRI 判断枕大池放液的难易程度。

7. 肿瘤显露、瘤内减压和内听道外侧肿瘤的切除

由于面神经位置的不确定性，在切开肿瘤之前，首先用神经电生理监测仪探测面神经的走行，确认无面神经后再切开肿瘤背侧的蛛网膜，并向上、下两极推开，尽量保持蛛网膜的完整，因肿瘤位于蛛网膜外，面神经位于蛛网膜下。当肿瘤较大时（>4cm），蛛网膜与肿瘤粘连紧密，要完整保留蛛网膜已相当困难。向内侧轻牵小脑半球，首先沿肿瘤与小脑半球之间分离蛛网膜有助于显露肿瘤，又可避免因过度牵拉小脑而引起小脑挫伤肿胀。听神经瘤起源于内听道段前庭神经，肿瘤从内听道向桥小脑角扩展过程中，向内侧推挤覆盖于肿瘤表面的蛛网膜使之反折成两层，而肿瘤周围的神经、血管均位于两层蛛网膜之间，故在镜下沿蛛网膜层分离便于保留瘤周的神经血管结构。

肿瘤显露后切除方法较为恒定，即先行囊内切除，一般用吸引器即可吸除肿瘤。遇有质地较硬韧的肿瘤，可用超声吸引器行囊内切除，但一定要非常慎重，以避免穿透肿瘤囊壁而损伤面神经。囊内切除后再分别分块切除肿瘤上、下极，肿瘤内侧及内听道内肿瘤。切除肿瘤上极至小脑幕游离缘时，首先可见位于蛛网膜下的滑车神经、小脑上动脉及大脑后动脉，上述神经血管几乎不与肿瘤瘤壁粘连。三叉神经绝大多数位于肿瘤上极的腹侧，肿瘤体积巨大时常与三叉神经粘连，应小心分离避免损伤。切除肿瘤下极囊壁时，后组脑神经即使与肿瘤囊壁粘连，分离也并不困难，但应注意小脑后下动脉及其分支常与肿瘤囊壁粘连较紧，分离困难时，宁可在血管壁上残留小片瘤壁，以防止损伤血管。

8. 磨开内听道后壁

对于内听道内的部分肿瘤，有时需磨开内听道后壁以充分显露。首先辨认内听道开口的后缘，用尖刀切开内听道后壁的骨膜，用剥离子推开骨膜显露内听道后壁。再用气动高速磨钻，转速最好能达到 80000 转 / 分，磨除内听道后壁。先采用小梅花钻头，当接近内听道壁时改用小的金刚石钻头。内听道后壁磨开的宽度和深度，应到达能充分显露内听道内肿瘤为宜；磨除不足，显露内听道内的肿瘤不充分；过分磨除，可能损害外侧半规管，并增加脑脊液鼻漏的危险。磨除的范围一般是 6~8mm。磨除内听道后壁时，应尽量多冲水，以免热传导损伤面神经。然后沿骨膜在内听道口的反折处切开内听道内的硬脑膜，切开方向与内听道纵轴平行。

9. 内听道内肿瘤切除及面、听神经功能保护

细心分离内听道内的肿瘤，寻找最内端的肿瘤边缘，可用剥离子将肿瘤自面神经表面轻轻剥下，尽量避免过多电凝或盲目钳夹致面、听神经继发性损害，术中应尽力保留内听动脉。

（五）手术要点

1. 骨瓣开颅时的注意事项

开颅时，除应注意防止乙状窦和横窦破裂出血外，亦应注意合理处理乳突导静脉，乳突导静脉位于外耳道后 2.5~4.0cm。Yasargil 推荐在此处用磨钻来扩大骨窗，这样可沿着导静脉磨除，直至汇入乙状窦处，并在此结扎或电灼，从而减少该静脉和乙状窦的出血。一旦发生静脉窦破裂，可用明胶海绵压迫漏口，然后将骨缘下的硬脑膜翻转压迫明胶海绵，常可达到止血的目的。如果静脉窦出血的部位不在骨缘下而有条件进行直接缝合时，可用 1 号线缝合止血，出血凶猛时，可用棉片或小手指压迫出血远端的静脉窦，在减少出血的情况下缝合静脉窦的破口。

2. 显露桥小脑角应循序渐进

在切开硬脑膜后，一方面要尽一切方法减轻小脑组织的张力，包括放出小脑延髓侧池和枕大池的脑脊液，有脑积水的患者术前行分流术或术中切开硬脑膜前行脑室引流术等。另一方面，在充分瘤内减压的基础上逐渐显露肿瘤，切忌为了快速显露肿瘤组织而盲目地用脑压板强行推开小脑组织，引起小脑半球水肿、梗死和出血等并发症。

3. 内听道后壁的处理

岩骨变异较大，骨性半规管、前庭与内听道后壁关系密切，乳突气房可突入内听道后壁，颈静脉球也可达到内听道水平。因此，术前应常规行岩骨薄层CT扫描，根据影像学情况决定磨除内听道的范围，也可在影像引导下安全实施内听道后壁的磨除。

（六）并发症及其处理

1）脑脊液漏发生的原因主要是内听道后壁或乳突气房封闭不全，手术中要耐心修补；如发生脑脊液漏，可行腰椎穿刺置管引流；保守治疗无效，则应手术修补。

2）面瘫可能与面神经在内听道内损伤有关，对术中明确证实未能保留面神经连续性的病例，如神经两端能直接吻合，应常规行一期端端吻合术；不能直接吻合者，可行神经移植术；否则，术后3个月内行面神经—舌下神经或副神经吻合术。

3）听力障碍的原因是迷路和耳蜗受损，或其血液供应障碍，术中的准确定位并保护内听动脉以减少损伤的可能性，但对于听神经瘤，有时不可避免。

4）复视与展神经受损有关，术中注意避免机械损伤。

5）术中应注意避免引起三叉神经及后组脑神经的机械损伤或血供障碍。

三、乙状窦后径路

（一）适应证

1）桥小脑角肿瘤≤1.5cm，肿瘤未及内听道底，术前听力为A级或B级。

2）桥小脑角肿瘤≥1.5cm，肿瘤未及内听道底，术前听力为A级或B级。仅适用于神经纤维瘤病2型患者。

（二）相对禁忌证

1）肿瘤延伸至内听道底。

2）术前无实用听力。

3）桥小脑角肿瘤≥1.5cm。

（4）高位颈静脉球超过内听道下壁水平。

（三）手术解剖

乙状窦后径路骨窗的前界为乙状窦的前缘，上界为横窦的上缘。在乙状窦后方缘、横窦下缘3mm左右切开硬脑膜，进入桥小脑角暴露肿瘤，磨除部分内听道后壁，然后进行肿瘤摘除。术中重要的解剖结构如下。

1. 横窦

横窦的位置高于外耳道口上壁的水平切线。

2. 颈静脉球

约 10% 的病例中，颈静脉球的位置可高达内听道下缘水平。磨除内听道后壁骨质过程中，应注意防止大出血。术前读 CT 片以确定其位置，如出现颈静脉球过高甚至到达肿瘤水平，则不能用此径路。

3. 内听道

通过此径路暴露内听道，必须磨除部分后壁。钻磨后壁的范围受后半规管位置的限制，内听道外侧 3~4mm 被后半规管阻挡。其他可能碰到或损伤的结构有内淋巴囊和前庭导水管、颈静脉球、耳蜗导水管、上半规管与后半规管的总脚、前庭。

4. 后半规管及上半规管

后半规管平面与岩骨后缘平行，上半规管则与之垂直，在磨除内听道后壁的过程中注意避免损伤迷路结构。前庭导水管位于内听道的外侧，位置相对恒定，其外侧、上方即为上半规管与后半规管的总脚。但前庭导水管本身不易辨别，故可沿着内听道内硬脑膜，以小号金刚钻逐渐向外向深部磨，直至隐约可见蓝线。

5. 迷路气房

在部分气化程度较高的病例中，开放内听道后壁的过程中，常将迷路气房开放。在关闭术腔前应用自体脂肪组织封闭，防止术后发生脑脊液漏。

6. 桥小脑角

这一区域的前界为颞骨岩部的背面，上方为小脑幕，下方为后颅窝底。此径路在桥小脑角区最先见到的是突出于内听道外的听神经瘤。小脑前下动脉迂回于内听道区。在肿瘤前上方深面可见岩静脉和粗大的三叉神经，此处还常常出现小脑上动脉。前下方深面可见分叉状的后组脑神经——舌咽神经、迷走神经、副神经、舌下神经。

（四）手术技术

1. 体位

在放置并调试面神经监测仪及听觉监测仪后，患者取仰卧位，头偏向健侧。

在耳道口放置棉球，然后将耳郭向前拉，用宽胶布固定于面颊部，这样可以充分暴露耳后的术野，同时防止消毒液进入耳道。头部和上胸部垫高，有利于暴露桥小脑角。

2. 纵向切口

距耳后 3cm，乳突后缘与枕骨交接处切口；上达外耳道上壁上方 1cm，向下至乳突尖后下方 1cm。向前翻起皮瓣、固定。

3. 肌骨膜瓣

用电刀沿皮肤切口内侧切开肌骨膜层，切至骨表面。用骨膜剥离子向前分离，肌骨膜瓣的蒂位于前方。暴露乳突的范围上方约在颞线，向前达耳郭后沟，向下达乳突尖下方，向后达乙状窦后缘以后约 5cm。

4. 乳突导血管的处理

在切肌骨膜瓣时，经常会遇乳突导血管出血。乳突导血管的远端在肌肉内，用双极电凝烧灼止血。其近端在骨质内，用骨蜡填塞止血。钻磨骨窗的同时，将乳突导血管逐渐轮廓化，直至其汇入乙状窦。轮廓化接近血管时会出血，用双极电凝和止血纱布止血。最后，在汇入乙状窦处，将乳突导血管切断，反复烧灼其断端，防止出血。

5. 颅骨开窗

在乳突后缘、枕骨前缘、顶骨的下方开骨窗 4cm × 4cm。骨窗的前界为乙状窦前边缘，上界为横窦上边缘。用电钻逐步磨除骨窗的骨板，显露颅后窝的硬脑膜。接近硬脑膜时，使用金刚钻将骨质磨薄呈鸡蛋壳状，然后用剥离子或咬骨钳去除。骨窗边缘开放的乳突气房，必须用骨蜡严密封闭，以防止术后脑脊液耳鼻漏。

6. 切开硬脑膜

用显微剪距乙状窦、横窦 3mm 弧形切开硬脑膜，避免损伤乙状窦和横窦，如遇硬脑膜切缘出血，随时用双极电凝止血。若遇乙状窦损伤，中等大的破口可用止血纱布填塞。将乙状窦后切缘的硬脑膜用丝线向前牵开，以扩大手术视野。

7. 显露桥小脑角

进入桥小脑角之前，在小脑表面放置脑棉保护。将脑棉剪成 1cm 宽窄条状，依次递进将小脑半球轻轻推向后内方，在脑棉的保护下，吸出部分脑脊液，使小脑组织缓缓下陷，逐渐显露小脑延髓池。打开蛛网膜，放出脑脊液，以进一步降低颅压，显露肿瘤。可不放脑压板。

8. 肿瘤后下极可见耳蜗神经及其后的面神经

在肿瘤前上方深面，可见三叉神经及岩静脉，如岩静脉影响肿瘤切除，则应电凝、剪断，以免切除肿瘤时牵拉而损伤，导致血管收缩、断端找不到，此时止血将很困难。

9. 摘除桥小脑角区肿瘤

在脑干表面辨认前庭耳蜗神经的根部。若肿瘤较小，将其与耳蜗神经、面神经分开，逐步分块切除。若肿瘤较大，用双极电凝在肿瘤表面做环形烧灼，以减少肿瘤摘除时的出血。在环形范围内切开被膜，进入肿瘤包囊内。然后在肿瘤包囊内分块摘除肿瘤，缩小肿瘤体积（减压），然后将肿瘤与周围组织分离。在看清肿瘤周边界线及与周围血管神经毗邻关系的情况下，逐块切除肿瘤包囊，注意周围的面神经、岩静脉、小脑前下动脉、脑干的外侧面及后组脑神经。

10. 钻磨内听道后壁

在岩骨背面“工”形切开硬脑膜，将硬脑膜瓣向前、后翻开，暴露内听道后壁骨质，用金刚钻磨除部分后壁直至显露内听道硬脑膜。在钻磨过程中，先在小脑表面和内听道的下方垫 1~2 块明胶海绵，以免骨粉进入并积淀在这些部位。注意勿损伤后半规管和高位的颈静脉球，否则则造成听力下降和大量出血。该部位如出血，止血较为困难。

11. 切开内听道硬脑膜

此时，要特别注意面神经常位于内听道的前上方被挤压在瘤体与骨壁之间，呈扁平状或丝状，易损伤、断离，应依据面神经监测仪准确定位。

12. 切除内听道肿瘤

内听道内的肿瘤应以由内向外的方向摘除。由于内听道底不能显露，可在 70° 内镜辅助下，检查有无残留肿瘤。肿瘤切除后可见到完整的面神经和耳蜗神经。神经表面的出血不能用双极电凝烧灼，只能用止血纱布。

13. 关闭术腔

彻底止血，用温生理盐水反复冲洗，以确定术腔无活动性出血。内听道壁若有气房暴露，需用骨蜡封闭，以防止脑脊液耳鼻漏。骨质缺损处取小块脂肪填塞，脂肪不能太大，否则会压迫内听道内的面神经。岩骨背面硬脑膜瓣盖在脂肪上，然后浇注生物胶。

将后颅窝的硬脑膜切口严密对位缝合。缝合后如仍有脑脊液溢出，取小块肌肉或结缔组织塞进溢口内，直至无脑脊液漏出。骨窗取腹部脂肪覆盖，生物蛋白胶固定。将耳后肌骨膜瓣和皮瓣对位缝合，局部加压包扎。

（五）手术要点

1）乳突导血管的出血有时比较棘手。应将其轮廓画后切断，然后用双极电凝烧灼其断端。

2）打开硬脑膜之前，先在切口沿线或别处切开一小口，引流脑脊液，降低颅内压。

3）进入桥小脑角后，打开小脑延髓池很重要，可以充分引流脑脊液，使小脑下陷，这样可不用力牵拉，甚至可不用脑压板。

4）牵拉小脑应轻柔，不应长时间、持续牵拉，否则会引起小脑肿胀，阻碍视野。导致小脑损伤，或需部分切除。

5）钻磨内听道后壁之前，在小脑表面和桥小脑角放置明胶海绵，防止骨粉散落、沉积。如果放置脑棉，极易被钻头卷入、缠绕，造成不可意料的损伤。

6）钻磨内听道后壁时，用尽量大的金刚钻，平行于内听道长轴方向，从内向外。在内听道的上方、下方钻磨，而不仅在后壁，这样可提供较宽的摘除肿瘤、保留面神经的安全工作区域。

7）钻磨内听道后壁时，避免损伤迷路的标志包括前庭导水管和上、后半规管总脚。前庭导水管是一个恒定的标志，恰在总脚的下方、内侧，但在术中不易定位。另一种方法是磨出总脚的蓝线，但有打开迷路的风险。第三种方法是循内听道的硬脑膜向外侧磨，直至硬脑膜变窄，但在哪里停止磨钻却缺乏特异的标志。

8）保护神经和血管。迷路动脉是终末动脉，不应损伤。肿瘤的摘除方向是由内向外。双极电凝只能烧灼肿瘤，面神经、蜗神经表面的出血最好用止血纱布。术中面神经、听神经保护可辅助神经解剖完整和功能的保留。

9）防止脑脊液漏。骨窗边缘的气房，特别是前边缘的乳突气房，必须用骨蜡严密封闭。内听道后壁的气房也要用骨蜡封闭。后颅窝硬脑膜必须水密封性缝合。

（六）优点

1）听力可能被保留。

2）相对于迷路径路，做乙状窦后径路的时间比较短。

3）相对于颅中窝径路，经乙状窦后径路可切除任何大小的肿瘤。

4）相对于颅中窝径路，乙状窦后径路暴露桥小脑角较充分。

5）如乙状窦明显前置，可联合乙状窦后径路切除肿瘤。

（七）缺点

1）需要小脑牵拉。

2）较难摘除位于桥小角的前份、脑桥前池的肿瘤。

3）不能暴露内听道的外侧 3~4mm，肿瘤残留和复发的概率高。

4）不能像迷路径路一样在外侧辨认面神经。

5）如果术后出现血肿，因为小脑通常情况下肿胀，不能像迷路径路一样快速切开，暴露桥小脑角。

6）术后头痛发生率高。

（八）术后处理

同迷路径路。

（九）并发症及其处理

脑脊液漏是乙状窦后径路最常见的并发症。原因可能是在磨开内听道后壁时开放了岩骨气房，而在关闭术腔时未严密封闭，脑脊液另一可能的来源是缝合不严的硬脑膜切口。

加压包扎可以治愈部分脑脊液漏，但如迁延不愈或者引起颅内感染，则应重新手术，寻找瘘口，然后封闭。值得注意的是，在术后 2 周内再次经由乙状窦后径路手术很难暴露原术野，这是由于此时患者的小脑肿胀未消退，此时可以通过乳突开放鼓室，寻找脑脊液漏口。

四、颅中窝径路

（一）适应证

肿瘤位于内听道内，或桥小脑角肿瘤 <0.5cm，术前听力为 A 级或 B 级。

（二）禁忌证

1）桥小脑角肿瘤 >0.5cm。

2）患者年龄 >60 岁，硬脑膜质脆，从颅中窝分离脑膜时易撕裂。

（三）手术解剖

在颅中窝径路中，于颞骨鳞部开窗，暴露颅中窝底，在颞骨岩部上表面定位内听道，打开内听道上壁，暴露肿瘤。术中重要的解剖结构如下。

1. 颞骨岩部前上面

颞骨岩部为三棱锥形骨，颅中窝径路在抬起颞叶硬脑膜后即可暴露其前上面。

该区域的外界为颞骨鳞部与岩部的衔接区，骨质向上弯曲成穹隆状，部分病例此区骨质中含有气房。前界为蝶骨大翼，内侧有棘孔，有脑膜中动脉穿行，后界为岩骨上缘。此处岩上窦与骨质粘连紧密，较易引起出血。

在这一三角形区域中，可见以下结构：

（1）岩静脉：附着于后方骨质，走行及分支情况个体差异较大。部分病例岩静脉与三叉神经关系密切，分离后部时可能引起岩静脉出血。

（2）弓状隆起：位置较恒定，但由于岩骨气化程度不一而隆起程度有差异。在 15% 的病例中，不能辨认弓状隆起。

（3）内听道区：位于弓状隆起前方的骨质下方，此处骨质较为致密，呈白色。内听道的上方骨壁从内向外逐渐变薄，即内侧的内听道入口比外侧的内听道底位置更深。

内听道与上半规管之间的角度不恒定，在 34°~75°，平均为 52°。而内听道与岩浅大神经之间的角度较为恒定，在 35°~55°，平均为 45°。

内听道底与许多重要结构关系密切，后方邻近前庭和上半规管、水平半规管的壶腹，前方是膝状神经节和耳蜗。而内听道口的前后较宽阔，没有重要结构。

打开内听道上壁，可见外前为面神经，外后为前庭上神经。在内听道底，一垂直的骨嵴（Bill's bar）将面神经与前庭上神经分开，是术中定位面神经的标志。

（4）面神经管裂孔：内听道区的前内侧可见面神经管裂孔，其外侧有副裂孔。面神经的分支岩大神经、岩浅神经及岩深神经穿过这些裂孔。值得注意的是，膝状神经节的上方骨质可能完全缺损（5%~15% 的病例），分离时应注意保护。

（5）上半规管：一般认为，上半规管顶位于弓状隆起的最高处。但 48% 的病例中，上半规管顶位于弓状隆起的前方，由于骨质内气化程度差异，两者间距离不十分恒定。上半规管平面与岩骨后缘相垂直，上半规管壶腹与内听道底很近。故在打开内听道底时，应防止误将上半规管壶腹开放。

（6）在弓状隆起的外方：即为鼓室的上壁，磨开骨质可见锤骨头和砧骨体。

（7）岩骨内的气房：岩骨的气化程度变异较大，可能影响以上结构的解剖位置。当气化不全或气化程度很低时，上述结构可能在岩骨内的位置更表浅，即岩骨上壁很薄。相反地，当岩骨气化程度较高时，膨大的气房可能取代上半规管成为弓状隆起的最高点，上半规管的位置也可能出现较大变异。内听道位置相对较深，内听道底不易暴露。另外，上壁可能较厚，也导致手术中沿此径路磨除上壁骨质后到达内听道时易太靠内侧。

（8）颈内动脉水平段：颈内动脉与岩骨关系最密切的是水平段。此动脉由后向前，由外向内，并略向上行进。因此，此动脉逐渐接近岩骨的前上面。颈内动脉与内听道间被耳蜗和膝状神经节分开。

2. 颅中窝前部外侧

由颞骨鳞部反折形成，内侧则主要由蝶骨大翼构成。此区域虽在颅中窝径路中一般并不涉及，但其包含许多重要结构。最前方，三叉神经上颌支经由圆孔出颅。略向后方，卵圆孔内穿行下颌神经。再向后，有脑膜中动脉，其起端为棘孔。上、下颌神经和脑膜中动脉形成一个纵向的屏障，对其内侧颈内动脉和海绵窦起到了保护作用。此处颈内动脉一般位于棘孔后内侧 2~3cm，其经过短而迂回的虹吸段后穿入海绵窦段。

（四）手术技术

1. 体位

在放置并调试面神经监测仪及听觉监测仪后，患者取仰卧位，头偏向健侧。在耳道口放置棉球，然后将耳郭拉向后下，用宽胶布固定于面颊部，充分暴露耳前、上的术野，同时防止消毒液进入耳道。

2. 切口

切口自耳屏前 1cm 开始，垂直向上，稍转向后，然后再向前，长 6~7cm。切开皮肤、皮下组织，直至颞肌筋膜。分离皮肤和皮下组织瓣，然后用自动牵开器撑开。

3. 电刀切开颞肌

在撑开后的皮肤切口后边缘，用电刀切开颞肌，直达颞骨鳞部骨面，用剥离子分离肌骨膜瓣，向下达颞线。

4. 骨窗

在颞骨鳞部开一长方形 4cm × 5cm 的骨窗。以骨性外耳道为标志，骨窗的 2/3 位于外耳道之前，1/3 位于外耳道之后。骨窗下缘应在颞线和颧弓基底水平，此处接近或平中颅窝底。颅骨切开可用小切割钻，靠近硬脑膜时用金刚钻，以免损伤。颅骨切开的骨板应周边整齐，以备术毕回纳。将骨板从硬脑膜上分离，脑膜如有出血，用双极电凝止血。骨窗边缘骨棘可用咬骨钳修平，骨缘的出血用骨蜡止血。

5. 暴露颅中窝硬脑膜

沿颞骨的上边缘用剥离子将硬脑膜与骨面分离，并向内推进。硬脑膜的分离应从后往前，这样若遇膝状神经节处有骨裂（在 5%~16% 的病例中，膝状神经节表面无骨质覆盖）可避免牵拉岩浅大神经而损伤面神经。将颞骨岩部背面、颅中窝底的硬脑膜由外向内轻轻翻起。向内达岩上窦，向后充分显露弓状隆起。向前可达三叉神经第三支，但脑膜中动脉通常作为前界。此时，应注意硬脑膜表面的脑膜中动脉及其周围静脉丛极易出血，可用双极电凝止血并填塞止血纱布，但功率不能太大，否则会损伤硬脑膜，如有损伤则需用硬脑膜丝线缝合，以防止颞叶脑组织疝出。如有必要可切断脑膜中动脉。

6. 暴露颞骨岩部上面

此时需用 FISCH 硬脑膜牵引器将颞叶从外向内抬起，牵引器的左右支撑脚置于骨窗上下游离缘与硬脑膜之间，注意勿损伤硬脑膜。

显露岩部上面后，可以根据岩上窦、弓状隆起、棘孔（脑膜中动脉）和岩大浅神经沟等标志来定位面神经和内听道。注意在暴露这些解剖标志时，该区域的血管极易出血，如岩上窦，切勿损伤，一旦损伤需用双极电凝或 Surgieel 填塞于静脉窦腔内。

7. 辨认内听道

内听道的辨认大致有 4 种方法，即 House 法、Fisch 法、Sterkers 法和 Sanna 法。

（1）House 法：先辨认岩浅大神经，循岩浅大神经到膝状神经节、面神经迷路段、内听道底，然后再磨去内听道上壁的其余部分。

（2）Fisch 法：先辨认上半规管，轮廓化并显露其蓝线，在膜迷路上方保留薄骨片。向前，与上半规管壶腹末端成 60° 夹角的区域为内听道。

（3）Sterkers 法：内听道在岩骨上面投影区位于两耳连线上，在此轴线上距颅骨开窗口外表面 28mm 即为内听道顶壁。

（4）Sanna 法：改良自 Garcia-Ibanez。先辨认弓状隆起和岩浅大神经，它们之间夹角的平分线为内听道区域。

8. 开放内听道

内听道的开放从岩上窦水平的内听道口开始，这里没有重要的结构。一旦找到内听道口，即循内听道硬脑膜向外侧磨开，到达内听道底。钻磨的方向应与内听道平行。在内听道口水平，将内听道 3/4 的周径轮廓化，而在内听道底，仅磨除内听道的上壁。最后，仅有一层薄骨片覆盖在内听道表面。然后用钩针去除薄骨片。

在内听道底辨认骨横嵴（Bill's bar），后者将面神经与前庭上神经分开。在内听道之后的后颅窝硬脑膜切开一小口，引流脑脊液。

9. 肿瘤切除

在内听道的后方切开硬脑膜，与之前的小口相延续，将硬脑膜瓣向两侧翻开，注意不要损伤前方的面神经。在内听道底先定位面神经，剪断内听道底的前庭上神经，然后将肿瘤与面神经及耳蜗神经分离，切除肿瘤。

10. 关闭术腔

充分止血，用温生理盐水冲洗，用取好的腹部脂肪覆盖内听道表面，再用生物蛋白胶浇筑、固定。鼓室天盖和面神经膝状神经节处有骨质缺损处也需用筋膜严密封闭，防止术后发生脑脊液耳漏。骨板复位，为防止移位，可在骨板前后及上游离缘、骨窗周边相对应处电钻钻孔，用钛钉固定，依次缝合颞肌、皮肤，局部加压包扎。

（五）手术要点

1）颅骨切开的骨窗下缘尽量靠近颞线和颧弓水平，它们是颅中窝底的标志。这样暴露颅中窝底时可减少对颞叶的牵拉。如果乳突和颧弓根的气房暴露，须用骨蜡严密封闭，以防脑脊液漏。

2）在 5%~16% 病例中，膝状神经节表面无骨质覆盖。分离颅中窝的硬脑膜应从后往前，以防止对岩浅大神经、膝状神经节的牵拉。

3）脑膜的分离和颞叶的牵拉应轻柔。采取引流脑脊液等降低颅内压的措施。颅内压降低后对颞叶的牵拉会减轻。

4）颅中窝硬脑膜应分离至岩上窦水平，在这个水平定位、打开内听道口。

5）从岩上窦水平开放内听道口，这里没有重要的结构。相比之下，内听道底附近有许多重要结构，有损伤的危险。

6）在内听道底辨认横嵴（Bill's bar），可以帮助定位面神经。

7）在内听道的后方打开硬脑膜比较安全，可避开位于前方的面神经。

8）不应仅打开内听道的上壁，靠近内听道口水平，其前后的骨质应磨除，尽量扩大手术野。

9）在颅中窝径路中，面神经位于肿瘤与术者之间，容易被损伤。

10）肿瘤摘除应从内向外的方向进行。如果以相反方向分离肿瘤，会损伤耳蜗神经和内耳的血供，造成听力下降。

11）有时小脑前下动脉环会进入内听道，与其内容物包括肿瘤关系密切，注意勿损伤。

12）如果桥小脑角出血不能控制，可用双极电凝烧灼岩上窦，然后切断。

（六）优点

1）听力可能被保留。

2）暴露整个内听道，肿瘤可被全切除。

3）脑脊液漏出现少。

4）主要在硬膜外进行，避免了对脑干和小脑的损伤，术后反应轻。

（七）缺点

1）需要牵拉颞叶。

2）手术野较为狭窄，桥小脑角的暴露有限。

3）相对于迷路径路和乙状窦后径路，术中止血较困难。

4）如果术后出现血肿，再手术也困难。

5）面神经位于肿瘤与术者之间，术中容易被损伤。

（八）术后处理

同迷路径路。

（九）并发症及其处理

1. 术中并发症

出血和神经损伤仍是最为常见的术中并发症。

（1）出血：颅中窝径路中，出血以动脉出血较为常见。最易损伤的是小脑前下动脉，在开放内听道及分离肿瘤时皆有可能触及。故在切除肿瘤时，不采取整块切除，应在视野清晰的情况下分诸多小块切除。开放内听道骨质也应有耐心。一旦引起出血，需用电凝凝断此动脉，但术后可能出现小脑前下动脉阻断综合征。

另外，脑膜中动脉、岩上窦甚至颈内动脉都可能在这一径路中损伤，一旦发生，往往引起难以控制的大出血。

（2）神经损伤：颅中窝径路的手术目的之一是保留实用听力。故在切除肿瘤时，应注意耳蜗神经的保护。由于肿瘤常常起源于前庭下神经，位于其前方的耳蜗神经可能在刚暴露内听道时被完全遮盖，可将肿瘤上方的面神经及前庭上神经小心牵开，辨清下方耳蜗神经与肿瘤关系，如有粘连，小心分离。术中听觉监护对耳蜗神经功能保护有裨益。

面神经损伤也是颅中窝径路常见的并发症。特别是在乳突气化程度较高的病例中，内听道上壁骨质较厚，沿径路开放内听道时往往较靠内侧。这增加了面神经内听道段损伤的风险。在内听道底，可将（Bill's bar）嵴磨出以明确面神经位置，但应避免损伤内听道底前后的结构。对于来源于前庭下神经的肿瘤，面神经位于术者与肿瘤之间，切除肿瘤时应动作轻柔。

岩浅大神经损伤相对较少，一旦发生，可能引起干眼病（眼干燥症）或岩神经痛。

（3）耳蜗与前庭损伤：耳蜗与前庭分别位于内听道的前方和后方。上半规管的位置受气房影响而不恒定，术中可根据经验也可以通过辨别蓝线的方法来判定其位置。皆存在一定的风险，一旦损伤造成全聋，也失去了该术式保留听力的意义。

2. 术后并发症

颅中窝径路术后严重的并发症，包括出血、颅内积气和颞叶压迫所致的精神症状，其次是脑脊液漏，以及由此可能引起的继发感染。

（1）硬膜外血肿：这是术后并发症中发展最快的。往往发生在患者麻醉苏醒后，血压升高，硬脑膜表面小出血灶引起。表现为患者再度出现意识障碍，同时心律减缓，同侧瞳孔散大及布氏征。一经发现上述情况，应立即进行 CT 检查，明确诊断的同时也可将血肿定位。急诊手术从原切口开颅，清除血块并将可疑出血的血管电凝烧灼。术后降颅压治疗，密切监测生命体征。

（2）颅内积气：在关闭术腔时，鼓室天盖和面神经膝状神经节处有骨质缺损处均需用筋膜严密封闭，如封闭不严加之甘露醇的大量应用，则可能引起气脑的发生。患者可能出现吞咽时头痛，严重者出现昏迷。CT 确诊颅内积气后，可在额部钻孔排气，对于严重气脑并发脑室萎缩的患者，还应重新向颅内补入液体。

（3）颞叶压迫所致的精神症状：颞叶症状较为多样，失语症、情绪和定向力障碍、幻觉、错觉、发作性记忆力障碍、神志恍惚、言语错乱、视野缺损与眼球震颤等均有可能出现，这些症状可能随着颞叶水肿的消退而明显好转也可能长期存在，在需抬起颞叶前半小时使用甘露醇是减少此并发症的预防性措施之一。

（4）脑脊液漏：此径路较为常见的是脑脊液耳漏。保守治疗包括抗生素应用、限制液体摄入、减少可能增加颅压的动作及降颅压药物的治疗。脑脊液耳漏往往较隐匿，应密切注意中耳积液或咽鼓管情况。如脑脊液漏持续不愈，只能通过再次手术封闭漏口以防止如颅内感染、颅内积气等更严重的并发症的发生。

五、迷路后径路

迷路后径路又称迷路后乙状窦前径路，适用于有实用听力的小听神经瘤且肿瘤位于内听道口。迷路后径路脑膜切口仅需 2cm 左右，无须牵拉小脑，创伤小，但手术视野狭窄，操作困难，既往认为该径路仅适用于脑神经病变手术而不适合于听神经瘤手术。现在内镜结合显微镜技术的应用，可以在狭小空间暴露并切除肿瘤，但其适应证仍较为局限，不能处理内听道内肿瘤。

（一）适应证

肿瘤位于内听道口且桥小脑角肿瘤小于 1.5cm。

（二）手术解剖

迷路后径路在切口和暴露类似于迷路径路，需要暴露颅中窝底、乙状窦及其后方硬脑膜，下方暴露颈静脉球上部及乙状窦与颈静脉球移行处，前方轮廓化面神经垂直段，显露半规管。在后颅窝硬脑膜表面去除骨质，找到内淋巴囊，沿内淋巴囊向前追踪直至前庭导水管，轮廓化后半规管。然后切开脑膜，做一蒂在前方的脑膜瓣约 2cm × 1cm，注意须保留内淋巴囊完整性。切开脑膜后暴露小脑，将蛛网膜略分离，释放脑脊液，无须牵拉，小脑即可塌陷，置入 0° 内镜后观察肿瘤并切除，70° 内镜观察内听道残留肿瘤并用弯头刮匙清除。水密缝合脑膜，脂肪充填术腔。

（三）优点

1）全程在颞骨内完成，能够保留听力。

2）脑膜切口小，手术创伤小。

（四）缺点

1）术野狭窄，需结合内镜，单手操作，对手术技术要求高。

2）肿瘤大小、部位及术前听力受限制，手术适应证狭窄。

（五）术后处理

同迷路径路。

（六）并发症及其处理

同迷路径路。

六、耳囊径路

Fisch 于 1978 年创立了耳囊径路。耳囊径路是迷路径路向前扩展，牺牲耳蜗而不移位面神经。

（一）适应证

1）听神经瘤累及耳蜗

2）听神经瘤侵犯颞骨前部。

3）听神经瘤复发，累及耳蜗、前庭。

（二）禁忌证

1）唯一听力耳。

2）中耳感染活动期。

（三）手术解剖

在耳囊径路中，磨除乙状窦后颅后窝硬脑膜、乙状窦前、颅中窝底脑板、颈静脉球上方，以及面神经垂直段后方、面神经垂直段前方达颈内动脉的范围内的骨质，通过充分磨除颞骨岩部骨质到达耳蜗、内听道及桥小脑角，暴露肿瘤，进行肿瘤摘除。

术中重要的解剖结构同迷路径路。除此之外主要是颞骨内颈内动脉垂直段，以及其与耳蜗、颈静脉球的关系。

颈内动脉在鼓室下壁垂直向上走行，到耳蜗下方。颈内动脉与颈静脉球之间被颈内静脉、颈内动脉脊分开，磨去部分脊可显露舌咽神经。

颈内动脉在耳蜗中周水平循前、向内转向岩尖，形成了在咽鼓管鼓口后下方和耳蜗前方的水平段。少数患者中，分隔咽鼓管和颈内动脉的骨板可以有1~5mm不等的骨管缺失。垂直段与水平段之间的膝部位于咽鼓管鼓口的内侧。

（四）手术技术

1. 体位

与迷路径路相同。

2. 切口

与迷路径路相同。

3. 外耳道关闭

1）在骨与软骨交界处切断外耳道。

2）将外耳道断端外侧部分的皮肤与软骨分离约1cm。

3）将断端外侧部分的皮肤外翻至外耳道口，然后缝合5针。

4）断端的内侧用肌瓣覆盖，然后缝合、加固。也可拉拢断端周围的组织，缝合、加固。

4. 沿骨性外耳道后缘向前分离外耳道皮肤

切除皮肤、鼓膜和锤骨。

5. 乳突广泛切除轮廓化

与迷路径路相同。切除外耳道后壁及上壁。去除砧骨和镫骨。

6. 面神经轮廓化

从茎乳孔到膝状神经节，将面神经骨管轮廓化，表面保留薄骨片，不暴露面神经。

7. 切除三个半规管

与迷路径路相同。

8. 切除耳蜗，辨认颈内动脉垂直段

切除耳蜗，同时逐渐显露颈内动脉。颈内动脉与咽鼓管之间的骨质有时缺如，所以在钻磨此处骨质时则应用大号金刚钻，以防止损伤颈内动脉。

9. 钻磨耳蜗内侧的岩尖

磨去内听道与颈静脉球之间的骨质，以及内听道下方、面神经骨管内侧的骨质。被轮廓化的面神经像“桥”一样位于术腔中央。继续切除岩尖骨质，直至到达后颅窝硬脑膜。

10. 暴露内听道、切除肿瘤

与迷路径路相同。

11. 关闭术腔

将咽鼓管鼓口的黏膜切除，先用骨蜡填塞，然后再塞进3~4块结缔组织。其余关闭技术与迷路径路相同。

（五）手术要点

1）关闭外耳道时应保持断端外侧的皮肤完整，否则术后可能出现脑脊液漏。

2）在磨除面神经前方的骨质时，不要让高速转动的钻杆面神经接触，以免造成面神经的热损伤。面神经骨管内侧的骨质供给面神经血运，不能过多磨除。面神经不能过分轮廓化，会使面神经失去支撑，并在后续的操作中受损伤。

3）钻磨耳蜗时，应避免打开内听道的前壁，损伤其内神经。

4）磨钻可经面神经内侧伸入切除耳蜗内侧的岩尖，此时应避免损伤面神经管、内听道、颈静脉球、颈内动脉。

（六）优点

1）与迷路径路相比，能较好地暴露前至颈内动脉、岩尖的病变。

2）面神经不移位，术后面神经功能好。

（七）缺点

1）面神经像一座桥挡在径路中央，一定程度上阻碍了操作，而且容易被损伤。

2）面神经与颈内动脉间距离短，也阻碍了操作。

（八）术后处理

同迷路径路。

（九）并发症及其处理

同迷路径路。

七、耳蜗径路

1976 年，House 和 Hitselberger 首次描述了耳蜗径路。经典的耳蜗径路包括面神经后移位、切除耳蜗和岩尖，保留外耳道和中耳。但现在的耳蜗径路已经不保留外耳道和中耳，耳蜗径的优点是可以到达脑干的腹侧。

（一）适应证

复发的听神经瘤，合并面瘫超过 2 年。

（二）禁忌证

1）术前面神经功能正常。

2）唯一听力。

3）中耳感染活动期。

（三）手术解剖

术中重要的解剖结构同迷路径路，除此之外主要是面神经各段的解剖。

（四）手术技术

耳蜗径路的手术技术与耳囊径路有许多相似之处。下面介绍面神经后移位技术。

1）如在耳囊径路中迷路切除后，面神经的垂直段和水平段被轮廓化。内听道被轮廓化，此时面神经像桥一样在术野中央。

2）辨认膝状神经节和岩浅大神经。

3）在内听道上方轮廓化并暴露面神经迷路段，至此将颞骨内的面神经全程减压。

4）切断岩浅大神经。面神经后移位从抬起膝状神经节开始，将面神经逐步从剩余的骨管中游离出来。将剩余的面神经骨管用金刚钻磨除，避免面神经被尖锐的骨片划伤。

5）面神经向后移位，表面覆盖脑棉保护。

（五）手术要点

1）面神经移位前，膝状神经节周围的骨质应全部切除，以免损伤面神经。

2）面神经垂直段借坚韧的纤维组织附着于骨管，此处应锐性解剖。而水平段和迷路段较脆弱，应小心操作。

3）茎乳孔处的面神经也应同时游离，这样垂直段的远端才能充分移位，否则会影响颈静脉球的暴露。

（六）优点

1）能充分暴露桥小脑角、脑桥前池、岩尖，不需牵拉小脑和脑干。

2）径路能根据病变范围而扩展。

3）如果需要，可切除受侵犯的骨质和硬脑膜。

（七）缺点

1）牺牲术耳的听力。

2）面神经后移位会导致术后面瘫。一般可恢复至Ⅲ级（H-B 分级）。

3）径路时间长。

第八节　导航辅助下的听神经瘤手术

一、导航的背景

颅面部的结构非常重要，因此对手术的要求也相对较高。术者需对手术区域的解剖有详细的了解，尤其在一些非体表的部位，如鼻窦、颅底等。而且，这些区域的病变（如肿瘤、外伤等）可以造成局部结构的改变，进一步增加手术难度。临床医师手术经验的积累、操作技巧的不断改良、术中对病变部位的精确定位都是高质量手术的关键因素影像学资料，可以为术者提供相当重要的信息。

与此同时，影像导航手术经历了多年的发展，在外科领域的应用日趋广泛。该系统能在术中提供一个客观、详细的解剖结构信息，使我们能够不依赖于主观的评估而是通过客观的术中影像学提示，指导手术操作、找到相关的病灶及其周围组织。因此，该技术也逐渐得到了耳鼻咽喉科医师的关注，逐渐成为一个重要的辅助工具，以提高手术精细度。20 世纪 80 年代后期以来，导航系统在颅面部手术中的研发、应用，进一步为手术的顺利完成提供了可靠的保障。

导航系统是建立在计算机系统对影像学资料处理的基础上，所以又有人称之为计算机辅助手术（CAS）。但为了避免由于术中定位的误差导致的不良后果，该技术仍需通过经验积累和设备更新改良而不断改善。当然，术中实时影像学资料提供（如术中 CT 等）也是一种方法，但会增加患者额外的辐射照射，不能作为常规方法使用。

在听神经瘤等侧颅底手术中，其病灶前后有很多重要解剖结构，周围又为许多血管神经所包绕，因此在手术中要精确到达病变位置难度很大，完整切除则更为不易。以往这些手术的顺利完成，都是凭借少数高水平手术医师多年积累的丰富经验和娴熟的手术技巧。但导航系统的出现，使得病灶及周围组织的解剖关系变得相对直观，使手术难度相对地降低，手术时间有所缩短。

但需要强调的是，听神经瘤术中的导航应用有很大限制：①肿瘤显露较为容易，无须在其他结构中寻找。②肿瘤切除过程中周围结构发生改变，牵拉后会产生位移。因此，听神经瘤手术中导航的意义并不是很大，手术中还是要强调手术操作技巧，不能片面地将高新科技等同于良好疗效。

二、导航的发展历史

最初的导航系统是经典立体定向技术、计算机医疗影像学技术和人工智能技术者结合的产物。1873 年，Dittmar 在取延髓组织样本时首次使用了立体定向技术。1906 年，英国伦敦皇家医院的 Clarke 和 Horsley 结合头部框架和立体图谱研制出脑三维定向仪，定位颅内的结构，并成功地进行了动物的脑定向手术。1947 年，Spiegel 是第一个使用头部框架来定位解剖结构，并将其应用于临床手术的外科医师。该立体定向手术主要通过牢牢固定在患者头部的框架来规划、实行，因此该头架在影像学检查和手术时必须保持在相同的位置，也就是说在手术前患者就不得不一直佩戴头架。手术器械安装在框架上，以指导外科医师进行手术。

这种立体定向技术主要基于立体定向图谱，通过立体定向图谱来建立坐标系，结合外部的参考标志物的实际位置进行相关手术，使每一个内部的解剖结构能够被定位。

框架依赖的立体定向技术的主要缺点就是对于框架的依赖。头架必须在术前佩戴，摄片时框架可能会在影像学资料上产生伪迹，框架也会妨碍术野，这些缺点也极大地限制了立体定向技术在临床上的广泛应用和发展。当然，也有学者如 Carini 等建议通过改良框架位置来方便术中定位和手术操作。

在 20 世纪 70 年代中期以后，由于 CT 及 MRI 技术的引入，使影像形态学的信息更为精细，立体定向图谱的重要性也随之降低，但立体定向技术的精确性由于这些新技术而提高，并开始应用于功能神经外科领域。但由于立体定向技术的操作复杂烦琐，患者要佩戴框架，承受额外的痛苦，所以一直未在临床手术中得以广泛推广。

20 世纪 80 年代初期以来，计算机技术的诞生、应用，使平面医学影像的三维重建成为可能。同时无线通信技术的不断发展，伴随着信号发射和接收装置的建立和改良，使测量定位精度不断提高。以上相关学科的迅猛发展，促进了一种更迅捷、更灵活、更可靠、更精确的无框架立体定向技术——计算机辅助导航技术诞生了。

计算机辅助导航技术在无框架立体定向技术上发展而来。1986 年，美国 Stanford 医学院的 Roberts 首次报告运用超声定位的无框架立体定位系统，从而开创 / 无框架立体定向神经外科。随后 Bernett 和 Reinhard 对超声波系统进行了改进，使导航精度有了一定的提高。1991 年，日本的 Wanatabe 和美国的 Pell 相继发明了遥控机械臂定位系统。1992 年，使用红外线跟踪技术的影像导航系统在美国开始应用于临床，这是世界上首台光学手术导航系统。1995 年，Gunkel 推出了电磁感应型导航系统。

随着人工智能技术的引入，导航系统趋于成熟，成为一种智能化的手术辅助系统，并在欧美各国广泛应用于临床工作，满足了一系列临床外科医师迫切需要解决的问题，包括术前虚拟手术规划、术中病灶精细定位、遥控操作、辐射损伤防护等。

我国目前也已有多家医院采用了导航系统，其中多为神经外科所配备。但近年来，耳鼻咽喉头颈外科手术范围不断扩展，导航技术也已开始被引入鼻窦、前颅底、侧颅底手术中。

三、影像导航技术的原理

影像导航系统利用特殊设计的计算机软件，对患者的术前、术中影像学资料进行三维重建，形成水平位、冠状位和矢状位图像，并建立相应的坐标系，这样影像学上的任意一个位置都可以找到一个单一的 x-y-z 坐标。同时，将患者身体的实际位置也看成一个坐标系，并以 x’-y’-z’ 来表示其空间位置。通过计算机技术进行注册配准，将这两个坐标系结合对应起来，并对导航器械的位置进行校正。这样，术前或术中患者影像数据、实际手术过程中患者的病变位置，以及手术工具所在的坐标系就统一起来了。术者就可以参照显示在计算机监视器上的三维影像，了解手术器械的实际位置，患者解剖结构的位置一目了然，使外科手术更快速、更精确、更安全。术中导航时，影像导航系统可将手术者的视野扩展到手术视野之外，使术者在手术时能同时顾及术野周围的重要组织结构，如颅底、眼眶、神经及血管等。

四、影像导航的空间定位系统

导航系统主要由 4 个部分组成，即手术导航工具、空间定位系统、显示器和图像处理工作站，其中，空间定位系统是导航的核心部分。

到目前为止，已发展出了几种不同类型的空间定位系统，如机械臂型、声导型、光感应型及电磁感应型。

1. 机械臂型导航系统

此型主要有 Viewing Wand 系统、Freehand Viewing Wand 系统、国产的 CAS-R-2 系统等。一般采用六臂或五臂系统，机械臂各关节处有角度感应器，通过应用三角学原理计算出探头尖的位置和角度，确定其空间位置，并将其对应地映射到计算机图像空间中，可以在计算机模型上显示出一根与实际观察位置相一致的虚拟探针。通过移动机械臂来操纵图像中的探针，使之以不同的方位和角度穿越原来的计算机三维模型。采用这种方法，外科医师就可以在计算机图像空间进行手术插入轨迹的规划和选择，观察虚拟探针与脑部模型的相互关系，进行手术规划并验证所选择手术方案的正确性与可行性。机械臂不仅可作为手术的导航与定位装置，而且可以作为无框架立体定向手术的操作平台，其末端可安装各种手术器械，辅助进行手术。机械臂各关节在任意位置可锁定。但一般其体积过大，操作笨拙，会使医师的操作受限。

2. 声导型系统

此型主要有 SonoWand 系统等，其探测定位原理类似声呐系统，通过超声对头部表面进行扫描，然后与影像数据进行空间配对，使实际的空间位置在影像资料上显示出来，进行导航。但声学环境及温度的改变很容易造成干扰而使导航失败。

3. 光感应型导航系统

此型主要有 LandmarX 系统、StealthStation 系统和 VectorVision 系统等，它可分为主动型和被动型两种。主动型系统中，头架及器械上均有红外线发射装置，其发出的红外线能被探测装置接收。该系统中，装有探头的器械需要通过导线与发生装置相连接。被动型系统探测器置于定标头架旁 6ft（1ft=30.48cm）左右，探测安置于器械上的标志物并对其进行定位。光感应导航系统的缺点是探测装置、定标头架及安装在手术器械上的探头之间不能有任何障碍物阻挡，对于术者的操作有一定的影响，而且任何光学的影响都会导致伪迹。

4. 电磁感应型导航系统

此型主要有 InstaTrak 系统、Digipointeur 系统等，由计算机工作站、装有磁性探头的器械和塑料定标头架构成。通过覆盖在手术区域的低频磁场，分析其导航器械铁磁组件在磁场内的位置，计算出机械的实际位置。相对而言，电磁感应型导航系统的使用更为简便、更易于操作，对手术操作影响小。当然，金属物体（如手术器械）以及电磁辐射可以扭曲磁场和影响定位的精确性。

随着科技的进步和技术的发展，各种定位系统设备也都有改良，减少了使用上的缺陷。而且，某些产品也开始结合多种技术，极大地弥补了单一技术的缺点。

五、影像导航的步骤

不同的影像导航系统的操作步骤略有不同，但主要流程有：①术前准备。②三维模型的建立。③术中患者体位及导航器械安置。④影像学资料空间位置的注册。⑤导航器械的校准。⑥术中定位导航。⑦图像显示。

（一）影像学资料的获得与输入

对于需要进行计算机辅助导航手术的患者，术前的影像学检查是必不可少的。而且影像学资料（CT、MRI）的检查日期越接近手术日期越好，这样可以更真实、可靠地反映局部组织的情况，避免因局部组织生理、结构的改变，导致空间配准时的差异。影像学检查通常要求行轴位薄层扫描，层厚要求在1~3mm，层间隔1mm，最好为无间隙连续扫描。扫描过程中要求患者绝对合作，尽量使用先进的机器，缩短扫描时间（一般控制在10min以内），减少伪迹干扰。部分导航系统要在影像学检查时佩戴基准标志物，一般根据病变的大致位置在患者头部放置7~10枚标志物，这些标志物将作为术前和术中影像注册的基准点。

（二）术前准备：建模

计算机系统接收带有定位信息的平面影像，将影像学资料分析的数码化处理后进行二维图像及三维立体图像的重建和柔顺化处理。并运用其复杂的影像显示功能，在计算机屏幕上显示出轴位、冠状位二维及三维的立体图像，建立坐标系，这就类似于经典立体定向技术中的构建立体框架的过程。部分系统可对立体图像的头皮、颅骨、脑皮质、脑室系统、病变等配以不同的颜色和透明度，并可在不同方向、角度对三维的立体图像进行“楔形剖切”，以突出病变与周围组织结构的相互关系。

（三）手术室内设备安置

根据手术的要求安放体位（一般取常规平卧位），并佩戴特制的定位装置（多为头架，也有齿架等）。在术者面前合理地放置导航系统的工作站、显示器及相关的手术系统，方便术者直视导航系统的显示器。如果应用光感应型等导航系统，则要求探测装置、定标头架及安装在手术器械上的探头之间不能有任何障碍物阻挡，以免影响导航。

（四）术中导航准备：注册配准与校准

所谓注册配准，是指在患者的实体位置与三维重建的图像之间建立一一对应的关系，主要采用标志物配准、解剖位置标志配准、表面配准等。根据其原理可分为两种：一种是点对点的转换，另一种为表面轮廓匹配，或者点对点转换与表面轮廓匹配相结合。临床常用的皮肤标志注册配准和解剖标志注册配准属于点对点转换，而表面坐标配准属于后者。注册配准时，所选的标志点最好达 6~10 个，所选的点越多，配准的精确度越高，平均误差率也就越低。现多采用计算机自动配准的方法。标志配准的完成意味着术前的影像学资料与患者的手术空间相互关联在一起。因此，无论用何种配准方法，配准完成后术者都应先检验配准的精确性和靶点误差（一般系统会给出配准时的误差值，也可通过探头对标志物或解剖位置进行实际位置测试、确认）。注册配准成功后需对导航器械进行空间位置校准（有些一体式的仪器不需要这一步骤）。这样，导航的准备工作才算真正完成，影像学数据、患者实际位置和导航器械的位置才最终被整合起来。

（五）术中定位

到目前为止，已发展出了几种不同定位类型的影像导航系统，如声导型、机械臂型、电磁感应型及光感应型（前文已述）。各种定位方式各有优劣，目前较为广泛使用的是电磁系统和光感系统。

由于患部和定位器的可移动性，加之配准算法本身的缺陷，所以其精度会有一定的波动和误差，不过对于一般的手术来说，其精度已经足以满足需要了。但是，如果定位装置出现较大的位置变化或发现器械的位置出现较明显误差时，必须对系统进行重新注册或校准，这就给使用者造成很大的困难。有时难以掌握校准时机，造成误操作现象。有时还需要医师停下手术来进行校准等操作，使医师不能专心于手术而分心于导航设备的操作。

（六）图像显示

导航系统的显示器一般提供 4 幅图像，除水平位、冠状位和矢状位的 CT 图像外，还可有内镜系统的图像或三维立体图像。这样，当导航系统的手术器械等在导航区域内（如患者头部）移动时，器械末端（探头）这一点随即被立体地显示出来（轴位、冠状位、矢状位），使术者能确切知道器械末端所在的位置，病变与器械等之间的关系，将动态显示在计算机屏幕的影像学资料上，并可在不同的平面计算出探针等与病变之间的三维距离。由此术者可以判断病灶切除范围、毗邻的解剖关系及手术进展情况等。

六、影像导航的适应证

导航手术是一种人工智能化的外科手术辅助系统，它使外科手术的定位更精确，术中精细测量变得非常简单，误差降低到最小，减少手术时间和侵袭性。目前，无框架导航系统已经把导航定向手术适应证扩展到血管、创伤、颅底和脊髓等多个领域。为了适应导航微创手术的需要，也已开发出了许多手术设备，形成了一套比较完善的手术方法。

对于耳鼻咽喉头颈外科而言，适应于颅脑、颅底、脊髓腔及耳鼻咽喉颌面深腔的手术，以及导航系统所能暴露的范围内的活检。

颞骨解剖结构的复杂及周边组织的相对重要性，使得耳神经手术通常在狭窄而深邃的术腔中进行，尤其是涉及颅内结构的听神经瘤手术。导航技术目前的定位精确性已经可以控制在 2mm 以内，并能给患者实时提供一个立体的解剖图像，帮助术者对局部解剖结构的辨认及对邻近重要组织的预见，缩短术中探查的时间，降低手术风险。Sargent 在 1997 年就报道了颅中窝径路摘除听神经瘤手术时导航系统的辅助应用，认为其最主要的优点在于快速、准确地辨别解剖结构。

七、导航技术的展望

近年来，导航系统辅助手术已经被逐渐接受、开展起来。在这几年的应用过程中，导航技术体现其优越性，但同时不同的技术显现了各自的局限性，而且其价格因素和性价比也制约了其更广泛地应用。

目前，导航手术进一步发展、研究的热点，主要集中在联合应用导航技术（不同定位技术整合在一套系统内）、影像融合技术（同时显示 CT、MRI 数据）、术中实时导航（开放式磁共振、实时 C 型臂 X 光机技术）、导航技术机器人化。

相信不久的将来，导航技术一定会给临床手术带来更多的便利。

第九节 术后观察与处理

术后密切观察对于预后有重要意义，可分为近期观察和远期随访，近期观察又可分为术后即刻观察、术后 24 小时后观察以及术后 48 小时内观察。

一、术后即刻观察

术中及术后患者苏醒过程中，应保证患者心肺功能和神经系统功能正常，可酌情延迟拔管。对于局限于内听道内听神经瘤或在桥小脑角内内肿瘤直径小于 1cm 者（Ⅰ～Ⅱ期肿瘤患者），苏醒后即刻拔管，在监护室严密监护患者生命体征及神经系统，密切观察脉搏、呼吸、动脉血氧饱和度。

而对于中、大型听神经瘤者（Ⅲ～Ⅳ期肿瘤患者），应视情况在重症监护室或复苏室留观 24~48 小时，特别观察患者意识等神经系统症状。一旦怀疑颅内出血，可立即行急诊 CT 检查。另外，应严密观察患者血压，防止因血压过高引起继发性颅内出血，观察有无心动过缓以评价有无脑干损伤。

此阶段的主要目标为早期发现颅内出血或血肿，以及血管性并发症。当患者在苏醒拔管后，再度出现意识不清、烦躁，或者单侧瞳孔放大，难以控制的高血压、心律失常、心动过缓、喷射性呕吐时，应高度怀疑颅内并发症，急诊行头颅 CT 检查。CT 上可发现手术区高密度影（出血灶）或低密度影像（水肿）及第四脑室受压。而如果有小脑或延髓梗死灶，则根据其梗死灶的位置会出现动眼障碍、吞咽障碍、偏瘫及小脑综合征。

如果有颅内出血或血肿，则应即刻打开术腔，去除血块并止血。此时，进入桥小脑角区最快的径路为迷路径路，去除填塞的脂肪，吸出血凝块（此时，面神经裸露，易因操作而损伤）。但如果患者手术中采用的是乙状窦后径路，则会因小脑水肿遮挡而无法进入桥小脑角内，影响抢救速度，必须在手术同时使用糖皮质激素、甘露醇和利尿剂，消除脑水肿。

当术后患者意识和心肺功能复苏后，应严密观察以下方面情况：①意识，观察意识是否清楚，是否可遵从简单指令，如肢体活动等。②面部肌肉运动情况，如果术中面神经未中断，则应根据 H-B 分级系统评估。但应注意，因为麻醉和头部绷带固定的原因，术后即刻观察有无面瘫和面瘫的分级往往不准确，应在术后 72 小时左右观察。③眼睛，观察瞳孔大小、对光反射，眼睑是否能闭合，是否有眼球外展麻痹，角膜反射是否减弱，是否有眼震。④前庭功能，观察是否有眩晕、呕吐。⑤体温。⑥尿量。⑦水电解质平衡。⑧腹部取脂伤口情况，观察引流管是否通畅，有无切口周围皮肤瘀血、腹壁血肿。

目前，临床上对于术后是否需要带管过夜尚有争议，很少有患者可以完全耐受清醒带管。这时如果使用镇静药物，会影响术后意识、神志和四肢肌力情况的观察，仅能靠瞳孔大小来判定是否有颅内出血；如果不使用镇静药物，患者易烦躁，血压升高，容易引起术腔出血。因此，对于术中脑干和小脑前下动脉无明显损伤的患者，一般术后彻底清醒后拔管；对于需要带管过夜的患者，不少机构会在术后当晚进行一个头颅 CT 检查后镇静过夜。

二、手术 24 小时后观察

如果意识清醒，无神经系统障碍，术后 24 小时可转回普通病房进行观察。

术后 24 小时，继续观察生命体征，以及术后即刻观察的内容。拔除留置导尿。如果患者清醒、生命体征稳定，可嘱其喝少量纯净水，如无呛咳，可拔除鼻胃管，开始流质饮食。但如出现误咽、呛咳，应予以足够重视。之后如无特殊情况，患者可逐步正常进食，饮食以有营养、易消化为原则，可少量多餐。

术后卧床 2 日，但允许患者在床上活动，如翻身等。四肢活动不受限制，防止发生压疮、坠积性肺炎、深静脉血栓、肺血栓等。如遇患者发热、咳嗽、痰多等，应摄胸片、观察热型，积极治疗。

三、手术 48 小时后观察及并发症处理

术后 48 小时，应开始建议患者取半坐位或坐位，严密观察患者术后生命体征，直至术后 1 周。这时需要预防和处理脑水肿，脑水肿在术后 48~72 小时达到高峰，患者往往出现倦怠、嗜睡、淡漠，甚至昏迷，肢体运动障碍和感觉障碍也是常见。脑水肿往往伴随脑缺血，术中需减少损伤脑组织，避免损伤小脑前下动脉，术后

不使用止血药物，术后第 2 日可以酌情使用丹参或低分子右旋糖酐改善微循环，术后可使用人体白蛋白和呋塞米减轻脑组织和细胞水肿。维持患者术后血压，防止脑灌注不足。一般经积极预防和处理，脑水肿多在术后 3~5 日好转。

术后脑脊液漏是听神经瘤术后常见并发症，通常出现在术后第 1~8 日，有些患者甚至出现在术后 1 个月，脑脊液漏容易引起颅内感染，因此及时发现并处理脑脊液漏是术后观察的关键。

听神经瘤术后发热并不常见，在创伤较为严重的病例中，术后会出现持续低热，与脑组织尤其是小脑损伤后炎症因子反应有关，术腔过多填塞止血材料也是术后发热的原因。罕见大肿瘤手术损伤严重者出现体温调定点改变，术后第 2 日起持续高热，一般会持续 1 周，这时需使用冰毯、冰帽，镇静安眠，降低脑消耗。这类患者往往伴随严重颅脑并发症，并有后遗症状，需要长时间康复锻炼。术后 5 日起出现发热，往往提示颅内感染，表现为 38℃以上的高热，脑膜刺激征在早期并不明显，很多患者精神好，意识清晰，除了发热无其他表现，这时需要尽早腰椎穿刺确诊。尽早发现颅内感染，使用能通过血脑屏障的敏感抗生素多能迅速控制。需要注意的是，糖皮质激素的使用会掩盖发热症状并导致感染加重，因此术后一般使用糖皮质激素 2~3 日就应停药。严重感染，需要持续引流并鞘内注射敏感抗生素，控制感染的同时需要考虑有无感染源，常见的是脑脊液漏的存在并积极处理。

术后恢复良好的患者，一般 3 日可以下床活动，1 周可以出院。

参考文献

[1]RICHARD E BUCKLEY,CHRISTOPHER G MORAN,THEERACHAI APIVATTHAKAKUL 主编 . 危杰 , 刘播 , 吴新宝 , 罗从风主译 . 骨折治疗的 AO 原则 第 2 卷 技术 [M]. 上海 : 上海科学技术出版社 ,2019.

[2] 张世民 . 老年髋部转子间骨折 [M]. 北京 : 科学出版社 ,2019.

[3] 陶俊责任编辑; 付强 , 祝斌译; (美国)Kai-Uwe Lewandrowski,Michael D.Schubert,Jorge F.Ramirez Leon 等 . 微创脊柱外科学 [M]. 上海 : 上海科学技术出版社 ,2019.

[4](美)Jack Jallo,(美)Christoopher M.Loftus. 颅脑创伤和脑科危重症治疗学 第 2 版 [M]. 上海 : 上海科学技术出版社 ,2020.

[5] 张洪钿 . 高血压脑出血微创治疗学 [M]. 北京 : 中国科学技术出版社 ,2020.

[6] 吴皓 . 听神经瘤 [M]. 上海 : 上海科学技术出版社 ,2018.

[7] 邬波 . 老年骨折的并发症与并发症 [M]. 沈阳 : 辽宁科学技术出版社 ,2019.

[8] 林焱斌 , 陈晓梅 . 老年髋部骨折围术期管理与手术治疗 [M]. 北京 : 人民卫生出版社 ,2019.

[9] 赵玉学 . 颈椎病防与治 [M]. 沈阳 : 辽宁科学技术出版社 ,2018.

[10] 罗春山 , 丁宇 , 翟明玉 . 脊柱疾病基础与手术外科治疗 [M]. 上海 : 上海交通大学出版社 ,2017.

[11] 周良辅 , 赵继宗 . 颅脑创伤 [M]. 武汉 : 湖北科学技术出版社 ,2016.

[12] 江基尧 . 颅脑创伤临床救治指南 [M]. 上海 : 第二军医大学出版社 ,2015.

[13] 秦海强 . 脑出血诊疗手册 [M]. 北京 : 北京大学医学出版社 ,2019.

[14] 吴皓 . 听神经瘤 [M]. 上海 : 上海科学技术出版社 ,2018.

[15] 佐佐木富男 , 王运杰 , 官彦雷 . 听神经瘤 [M]. 沈阳 : 辽宁科学技术出版社 ,2015.